1 脳卒中とは

脳卒中とは／脳の機能と構造／脳の血管系／脳卒中の主な徴候／脳卒中の発症部位と症状／認知症との鑑別／プレホスピタルケア

2 検査

CT 検査／MRI 検査／血管造影検査／脳血流 SPECT 検査／PET／エコー（超音波）検査／神経学的検査／心電図検査／血液検査

3 疾患の理解と看護

くも膜下出血／脳出血／慢性硬膜下血腫／心原性脳塞栓症／アテローム血栓性脳梗塞／ラクナ梗塞／奇異性脳塞栓症／心臓病ナビ／糖尿病ナビ

4 主な治療と看護

薬物療法／rt-PA 静注療法／クリッピング術／CEA／STA-MCA 吻合術／減圧開頭／コイル塞栓術／CAS／意識レベルの低下／頭痛／悪心・嘔吐／バイタルサインの変動／瞳孔不同／痙攣／ドレーン管理

5 脳卒中のリハビリテーション

リハの意義・役割／片麻痺／運動失調／構音障害／失語症／高次脳機能障害／嚥下障害／胃瘻／意識障害／ADL 評価・訓練／装具・歩行補助具ほか／自宅復帰・社会復帰に向けて／廃用症候群／肩手症候群／ポジショニング／口腔ケア／気管切開患者のケア／呼吸療法／人工呼吸器管理／排泄ケア

6 退院支援と地域連携

連携パス／ソーシャルワーカーの役割／在宅療養への退院支援／脳卒中の再発予防

付録

略語・英語／機能評価スケール／索引

PocketNavi

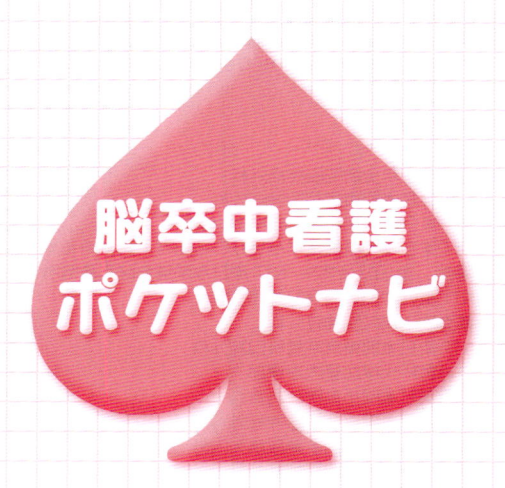

脳卒中看護
ポケットナビ

中山書店

■執筆者一覧

■■ 編集

森田明夫	NTT 東日本関東病院脳神経外科部長，同 脳卒中センター長
礒田礼子	NTT 東日本関東病院看護部看護長
市川靖充	NTT 東日本関東病院脳卒中センター副センター長・医長
稲川利光	NTT 東日本関東病院リハビリテーション科部長， 同 脳卒中センター

■■ 執筆者（50 音順）

▎医師

浅野修一郎	東京厚生年金病院脳神経外科
伊藤博崇	NTT 東日本関東病院脳神経外科
市川靖充	NTT 東日本関東病院脳卒中センター
稲川利光	NTT 東日本関東病院リハビリテーション科，同 脳卒中センター
上羽（石田）瑠美	亀田総合病院 /NTT 東日本関東病院耳鼻咽喉科
木村俊運	NTT 東日本関東病院脳神経外科
小泉友幸	都立駒込病院脳神経外科
志村真理子	NTT 東日本関東病院歯科口腔外科
庄島正明	自治医科大学血管内治療部
白水一郎	NTT 東日本関東病院放射線科
楚良繁雄	NTT 東日本関東病院脳神経外科
仁科祐子	NTT 東日本関東病院糖尿病・内分泌内科
西村健吾	東京都立神経病院脳神経外科
百瀬敏光	東京大学大学院医学系研究科放射線医学講座
森田明夫	NTT 東日本関東病院脳神経外科，同 脳卒中センター
山岡由美子	NTT 東日本関東病院脳卒中センター
山口淳一	東京女子医科大学病院循環器内科
山崎正雄	NTT 東日本関東病院循環器内科

■ NTT 東日本関東病院リハビリテーション科

▎理学療法士
荒木聡子　　竹内新治　　室井真樹
茂垣美加　　藤原弥生

▎作業療法士
村嶋華織　　安原佑子

▎言語聴覚士
内川委子　　沖田奈津子　　新貝尚子

■ NTT 東日本関東病院 10B 病棟

新谷綾乃　　稲村富子　　上島真美　　巻井佐枝子
河村麻衣子　佐藤みどり　渡辺良子

■ NTT 東日本関東病院総合相談室

宗川千恵子　原田とも子

> 薬剤の使用に際しては，添付文書を参照のうえ，十分に配慮してご使用下さいますようお願いいたします．

序　文

　本書は，2007 年に NTT 東日本関東病院のスタッフで著した「脳神経看護ポケットナビ」の姉妹本である．あわせて携帯し，読んでいただくと脳神経外科・脳卒中看護のエキスパートへの近道となると思う．

　脳卒中は，現在，日本の成人死亡原因の第 3 位であるが，要介護となる患者が最も多い原疾患でもある．" Time is Brain" の言葉通り，脳卒中のケアにおいて時間が最も重要なファクターであり，一刻も早く病気の徴候を見つけて診療施設に搬送し，診断，治療を開始することがとても大切である．

　搬送先では，脳卒中の発生を単なる頭の病気と考えず，全身疾患の一徴候としてとらえること，さらにその病態が刻一刻と変化し，昨日の情報の多くが役に立たないことを常に肝に銘じて，患者のケアを担当する多くの科・職種が，それぞれの情報を共有することが非常に大切である．そのために，当院では毎朝・毎夕ミーティングを行い，多職種間で患者の情報を共有し，かつ疾患に関する最新情報・知識を伝える場としている．

　患者のケアにかかわる全員が脳卒中の知識をもち，患者の医療情報や社会情報，リハビリの進行度，そして将来予想を知っておくことは，患者に最良の医療を行う鍵となる．さらに重要なことは，脳卒中の発症予防と再発防止である．そのためには，地域への情報発信と，地域での診療を担う開業・診療所の医師との連携が重要となる．

　本書は，以上のような脳卒中の病態理解から，診断，治療，リハビリテーション，連携医療に至るまで，当院脳卒中センターで日々行っていることをコンパクトにまとめたものである．看護師のみならず，医師や学生，リハビリテーションスタッフ，ソーシャルワーカーまで脳卒中診療にかかわる人たちの有力なリファレンスになると信ずる．

2009 年 8 月

NTT 東日本関東病院
脳神経外科・脳卒中センター
森田　明夫

CONTENTS

執筆者一覧 …………………………………………………… ii
序文 …………………………………………………………… iii

1. 脳卒中とは

- 総論
  - 脳卒中とは ……………… 2
- 脳卒中診療に必要な神経学・解剖学
  - 脳の機能と構造 ………… 4
  - 脳の血管系 ……………… 8
- 脳卒中の徴候
  - 脳卒中の主な徴候 ……… 12
- 脳卒中の発症部位と症状 ……………………………… 16
- 認知症との鑑別 ………… 18
- プレホスピタルストロークスケール ………………… 20
- プレホスピタルケアの重要性,ホットライン ……… 23

2. 検査

- CT 検査 ………………… 26
- MRI 検査 ………………… 30
- 血管造影検査 …………… 35
- 脳血流 SPECT 検査 …… 39
- PET ……………………… 42
- エコー(超音波)検査 …… 46
- 神経学的検査 …………… 50
- 心電図検査 ……………… 56
- 血液検査 ………………… 63

3. 疾患の理解と看護

- 脳卒中の徴候
  - くも膜下出血 …………… 68
  - 脳出血 …………………… 74
  - 慢性硬膜下血腫 ………… 82
- 脳梗塞
  - 心原性脳塞栓症 ………… 86
  - アテローム血栓性脳梗塞 ……………………………… 90

iv

- ラクナ梗塞……………… 94
- 奇異性脳塞栓症………… 98
- 脳卒中の合併症
  - 心臓病ナビ…………… 102
  - 糖尿病ナビ…………… 104

4. 主な治療と看護

- 薬物療法（抗血栓療法） 110
- rt-PA 静注療法 ………… 114
- 外科的治療
  - クリッピング術……… 118
  - CEA（内頸動脈内膜剥離術）………………………… 119
  - STA-MCA 吻合術 …… 120
  - 減圧開頭……………… 122
- 血管内治療
  - コイル塞栓術………… 124
- CAS（内頸動脈ステント留置術）………………………… 126
- 治療後の見逃せない症状
  - 意識レベルの低下…… 128
  - 頭痛…………………… 130
  - 悪心・嘔吐…………… 130
  - バイタルサインの変動 133
  - 瞳孔不同……………… 137
  - 痙攣…………………… 138
  - ドレーン管理………… 140

5. 脳卒中のリハビリテーション

- 総論
  - 脳卒中治療におけるリハビリテーションの意義・役割 ………………………… 144
- 障害（疾患）とそれに応じたアプローチ
  - 片麻痺………………… 152
  - 運動失調……………… 159
  - 構音障害（言語障害） 163
  - 失語症（言語障害）… 166
  - 高次脳機能障害……… 169
  - 嚥下障害……………… 174
  - 胃瘻…………………… 182
  - 意識障害……………… 186
- 日常生活の自立に向けての指導
  - ADL 評価・訓練……… 188
  - 装具・歩行補助具・車椅子・その他の自助具の適応 ………………………… 192
  - 自宅復帰・社会復帰に向けての総合リハビリテーション ………………………… 198
- 合併症対策・脳卒中ケア
  - 廃用症候群…………… 202
  - 肩手症候群…………… 206
  - ポジショニング……… 208
  - 口腔ケア……………… 210
  - 気管切開患者のケア 212
  - 呼吸療法・人工呼吸器管理 …………………… 214
  - 排泄ケア……………… 218

6. 退院支援と地域連携

- 連携パス ………………… 222
- ソーシャルワーカーの役割 ………………………… 226
- 在宅療養への退院支援 ………………………… 228
- 脳卒中の再発予防 …… 231

7. 付録

- 略語・英単語一覧 …… 233
- 機能評価スケール
  - NIH脳卒中スケール… 243
  - ミニメンタルステート法 ………………………… 244
  - 改訂長谷川式簡易知能評価スケール ………… 245
- FIM ………………… 246
- Barthel Index ……… 247
- その他の詳細な知能テストの概略と特徴 …… 248
- 意識レベルのチェックと表記 ………………… 251
- 索引 ………………… 253

1 脳卒中とは

■脳卒中とは
■脳卒中診療に必要な神経学・解剖学
  ● 脳の機能と構造
  ● 脳の血管系
■脳卒中の徴候
  ● 脳卒中の主な徴候
  ● 脳卒中の発症部位と症状
  ● 認知症との鑑別
  ● プレホスピタルストロークスケール
  ● プレホスピタルケアの重要性,ホットライン

総論
脳卒中とは

- 脳卒中とは，脳内の血管障害による急激な神経障害の総称である．
- 現在，日本では年間 13 万人が脳卒中で亡くなり，死因の第 3 位となっている．また，日本全国で約 250 万人を超える脳卒中患者がいるとされており，その数は今後 10 年間増加するといわれている．単一疾患としては，要介護となる患者数が最も多い．
- 脳卒中には大きく分けて，血管が閉塞することによって起こる脳梗塞，血管が破綻することによって起こる脳出血およびくも膜下出血がある（図 1）．
- 1960 年代は脳卒中による死因の 77％は脳出血であったが，現在はその比率は逆転し，脳梗塞による死亡が増加している．高血圧管理の普及により，脳出血が減少また軽症化したことが原因とされている．
- 脳梗塞は特殊例を含め，以下の 4 つに大別される．
  ① **アテローム血栓性脳梗塞**：中型血管の粥状硬化による血栓が血管を閉塞または塞栓し，さらに遠位血管を閉塞．
  ② **ラクナ梗塞**：微小穿通枝の閉塞による．
  ③ **心原性脳塞栓症**：心臓の血栓（心房細動などによる）が脳血管を閉塞．
  ④ **その他**：血管解離や奇異性脳塞栓（卵円孔開存などを経て，下肢などの血栓が塞栓子となる）．
- 脳出血は，以下の 2 つに区別される．
  ① **脳実質内出血**（一般に脳出血といわれる）：主に高血圧などにより脳内穿通枝が破綻．
  ② **くも膜下出血**：主に脳動脈瘤の破裂による．
- 日本における頻度は，図 2 に示すように脳梗塞 75％，脳出血 18％，くも膜下出血 7％である．脳梗塞のうち，アテローム血栓性脳梗塞 34％，ラクナ梗塞 32％，心原性脳塞栓症 27％，その他 7％である．
- 脳梗塞の危険因子として，高血圧，糖尿病，脂質異常症，腎障害，喫煙，肥満，高齢があげられる．脳出血の危険因子として，重要なのは高血圧，大量飲酒，喫煙などである．
- これらの危険因子を極力避けることが，脳卒中の発症予防，また

5年以内に30%に起こるとされる脳卒中の再発予防につながる.
- 脳卒中は, 全身疾患の一環として起こっている. 脳卒中診療科(脳神経外科・神経内科を含む), 循環器科, 代謝・糖尿病, 腎・高血圧科, リハビリテーション科, 耳鼻咽喉科, 放射線科の医師や看護師などのコメディカルが一体となったチーム医療を行う必要がある.
- 脳卒中の診療は"Time is Brain"という言葉で表されるように, 時間との戦いであり, 迅速な診断・治療・およびリハビリテーションの開始を必要とする.
- 脳卒中の病態は刻々と変化し, その時点での病態に合った治療計画を立てる必要がある. 連携に基づいたチームカンファレンスを通じ, 患者情報をチーム内で共有することが非常に重要である.
- 脳卒中再発防止のために, 適切なリスクファクターの管理, 脳梗塞では病態に応じた抗血栓療法が重要である.

脳梗塞
① アテローム血栓性脳梗塞(粥状硬化)
② ラクナ梗塞(微小穿通枝の閉塞)
③ 心原性脳塞栓症(心臓から血栓が飛ぶ)
④ その他(血管解離)

脳出血
① 脳実質内出血
② くも膜下出血(脳動脈瘤破裂)

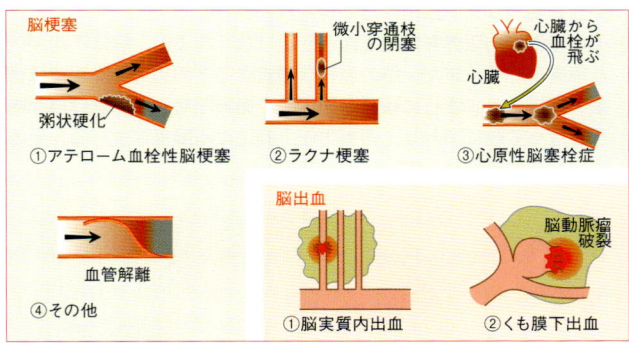

■図1 脳卒中の種類

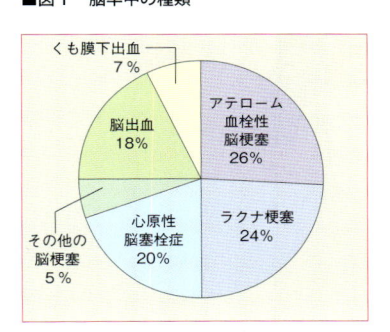

■図2 脳卒中の頻度 (45,021例の内訳)
- アテローム血栓性脳梗塞 26%
- ラクナ梗塞 24%
- 心原性脳塞栓症 20%
- その他の脳梗塞 5%
- 脳出血 18%
- くも膜下出血 7%

(荒木信夫ほか. 病型別・年代別頻度―欧米・アジアとの比較. 小林祥泰編. 脳卒中データバンク2009. 中山書店;2009. p.23より)

脳卒中とは

脳卒中診療に必要な神経学・解剖学
脳の機能と構造

■脳全般について

- 脳はとても脆弱な器官である．非常に脆弱で大切な器官であるため，他の臓器にはない完全に閉鎖された硬い容器（頭蓋骨）に収められ，守られている（**図1**）．
- 脳はとても活発に活動している．たとえ寝ている間でも多くの栄養を消費する．心臓から出る血液の15%を受け取り，肺で取り入れられる酸素の20%を消費している．
- 人間の意識・思考・知覚・運動制御を保つ器官であり，非常に複雑な制御を行っている．
- その活動を支える脳血流はきわめて豊富で，かつ予備能力をもった血液補給システムによって保たれている．
- その予備能の限界を超えて血液が足りなくなると，脳は不可逆的な障害に陥る．また，脳の血管が破綻すると周辺の神経組織は破壊・圧排され，さらに頭蓋が閉鎖腔であるため，圧の逃げ道が内圧となって脳に加わり，頭蓋内圧上昇による障害が生じる．そのような事態を総称して脳卒中と呼ぶ．

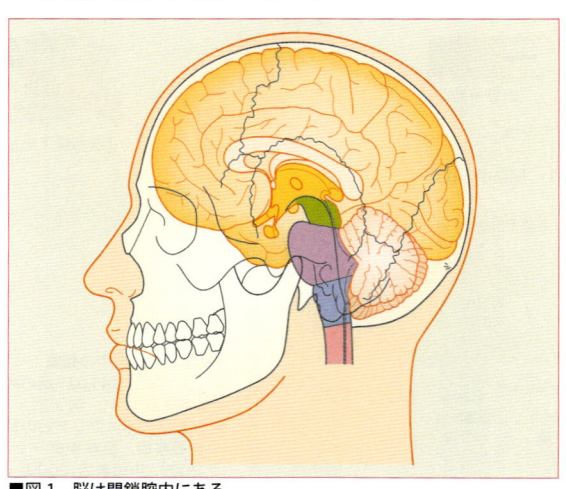

■図1 脳は閉鎖腔内にある

■脳の部位
- 中枢神経系は,大脳,脳幹,小脳,脊髄に分かれている.
- 大脳は大脳半球,基底核,間脳に分かれ,脳幹は中脳・橋・延髄に分かれる.

■大脳
- 大脳半球は,正中で半球間裂によって左右に分かれている.左右の脳は働きに差があり,言語を主に担当する側を優位半球と呼ぶ(90%は左が優位半球).優位半球は主に論理的思考,言語に関する機能に関与し,非優位半球は感情的思考,情緒,画像情報に関する機能に関与することが多い.
- 大脳半球の皮質に神経細胞が,白質に神経線維が集中している.
- 大脳半球の表面は前頭葉,側頭葉,頭頂葉,後頭葉に分かれ(図2),人間の知能・運動・感覚にかかわる機能を担当している.
- 大脳半球内側には辺縁系と呼ばれる発生学的に古い脳があり,動物として生きていくために必要な本能的な行動(摂食など)や情動(恐怖や安心など),記憶などに関与する.

【前頭葉】
- 前頭葉は大脳の中心溝より前方の部分をさすが,その後方部分は運動野,前運動野となっており,反対側の運動の指令,細かい調節に関与する.

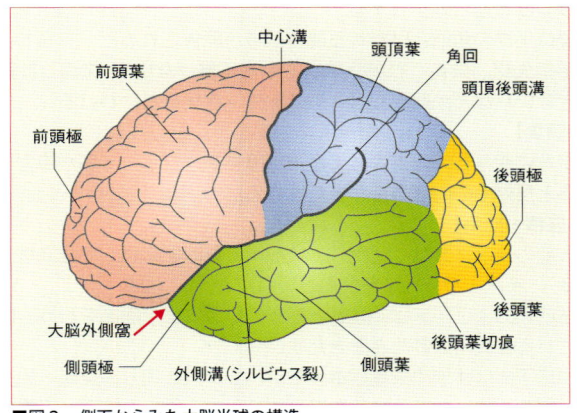

■図2 側面からみた大脳半球の構造

- 主に運動野から出た神経線維は錐体路と呼ばれ,放線冠—内包後脚—中脳大脳脚内側—橋中部—延髄前方内側を走行し,延髄の下端で交叉して反対側の脊髄前方を下降する.
- 優位半球の前頭葉のシルビウス裂寄りの部分にブローカ領域といわれる運動言語野がある.
- 前頭葉には注視中枢があり,前頭葉が脳梗塞などで広範な障害を受けると注視障害や共同偏視が起こる.
- 感情,人格,考える力(発想力),理性も前頭葉の運動野より前の部分の機能である.

【側頭葉】

- 側頭葉は音覚の投射野であり,聴覚や音感に関与し,優位半球にはウェルニッケ領域といわれる感覚性言語野がある.
- 視野の放射系路が側頭葉内を走行している.
- 側頭葉内側にある海馬は辺縁系の一部であり,記憶・想起に関係している.また,周辺は感情などに深く関与する旧皮質といわれる領域である.

【頭頂葉】

- 頭頂葉は中心溝から後方に存在し,体性感覚野があり,傷害を受けると位置覚や2点識別覚などが障害される(痛みや温痛覚は比較的よく保たれる).
- 感覚のほか,頭頂葉はさまざまな情報を統合し,意思,意識に結びつける連合野を有する.
- 優位半球の角回といわれる連合領域が障害されると,左右および手指失認,失書(わかっていても字に書けない),失算(計算できない)などが起こる(ゲルストマン症候群といわれる).

【後頭葉】

- 視覚に関与し,障害されると視野障害をきたし,半側が障害されると反対側の同名半盲がきたされる.

【基底核・間脳】

- 大脳の深部にあり,尾状核・被殻・淡蒼球を総称して基底核(図3),視床・視床下部を間脳という.
- 基底核および視床は,運動と感覚の統合により調節を行う.障害されると異常運動などをきたす.
- 視床下部は体液や栄養,ホルモンバランスを司り,交感・副交感神経の中枢として体全体を環境に合わせる働きをする.下垂体が間脳下方にありホルモン分泌を司る.

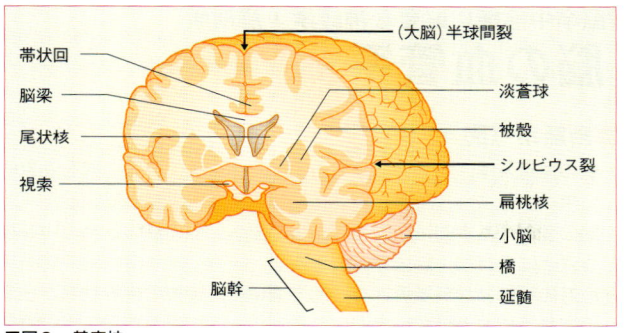

■図3　基底核

（図中ラベル）帯状回／脳梁／尾状核／視索／（大脳）半球間裂／淡蒼球／被殻／シルビウス裂／扁桃核／小脳／橋／延髄／脳幹

脳の機能と構造

■脳幹
- 脳幹は脳幹網様体という脳全体を目覚めさせる，いわゆる脳のスイッチのような働きをもつ機構を有する．
- その他，運動・感覚の神経路および小脳との中継を行い，また10対の脳神経の核を有して，眼球，顔面，喉の運動や感覚，呼吸や循環などを調節する．

■小脳
- 小脳は大脳と連携し運動に関する情報の記憶，調節を行う．
- 小脳半球が障害されると，同側の運動の調節，バランス障害が起こり，上下肢の失調，筋緊張低下，振戦が起こる．
- 小脳の中央（虫部）が障害されると，体幹の失調（胴が安定しない）が起こる．

> **MEMO**
> - 脳はいわゆるコンピュータのような機構をもつ．大脳はすべての情報を記憶するハードディスクのようなもので，脳幹はスイッチ，そして基底核がプロセッサーのような働きで神経網の内部の連携を担当している．
> - また，小脳は幼児期からの運動—たとえば立ったり歩いたり，自転車に乗る方法，ボールの投げ方などの手足のバランス・動きの調節を記憶している．

脳卒中診療に必要な神経学・解剖学
脳の血管系

■動脈系（図4,5）

- 脳の血管系は，大量の血流を必要とする脳に十分な血液を効果的に供給するよう，複雑かつ効率的なシステムとなっている．
- 脳の動脈は基本的に脳の底部から上部へ，脳の間のしわの中を這うように走行し，脳全体に分布する．
- 前方の頸動脈から灌流される前方循環系，後方の椎骨動脈から灌流される後方循環系に大別される．
- 前方系は左右の内頸動脈として脳に入る．
- 内頸動脈は眼球を栄養する**眼動脈**を分岐したのち，頭蓋内に入る．
- 後方系はまず左右**椎骨動脈**として頭蓋内に入り延髄，小脳下面に分布する後下小脳動脈を分岐したのち，左右が合流し**脳底動脈**となる．
- 脳の循環は相互に補充するシステムがあり，前方と後方は**後交通動脈**という血管が内頸動脈と脳底動脈の枝の後大脳動脈の間を結び，左右の内頸動脈系は**前交通動脈**によって前方で結ばれている．このつながりを**ウィリス輪**という．
- 内頸動脈はさらに脳幹や脳底部に分布する**前脈絡叢動脈**を分岐したのち，大脳外側に分布する**中大脳動脈**，前方・内側に分布する**前大脳動脈**に分岐する．
- 後方循環は脳底動脈となったのち，橋，小脳前下面に分布する前下小脳動脈，さらに小脳上面に分布する上小脳動脈，大脳の後頭葉に分布する後大脳動脈に分岐する．さらに，脳底動脈先端部からは視床や脳幹へ向かう細い血管が分布する．
- 脳底動脈などから分枝した血管からは脳の深部に至る**穿通枝**を出しつつ，脳表を灌流する動脈となる．
- 内頸動脈は頭蓋内に入る時点で約4mm径，椎骨動脈は3mm，さらに穿通枝は1mmに至らない太さである．
- 脳の血管系は豊富な血流を受けられるように抵抗が非常に低く構築されている．
- 脳血管系は体血圧に応じて抵抗を変化させ，脳の灌流圧にかかわらず脳の血流が一定になるような自動調節能を有している（図6）．ただし灌流圧が50 mmHg以下になると急激に脳血流は低下

脳の血管系

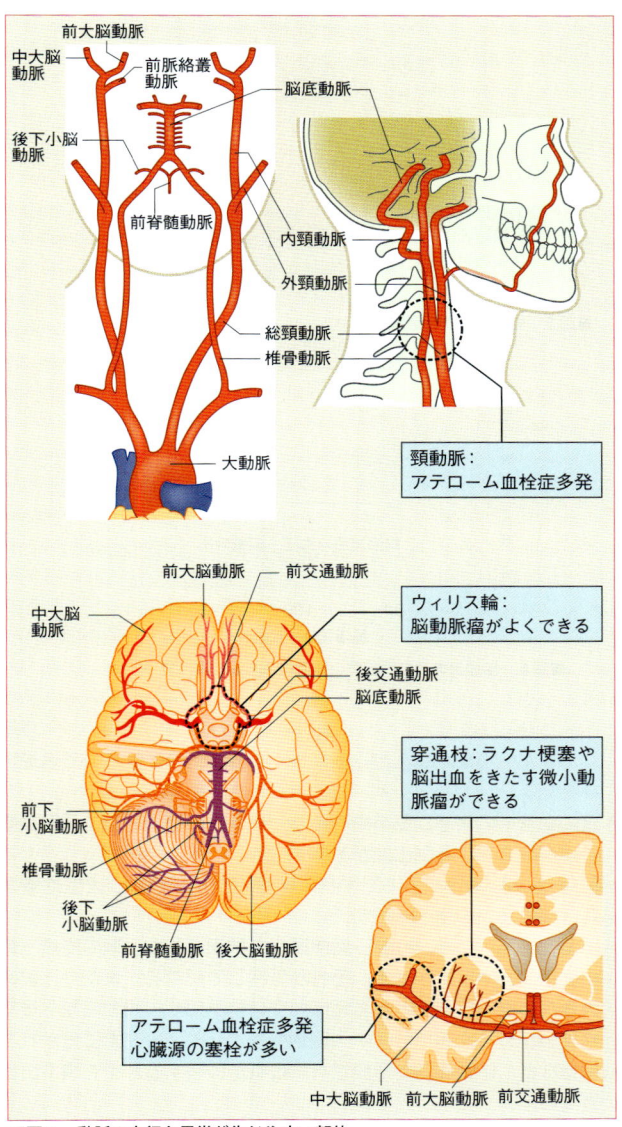

図4 動脈の走行と異常が生じやすい部位

ラベル：
- 前大脳動脈
- 中大脳動脈
- 前脈絡叢動脈
- 脳底動脈
- 後下小脳動脈
- 前脊髄動脈
- 内頸動脈
- 外頸動脈
- 総頸動脈
- 椎骨動脈
- 大動脈

頸動脈：アテローム血栓症多発

- 前大脳動脈
- 前交通動脈
- 中大脳動脈
- 後交通動脈
- 脳底動脈
- 前下小脳動脈
- 椎骨動脈
- 後下小脳動脈
- 前脊髄動脈
- 後大脳動脈

ウィリス輪：脳動脈瘤がよくできる

穿通枝：ラクナ梗塞や脳出血をきたす微小動脈瘤ができる

アテローム血栓症多発 心臓源の塞栓が多い

中大脳動脈　前大脳動脈　前交通動脈

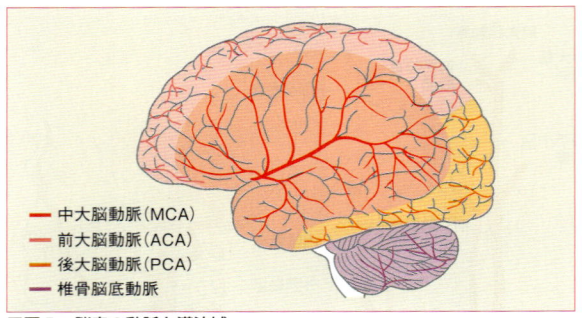

■図5　脳表の動脈と灌流域

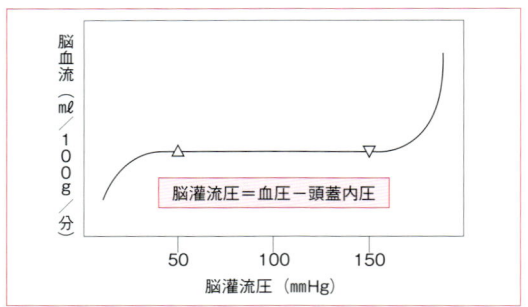

凡例:
- 中大脳動脈（MCA）
- 前大脳動脈（ACA）
- 後大脳動脈（PCA）
- 椎骨脳底動脈

脳灌流圧＝血圧－頭蓋内圧

■図6　脳血流の自動調節能（脳灌流圧と脳血流の関係）

し，また150 mmHg以上になると悪性高血圧の徴候として過灌流をきたす．
- 脳の血管系の疾患が脳卒中であり，血管がつまって起こる脳梗塞と，切れて起こる脳出血がある．
- 脳梗塞は別頁（p.2）に記された疾患のタイプ別に，大型血管または穿通枝の閉塞をきたす．
- 脳出血は，穿通枝に高血圧・動脈硬化を誘因とした小型の膨瘤（微小動脈瘤という）ができ，それが破裂して起こる．また，比較的大きな血管の分岐部（たとえば前交通動脈部や内頸動脈から後交通動脈が分岐する部分，中大脳動脈がさらに2～3本に分かれる部分など）に動脈瘤が形成され，これが破裂するとくも膜下出血となる．

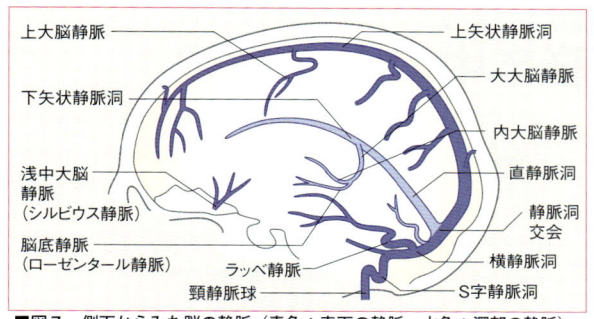

■図7　側面からみた脳の静脈（青色：表面の静脈，水色：深部の静脈）

■静脈系（図7）

- 脳の静脈は動脈と異なり，脳の表面を走行することが多い．
- 脳表の静脈は上方の上矢状静脈洞，下側方の横―S字状静脈洞，および海綿静脈洞に流入する．
- 脳の深部（脳室や底部）の静脈は小脳テントの中心の頂を走行する直静脈洞に流入し，最終的に上矢状静脈洞と合流する．
- その後，左右に分かれて横―S字状静脈洞（右優位が多い）となり，最後に頸静脈孔から流出して頸静脈となる．
- 静脈は動脈よりも解剖学的にバリエーションが多く，個人差が大きい．
- 感染，がん，ホルモン障害，血液疾患，ビタミン障害などで静脈の閉塞をきたすと，広範な出血性脳梗塞をきたすことが多く，注意が必要である．

> **MEMO**
> - 動脈が底部（すなわち発生期の前方），静脈が脳表面―頭頂側（すなわち発生期の後方）に分布するのは，最初に血液循環系がつくられるときに動脈系が前方，静脈系が後方にできることの遺残である．

脳卒中の徴候
脳卒中の主な徴候

概略
- 脳卒中の徴候は多岐にわたり，また1人の患者にさまざまな症状が複合することがある．このため，1つひとつの症状を丁寧に把握・診察し，なかでも代表的な徴候はもれなく把握することが重要となる．
- NTT東日本関東病院で行われている診察手順を示す．当院では意識障害がある場合は意識の重度判定→徴候，意識が正常の場合は主訴→神経の診察を行う．

意識障害がある場合
- 意識障害は脳卒中で認められる代表的な症状で，特に脳出血や心原性脳塞栓症，くも膜下出血の重症例で認められる．
- 一般的に，例外を除いてラクナ梗塞では意識障害は認められない．
- 意識障害が軽ければ，患者から話を聞くことが可能であり，診断に困ることは少ない．
- 意識障害が重い場合や患者が話せない場合に，いかに意識障害を判定するかが鍵となる．
- 意識障害のある患者に出会ったら，以下の順に調べていく．

① **意識の重度判定**
- まず最初に，JCS（Japan coma scale, p.251参照）およびGCS（Glasgow coma scale, p.252参照）で意識の重度判定を行う．これにより，意識障害の有無はすぐに判定できる．
- 重要なのは，意識障害がなぜ起きているかを，なるべく早く把握することである．そのため，次に状況評価を行う．

② **状況評価**
- 意識障害に以下の症状がなかったかを調べる．
  - 突然の激しい頭痛で始まる意識障害か→くも膜下出血？脳出血？
  - 突然の激しい胸背部の痛みで始まる意識障害か→動脈解離？
  - 突然の呼吸困難で始まる意識障害か→肺梗塞？心筋梗塞？
  - 糖尿病の内服をしていないか→低血糖？

③ **瞳孔のチェック**
- 「目は口ほどにものを言う」というように，意識障害が重い場合は目を見て，瞳孔不同がないかをチェックする．

意識障害がある場合

- 右瞳孔散大（正常は3～4mm）：瞳孔が5mm以上→右脳ヘルニア？　右の脳出血？
- 瞳孔縮瞳（正常は3～4mm）：瞳孔が2mm以下→脳幹出血？ワレンベルグ症候群（Horner徴候）？

④ 眼球のチェック

- 眼球の位置をみる．
  - 眼球運動偏位（両眼球が共同して偏る）→大脳半球の障害であれば，眼球が向いている側の障害が認められる．例えば右被殻出血だと，右方向へ共同偏視を生じる．

⑤ 姿勢・表情のチェック

- 姿勢や表情をみる．
  - 右顔面の一部が動いていない，流涎が右口元からこぼれている→右顔面麻痺の可能性
  - 除脳硬直は両側中脳あるいは橋の障害を，除皮質硬直は広範な大脳皮質の障害を意味する．

※以上の症状が多ければ多いほど，脳卒中に伴う意識障害であると判定できる．

ポイント

- 意識障害は失神に伴う場合が最も多く，救急患者の3％以上を占める．
- 失神は受け身をとらずに転倒することが多く，顔面や頭部に外傷を負うことが多い．
- 失神に伴う意識障害の大部分は血管迷走神経失神によるもので，予後はよい．
- 血管迷走神経失神は睡眠不足，過労，空腹，精神的刺激，痛み，採血による痛みなどで誘発され，徐脈，低血圧のため，失神する．
- 失神に伴う意識障害では，眼の症状など上記に挙げた症状はほとんどない．

意識が正常の場合

- 意識が正常の場合は，患者の主訴により脳卒中の鑑別を行う．

【主訴が頭痛の場合】

- 一般的に，脳卒中で頭痛を伴う疾患は①くも膜下出血，②脳出血，③動脈解離の3つ．
  - ①は，今までに経験したことのない激しい頭痛を訴える．
  - ②は，片麻痺や意識障害を認めることが多い．
  - ③は，後頭部痛や吐き気，めまいを訴えることがある．

意識が正常の場合

- 特に、①のくも膜下出血では麻痺や構音障害がないため誤診されることもある.

【主訴がめまいの場合】
- 脳卒中に伴うめまいは、一般的なめまいとの鑑別が難しい.

ポイント
- 頭痛、めまいにプラスαの症状があるときは、積極的に脳卒中を疑う. αは嘔吐、血圧が高い、後頸部痛、構音障害、歩行障害など.

【主訴が運動障害（麻痺）の場合】
- 脳卒中の最も代表的な症状.
- 脳梗塞や脳出血で多く認められ、重い麻痺であれば家族の誰もが気づく. ごく軽い麻痺に気づけるか否かが重要.
- 軽い麻痺の場合には、患者自身が「そのうち治るだろう」と様子をみることが多かったり、麻痺を「しびれ」と表現したりして、診断が遅れることが多々ある.
- 麻痺があるかないかは、必ず聞き出す必要がある. 聞き出す際には、以下のような生活上の具体的な例をあげるとわかりやすい.
  - 字を書くのが億劫になったり、汚くなったりしていませんか？
  - 利き手での箸使いが難しくなっていませんか？
  - 洗顔の際に、うまく水をすくうことができますか？
  - 靴を履くのに時間がかかったりしていませんか？
  - 最近、階段などでつまづきそうになったりしていませんか？
  ➡これらは巧緻運動障害, つまり軽い運動障害を意味する.
- 酔っぱらったようなしゃべり方をしている.
- 助詞が抜けて（私おなか空いた, といった話し方）, ロボットのような話し方をする.
- 何となく言っている内容はわかるが、聞き取りにくい.
  ➡これらは構音障害の疑いがある.

【主訴が感覚障害（しびれ）の場合】
- 脳卒中の感覚障害では、基本的には顔面を含めた半身での感覚障害を認める.
- 感覚障害は正座のあと、下肢に生じるような感覚が多い.
- 下記の「ポイント」のようなパターンで、感覚障害がある場

合は脳卒中を疑う．ただし，顔面と手だけといったケースや，感覚障害の部位が顔と体幹が逆の場合もある．

ポイント
- 感覚障害が起こる場所を，顔，上肢，下肢の3つのパーツに分けてチェックする．このうちの2つ以上に感覚障害を認めた場合には脳卒中を疑う．ただし，感覚障害の部位が顔と体幹が逆の場合もあるため注意する．

【主訴が失語の場合】
- 失語とは，声帯や喉頭，舌といった発語器官は正常で，かつ知能，意識障害も認められないのに，言語・文字による表現，了解ができなくなることをいう．
- 運動性失語と感覚性失語の2つが代表的．
    - **運動性失語**：前頭葉の障害で生じ，言語・文字の了解は比較的良好だが，著しい自発言語の障害があり，復唱・音読・書字の障害がある．要は表現のすべてが障害される．
    - **感覚性失語**：側頭葉の障害などで生じ，言語・文字の了解はできないが，話し方は流暢．しかし理解できていないため，錯語（言い間違え．文法の間違い）が認められる．
- 失語は大脳皮質（脳のしわの部分）の障害が一般的であるため，脳塞栓症が原因として一番多い．脳塞栓症の原因は心房細動が多いため，脈拍を測定することが重要．

ポイント
- 失語が疑われた場合には，復唱や文字の理解ができているか試してみる．

【主訴が目が見えにくい（眼科的には正常）場合】
- 最も鑑別が困難な脳卒中症状．
- 一般的には患者は目が見えにくいといい，眼科を先に受診するケースが多い．
- 眼科で異常を指摘されないのに，目が見えにくいと訴えてきた場合には半盲を疑う．半盲は視野の半分が欠損してしまう症状．診察で簡単に判別されることが多い．診察方法は後述の神経学的検査を参照（p.52参照）．
- 他に，一側の視界が真っ黒になる一過性黒内障という病気がある．これは内頸動脈から分岐する眼動脈に微小血栓がつまったために生じる．一過性のこともあり，脳梗塞の警告サインとなる．

■ 脳卒中の徴候

脳卒中の発症部位と症状

※好発部位,症状・治療について,症例を通して以下にまとめる.

症例①
- 左写真:右放線冠ラクナ梗塞／右写真:右中大脳動脈梗塞
- 症状は,左上下肢麻痺,構音障害.
- この症例はラクナ梗塞ではあるが,MRAで左中大脳動脈閉塞を認めていた.
- MRIで画像的にはラクナ梗塞でもMRAを行う必要があることを意味する.

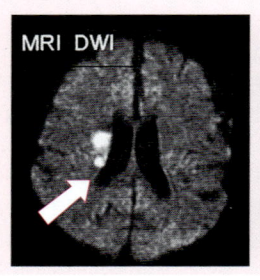

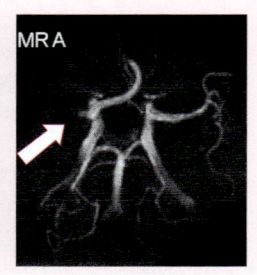

症例②
- 左写真:右前・中大脳動脈梗塞／右写真:右内頸動脈閉塞
- 症状は,左上下肢麻痺,病態失認,半側空間無視.
- この症例は心原性脳塞栓症であった.こういった症例では高次機能障害は必発である.
- 梗塞範囲が3分の1以上で,脳ヘルニアを生じる可能性があり,減圧開頭術を行った.

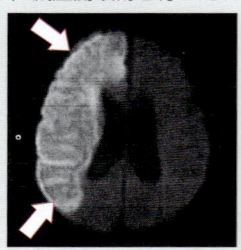

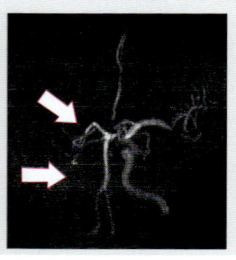

症例③
- 左橋梗塞
- 症状は,右手巧緻運動障害,右口角下垂,軽度左下肢麻痺.
- 診断としては左橋ラクナ梗塞で,治療はカタクロット®・ラ

症例③

ジカット®点滴を行った．また，入院日よりプレタール®の内服も開始した．

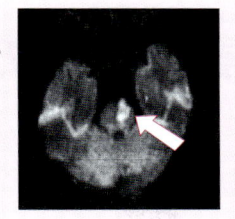

症例④

- 左写真：右シルビウスにくも膜下出血を認める／右写真：右中大脳動脈に動脈瘤を認める．
- 症状は，経験したことのない激しい頭痛と嘔吐．
- 入院後，開頭クリッピング術となった．

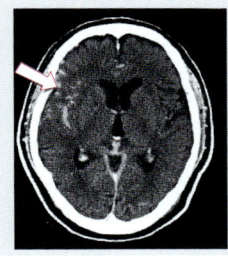

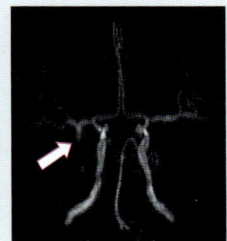

症例⑤

- 左視床出血
- 症状は，意識障害と左共同偏視，右片麻痺．
- 来院時高血圧あり，入院後，降圧・止血治療を行った．

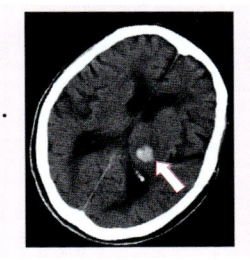

症例⑥

- 左小脳出血
- 症状は，頭痛，嘔吐，歩行障害．
- 入院後，降圧・止血治療を行った．

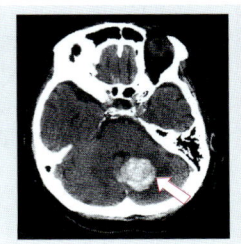

脳卒中の徴候
認知症との鑑別

概略
- 認知症とは，一度獲得された知的な能力が器質的な脳の障害により阻害され，日常生活に支障をきたす状態．
- ミニメンタルステート法（p.244 参照）や改訂長谷川式簡易知能評価スケール（p.245 参照）などの検査で鑑別していく．
- 鑑別を進めていくうえで大切なことは，
  ①脳血管障害の可能性はないか？
  ②患者は実はうつ状態ではないのか？
  ③患者は意識障害やせん妄ではないのか？
  などを念頭におくことである．

本当に認知症なのか
- もともと認知症でない場合もある．可能性としては，①意識障害やせん妄状態にある，②うつ状態が鑑別としてあがる．
  *せん妄：急性脳症候群の主型で，意識混濁，幻覚，不安が加わった特殊な意識障害．特に注意力の低下が特徴．経過は短時間で推移し，日内変動もある．一般的に，よく入院患者で夜間などに認められる．
- ①では軽度の場合は鑑別が困難であるが，閉眼していることが多く，呼びかけでかろうじて開眼する場合は意識障害．
- ②もときに鑑別が困難であるが，悲哀自責や検査拒否といった症状を呈することがある．

症状による鑑別
- 認知症の単独症状なのか，あるいは認知症＋歩行障害などの他症状がないかを診察する．例えば，慢性硬膜下血腫では認知症に歩行障害や失禁，麻痺症状を合併することがある．
- 認知症＋歩行障害＋失禁＋片麻痺→慢性硬膜下血腫．
- 認知症＋不随意運動（小刻みな体の動き）→ハンチントン病を疑う．
- 認知症＋錐体外路症状（固縮・振戦など）→パーキンソン病や PSP（進行性核上性麻痺）を疑う．
- 認知症＋頭部 CT・MRI などの画像に異常がない→甲状腺機能低下症や肝性脳症などを疑う．

認知症との鑑別

画像による鑑別
- 頭部 CT や MRI，SPECT で鑑別を行う．
- MRI では DWI 画像や GRASS 画像（出血していると黒く撮影される）により，急性期脳梗塞や急性期脳出血が判別できる．
- 各疾患の画像については成書を参照．

発症時期による鑑別
- 一般的な認知症と脳卒中に関連した認知症との鑑別では発症様式が異なる．
  - アルツハイマー病などでは発症が緩徐．いつ発症したかが「日」の単位でなく，「月」あるいは「年」の単位．
  - 脳卒中に関連する認知症は，発症時期が「時間」あるいは「日」の単位で判明する．

  【例1】アルツハイマー病の患者家族への問診
  医師：いつから物忘れが多くなりましたか？
  家族：去年の夏頃からですかね……（発症時期が不明確）

  【例2】脳卒中（視床梗塞）の患者家族への問診
  医師：いつから物忘れが多くなりましたか？
  家族：今朝起床時からです．昨日はぜんぜん問題なかったです（発症時期が明確）

- 脳血管性認知症とアルツハイマー病などの発症様式が類似した場合は，ハッチンスキーの虚血スコア（**表1**）などで鑑別する．

■表1　ハッチンスキーの虚血スコア

項目	点数	項目	点数	項目	点数
急激な発症	2	抑うつ	1	脳血管障害の既往	2
段階的な悪化	1	身体的訴え	1	動脈硬化合併の証拠	1
動揺性の経過	2	感情失禁	1	局所神経症状	2
夜間せん妄	1	高血圧の既往	1	局所神経学的徴候	2
人格の比較的保持	1				

7点以上は脳血管性認知症を，4点以下は変性性認知症を示す．

特殊な脳卒中
- 認知症様症状を呈する特殊な脳卒中を起こす場合がある．
- 基底核病変の梗塞で，認知症症状を主訴に来院することがある．発症様式が急性で，画像で診断する．
  - **視床梗塞**：特に視床内側に梗塞を生じると傾眠や意識低下を生じることがある．
  - **内包梗塞**：特に内包膝部の梗塞により生じる．
  - **尾状核梗塞**：意欲低下や記憶障害を呈することがある．

脳卒中の徴候
プレホスピタルストロークスケール

概略
- 病院来院前に脳卒中を診断しようというのが目的の評価法.
- 主に救急隊が使用し,脳卒中患者を素早く抽出することで,患者を必要とされる医療機関へスムーズに搬送することが可能となる.
- このスケールは簡便で,市民や看護師も使用可能.
- 米国で使用されている CPSS(シンシナティ病院前脳卒中スケール)や,救急隊で主に使用されている KPSS(倉敷病院前脳卒中スケール,**表1**)がある.

評価法①
【CPSS(シンシナティ病院前脳卒中スケール)】
【顔のゆがみ】(歯を見せるように指示,あるいは笑ってもらう)
- **正常**:顔面が左右対称
- **異常**:片側が他側のように動かない.**図1**では左顔面が麻痺している

【上肢挙上】(閉眼させ,10秒間上肢を挙上させる)
- **正常**:両側とも同様に挙上,あるいは全く下垂しない
- **異常**:一側が挙がらない,または他側に比較して下垂する(バレー徴候,**図2**)

【構音障害】(患者に話をさせる)
- **症状**:滞りなく正確に話せる
- **異常**:不明瞭な言葉,間違った言葉,あるいは全く話せない(**図3**)

【解釈】上記3つの徴候のうち1つでもあれば,脳卒中の可能性は72%.

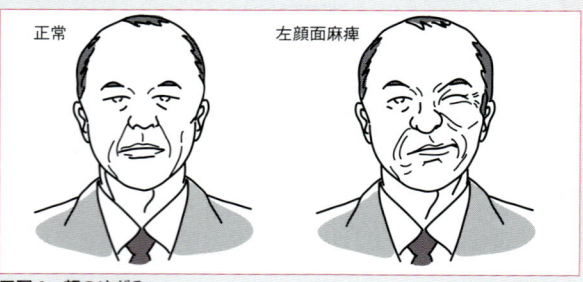

■図1 顔のゆがみ

評価法①

プレホスピタルケア

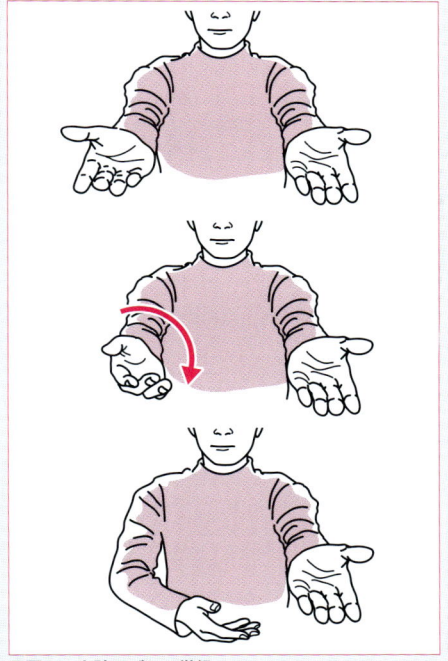

■図2　上肢のバレー徴候
手掌を上にまっすぐに出させると，麻痺側は小指側へ回旋し上肢は下降していく

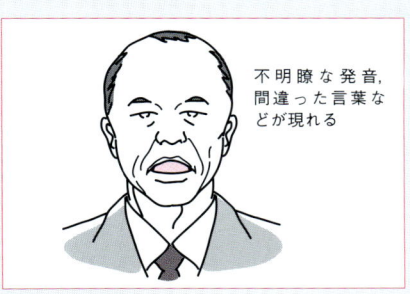

不明瞭な発音，間違った言葉などが現れる

■図3　構音障害

21

評価法②

【KPSS (Kurashiki prehospital stroke scale)】
- 倉敷市消防局では,救急隊員はKPSSを手帳サイズにして携帯している.

■表1　倉敷病院前脳卒中スケール（KPSS）

全障害は13点満点				
意識水準	覚醒状況			
	完全覚醒			正常0点
	刺激すると覚醒する			1点
	完全に無反応			2点
意識障害(質問)	患者に名前を聞く			
	正　解			正常0点
	不正解			1点
運動麻痺	上肢	患者に目を閉じて,両手掌を上にして両腕を伸ばすように口頭,身ぶり手ぶり,パントマイムで指示	運動右手	運動左手
		左右の両腕は平行に伸ばし,動かずに保持できる	正常0点	正常0点
		手を挙上できるが,保持できず下垂する	1点	1点
		手を挙上することができない	2点	2点
	下肢	患者に目を閉じて,両下肢をベッドから挙上するように口頭,身ぶり手ぶり,パントマイムで指示	運動右足	運動左足
		左右の両下肢は動揺せず保持できる	正常0点	正常0点
		下肢を挙上できるが,保持できず下垂する	1点	1点
		下肢を挙上することができない	2点	2点
言語	患者に「今日はいい天気です」を繰り返して言うように指示			
	はっきりと正確に繰り返して言える			正常0点
	言葉は不明瞭（呂律が回っていない）,もしくは,異常である			1点
	無言.黙っている.言葉による理解がまったくできない			2点
合計				点

脳卒中の徴候
プレホスピタルケアの重要性, ホットライン

概要

【プレホスピタルケア】
- 前項にも記載があるように, 病院に来院する前に脳卒中を診断しようとする試みである.
- 一般に, 全例ではないが他臓器疾患の場合は, 胸痛や腹痛などの痛みを生じる場合が多く, 病院到着までが比較的早い. 脳卒中, 特に脳梗塞は痛みを伴うことが少なく, 来院までに時間がかかることが多い.
- 最近では rt-PA 静注療法という 3 時間以内に治療を開始しなければならない治療法もあり, 脳梗塞発症から 2 時間以内の病院到着が望まれている.
- プレホスピタルケアの重要性を訴えるため, 米国などでは市民に対し, 広告で「Brain attack」キャンペーンを行っている.
- 実際に救急隊がプレホスピタルストロークスケールで患者を評価し, 迅速に適切な病院へ搬送する実績もある.

【ホットライン】
- 患者の要請を受けた救急隊から, 看護師を介さずに直接医師と連絡するシステム (図1). プレホスピタルケアの 1 つとして全国的にもこの導入が進んできている.
- ホットラインにより, 患者の状態の把握, rt-PA 静注療法などの必要性や準備, ベッドマネジメントなどへの取り掛かりが従来よりも早くなると考えられる.

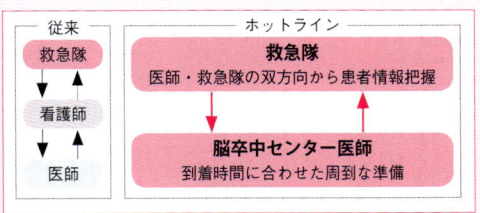

■図1 ホットライン (救急隊-医師直通電話) による救急要請システム

問題点

- 脳卒中発症から来院までの時間的遷延の最大の原因は患者自身が行動しないこと, つまり脳卒中という病気を理解していないことと考えられる. このため, 今後は市民公開講座など市民へ向けた教育も必要である.

2 検査

- CT 検査
- MRI 検査
- 血管造影検査
- 脳血流 SPECT 検査
- PET
- エコー（超音波）検査
- 神経学的検査
- 心電図検査
- 血液検査

CT 検査

概略
- CT＝computed tomography（コンピュータ断層撮影）の略.
- シングルスライスCT（1回転で1枚）〜マルチスライスCT（1回転で多数枚）と機種によって撮影スピードや情報量が著しく異なり，高級機種ほど高速で撮影できる.

目的・特徴
- 脳卒中患者においては脳出血の検出が重要である．超早期の脳梗塞徴候の検出，梗塞・出血による頭蓋内圧排所見や頭蓋内圧亢進所見の検討にCTを繰り返し施行することがある.
- CT上，出血は高吸収（白く），梗塞は軽度の低吸収（やや黒く）で描出される．脳幹以下の後頭蓋窩の描出はやや劣る.
- 造影剤の急速静注によるCTアンギオグラフィー，CT脳血流画像（パーフュージョン・スタディ）も施設によっては急性期から施行，早期から正確な血行動態の把握が可能である.
- MRIと違いX線による画像化を行うので，各種電子機器に影響がなく急性期の画像検査に適している.

方法
- 撮影台に患者を水平に寝かせ，ガントリーと呼ばれる中空状の装置内に機械操作で送り込み撮影する.
- 頭部の場合，上肢は体幹側に揃えておけばよく，点滴類も邪魔にならないが，頭部の金属，義歯，ドレーンなどは撮影範囲にできるだけ入らないよう注意する．体動する患者・小児に対してはあらかじめ鎮静することがある.

注意・禁忌
- 特に禁忌はない．X線束がペースメーカーや植込み型除細動器に電気干渉する可能性があるが，頭部撮影では問題ない.
- 造影剤を使用する場合，腎機能を確認し，過去にアレルギー既往があれば放射線科に連絡する．指示により，必要な前処置（点滴，ステロイドなど）を施行する.

読み方
■脳出血
- 最もCTが鋭敏に検出できる病変で，正常脳実質よりも高吸収（50〜90HU）に白く同定できる（**図1**）.
- 病変の位置や広がり，脳室・くも膜下腔への分布が治療方針の決定に重要であり，ときに動脈瘤破裂や脳動静脈奇形からの出血を疑って脳血管撮影を施行する場合がある.

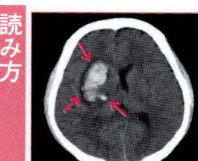

■図1　急性期脳出血
急性期右基底核出血（20歳代男性発症直後）．先天性腎障害のため10年前より腎透析中．右レンズ核を中心に右尾状核頭部に及ぶ急性期実質内出血，一部右内包後脚に及び，軽度の浮腫を伴う．高血圧性・動脈硬化性例の典型的な出血部位である

■脳梗塞（図2）

- 発症早期に明瞭な低吸収を認めるのは難しいが，少なくとも1日以内には病変部の軽度低吸収（やや黒い）を同定できる．
- ごく早期に病変部の軽度腫脹による脳溝狭小化や皮質・髄質境界の不明瞭化，近位側動脈内血栓による高吸収化（特にhigh density MCA sign）により梗塞を検出できることがある．
- 出血や早期の画像所見でrt-PA静注療法の適応を決めるため，梗塞例でも治療法決定上できるだけ早いCTの施行が重要．

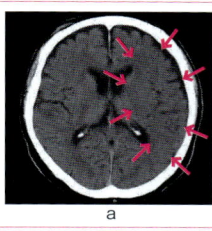

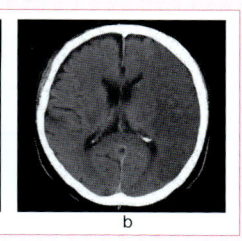

■図2　脳梗塞
左中大脳動脈領域急性期梗塞（80歳代男性：右上下肢麻痺，左共同偏視）
- a：来院直後の頭部CT．病変は不明瞭だが，よく観察するとすでに大脳皮質・白質境界が不明瞭．左レンズ核辺縁も不明瞭で左側の脳溝がやや狭小化している
- b：発症1日後．梗塞巣に一致して広範な低吸収が明瞭で，mass effectが著明に増悪している．一部脳表にわずかな高吸収がみられ，出血性梗塞と考えられた

■動脈瘤（図3，4）

- 動脈瘤破裂はほとんどがくも膜下出血をきたし，くも膜下腔に高吸収がみられる．稀に脳実質内出血を呈することもある．
- 少量の出血や時間の経過により明瞭な高吸収にみえず，単なる脳溝の非対称ととらえる場合もある．注意深い読影が重要．
- 動脈瘤そのものがある程度の径であればくも膜下出血内で，むしろ低吸収の結節性構造にみえる．

■その他

- 脳卒中様症状を呈する病変は他にもあり，画像だけでは脳腫

読み方
瘍や脳炎・脳膿瘍などとの鑑別が困難なことがある.
- 症状とその経過が重要で,年齢も考慮する.例えば若年者の脳実質内出血であれば脳動静脈奇形,若年者の梗塞ではもやもや病などを考慮し,脳血管撮影などで確定診断を得る.

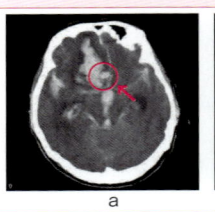

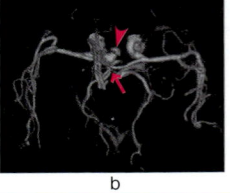

■図3　脳動脈瘤破裂による急性期くも膜下出血・実質内出血
前交通動脈動脈瘤破裂,くも膜下腔および脳室内出血,右前頭葉内実質内出血(60歳代女性:意識障害)
a:動脈瘤破裂は定型的にくも膜下腔に出血を呈するが,このように実質内出血や脳室内への血腫穿破を呈することがある
b:同時に施行したCTアンギオグラフィーにて,前交通動脈とさらに前方への造影剤血管外漏出を認めた.造影剤急速静注により,くも膜下出血よりもさらに高吸収に描出される血管内腔を抽出し,このように3次元的に再構成する

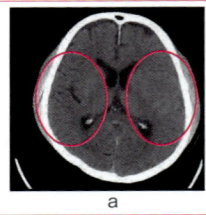

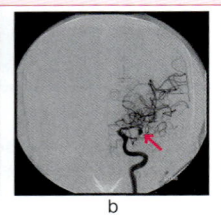

■図4　亜急性期くも膜下出血
左中大脳動脈破裂後おそらく10日後(60歳代男性:頭痛)
a:出血が少量,あるいはすぐに診断されず時間が経過したため出血による高吸収が不明瞭.わずかな脳溝の左右非対称などでかろうじて同定できることがある
b:左内頸動脈撮影正面像で左中大脳動脈分岐部に嚢状動脈瘤を認め,すでに軽度血管攣縮により左中大脳動脈の一部狭小化がみられる

● CT検査の看護のポイント

検査前
- 造影剤を使用する場合は医師によるインフォームドコンセントを行い承諾書を得る.気管支喘息,重篤な腎・肝障害,造影剤使用歴,造影剤アレルギーの有無を確認.
- 妊娠の有無を確認する.
- CT撮影中は身体が動くと画像が乱れるので,動かないよう

検査前

説明する．体動が激しく安静を保てない場合は，転落予防のベルトを使用し，必要時には鎮静薬を投与することもある．
- 検査部位によっては，ネックレスなどの貴金属類が検査の妨げになることがあるため，検査当日は装身具などを身につけないよう説明する．
- 金具のついた下着や衣服を着用の場合は，検査着に着替える．
- 造影剤を使用する場合，事前に検査のために食事をとらないように説明する（午前中の検査は朝食を，午後の検査は昼食をとらない）．水やお茶などの水分は摂取してもいいことも伝える（牛乳などの乳製品は除く）．
- 内服薬は服用してはいけない場合があるため，担当医師に確認．
- CT装置にはマイクがついているので，検査中でも隣の操作室にいる放射線技師と会話ができることを伝え，検査中に気分が悪くなったら伝えるよう説明する．

検査中・後

- 造影剤の副作用として，熱感，嘔気，嘔吐，かゆみ，蕁麻疹，潮紅，血管痛，嗄声，くしゃみなどがあることを説明する．
- 副作用の前駆症状出現時には造影剤の注入を中止し，バイタルサインをチェックし，症状を観察して医師へ報告する．
- 副作用は，検査中〜検査後1時間の間に起こることが多いが，稀に検査終了数時間〜数日後にかゆみや蕁麻疹，嘔気，眩暈などの症状が起こることがあることも説明する．
- 検査後は，日常生活に制限はないことを伝える．
- 造影剤のほとんどは尿と一緒に排泄されるため，検査後は水分（水やお茶，ジュースなど）を多めにとるよう説明する（1日で造影剤のほぼ全量が排泄される）．
- 造影剤に対して生体が過敏に反応し，体内に放出された化学伝達物質によって毛細血管が拡張する「アナフィラキシーショック」という重篤な副作用が生じる場合がある．このとき，血圧低下や意識消失などがみられ，極めて稀だが死亡例の報告もあるため，注意して観察する．
- 造影剤の副作用はアトピーや喘息，花粉症，薬物・食物アレルギーの既往のある患者では出現率が高い．気管支喘息のある患者の場合は造影剤の使用を避けることが望ましく，また過去に造影剤による副作用の既往のある場合，どうしても必要な場合以外は造影剤を使用せずに検査をしたり，ステロイドの使用を検討する．

MRI 検査

概略
- MRI=magnetic resonance imaging（磁気共鳴画像）の略.
- 人体内のプロトン（水素原子：ほとんどが生体内の水分子に存在）を超強力な磁場内に置き，そこにさまざまな磁気パルスを加えて発生する微弱な電気信号を人体の断層画像として描出する.
- 強力な磁場をつくるには，液体ヘリウムで絶対零度近くに冷やした巨大なコイルと，微弱な電気信号をキャッチするために撮影部位別にできるだけ密着する受信コイルが必要.
- 頭部の撮影には，すっぽり頭部を覆う頭部用コイルか，頸部の血管などまで描出できる頭頸部・神経血管用コイルを使用.
- 人体には特に副作用がなく，撮影時に何の刺激もないが，超高速シークエンスなどの撮影法では高調な騒音が生じるので，あらかじめ耳栓をしておくことが望ましい.

目的・特徴
- CTよりも鋭敏な画像コントラストにより，各種の中枢神経病変が容易に検出できる. また，CTと違い骨による撮影上の障害がなく，後頭蓋窩や脊髄もきわめて明瞭に描出できる.
- 超高速撮影が可能だがCTよりも体動に弱い. 各種維持装置も室内に持ち込みが困難で,急性期患者への適応が限られる.
- MRアンギオグラフィー（MRA）では血管の画像化も容易で，さらにMRIでしか不可能な拡散強調像と呼ばれるシークエンスにより発症2～3時間程度の急性期梗塞の描出も可能.
- 出血の描出はCTよりもやや劣るが，T2*強調画像により低信号に認められる.

方法
- CT同様，患者は臥位で水平にガントリー（p.26参照）内に送られるが，CTよりも狭く細長いため，閉所恐怖症の場合は事前の鎮静が必要である.
- 撮影方向や種類などは電気的に操作されるので，患者は体位を変えることなく，不動のままである.
- 造影剤はCTのほぼ1/10の量でよいが，CTと同様に腎機能障害やアナフィラキシーなどの既往に注意が必要. 特に日本では，ガドリニウム造影剤で喘息重積発作を誘発し死亡した事例がいくつかみられ，喘息例にも注意が必要である.

注意・禁忌

- 心臓ペースメーカーは原則禁忌である．体内金属も MRI 内で動く可能性がある場合は禁忌だが，日本で使用されている体内金属は問題ない．
- ヘアピンやベルト，メガネ，下着の金属は必ず外し，マスカラやアイシャドー，刺青も発熱源となるため注意する．
- 室内への磁性体金属持ち込みにも注意が必要．数年前に実際，米国で小児脳腫瘍患者の頭部に，持ち込んだ酸素ボンベが衝突し死亡した事例がある．非磁性体のストレッチャー，車椅子，点滴台やボンベ，モニターが各施設に準備されているはずなので，放射線科に事前に相談する．
- 金属の翼状針はわずかに磁場内で牽引される可能性があるが，しっかりと固定されていれば問題ない．
- 器官形成期の胎児への影響は安全性が確認されておらず，妊娠初期の患者は適応を十分に検討する必要がある．

読み方

- 各種の組織パラメータを画像化しているので，同一部位について，それぞれの撮影シークエンスでどのような信号かが読影の決め手となる．各撮影法と主な所見を**表1**に示す．

■表1　各撮影法の特徴と病変の見え方

撮影法	特徴	病変
T1 強調画像	脳室・髄液はきわめて低信号（黒），脂肪は高信号（白）	梗塞などは低信号，亜急性期出血（メトヘモグロビン）は高信号（白）
T2 強調画像	脳室・髄液はきわめて高信号（白），血管は無信号（黒）	一般に病的変化は高信号（白），初期の血腫（デオキシヘモグロビン）と慢性期血腫の辺縁（ヘモジデリン）はきわめて低信号（黒）
T2* 強調画像	T2 強調画像とほぼ同じコントラストだが，頭蓋底の空気との境界で信号が低下する（黒）	出血のほぼ全経過を通して低信号（黒）であり，T2 強調画像よりも信号低下の範囲が広くなる（磁化率効果）
MR アンギオグラフィー	元はごく薄い T1 強調像の重なりで流速の速い血管内を高信号（白）に描出，3 次元的に投影処理する．撮影時間は数分が必要	動脈狭窄，動脈瘤，動静脈奇形などを描出できるが，T1 強調で高信号（白）を呈する病変があると明瞭でなくなる（出血など）
FLAIR（fluid-attenuated IR 法）	脳室・髄液を無信号（黒）にした T2 の強いコントラスト．脳表・脳室表面の病変の検出に優れる．撮影時間がやや長い	基本的には T2 強調画像と同様の所見だが T1 強調も強く出血が白く見えることもある

次のページへつづく

■表1のつづき

撮影法	特徴	病変
拡散強調像	細胞外液の拡散現象を強く反映した撮影であり，拡散の高い脳室・髄液はほぼ無信号（黒）	梗塞・出血直後に細胞が膨化し細胞外液腔が狭く拡散が制限されると相対的高信号（白）になる．超早期の梗塞の描出に優れる
造影パーフュージョン（脳血流画像）	造影剤の急速静注により梗塞 T2* 強調スライスを連続して撮影し，血管周囲の信号低下の時間変化を計算処理することで脳血流量・血液量や通過時間などを画像化	当然ながら梗塞直後から血流の低下または遅延が検出できる．撮影時の体動があると計算処理が不可能

■脳梗塞

- 拡散強調による高信号は発症後 2～3 時間で認めることができ診断価値が高いが，稀に偽陰性のこともある．
- 時間経過とともに拡散高信号域が拡大した後，低下するので時期により信号変化がみられない可能性もある．
- T2 強調画像や FLAIR における血管性浮腫による高信号は CT よりも早期にみられるが，発症数時間後でないと観察できない．
- 出血性梗塞の検出には T2* 強調画像が有用である．

■脳出血

- 多くは CT によってすでに診断されているので MRI を施行す

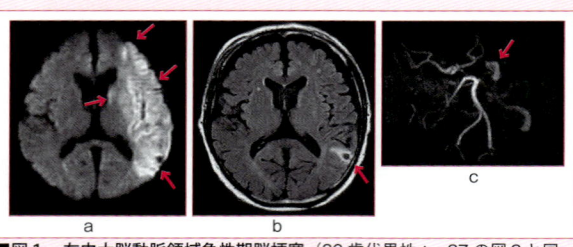

■図1　左中大脳動脈領域急性期脳梗塞（80歳代男性：p.27 の図2と同一症例）

a：拡散強調像．発症後3時間内でCTではまったく不明瞭であった梗塞巣が，はっきりと高信号域として認められる
b：FLAIR画像．この撮影シークエンスでも梗塞巣は不明瞭で，左側頭葉後部に陳旧性の限局した皮質梗塞が存在していたことがわかるのみ
c：MRA画像．左内頸動脈の信号が低く描出不良で，左中大脳動脈は起始より描出されない

ることは少ないが，出血原因の検索のために MRA，造影などを含めた精査を行うことがある．
- 脳動静脈奇形やもやもや病などは特徴的な血管の所見を呈する．
- 動脈瘤破裂は MRA では，血腫の高信号が血管の高信号と重なり判別できない可能性がある．

■**その他**
- MRI が最も優れている点は，頸部も含めた血管系の評価やパーフュージョンによる脳血流動態の評価である．

■**読撮の実際**
- 図1～3に，主な障害の読み方を示す．

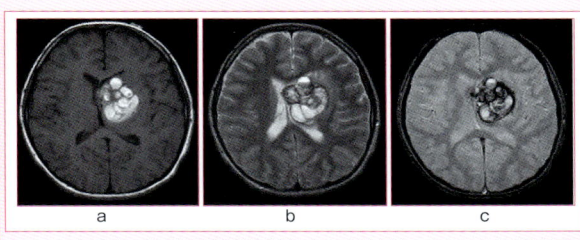

■**図2　左視床・基底核海綿状血管腫**（10歳代男性：3年前より経過観察，最近，頭痛・嘔気が出現）
a：T1 強調画像．左視床部に多彩な信号を呈する腫瘤はおそらく時期・程度の異なる小出血を繰り返しているものと考えられる．T1 強調高信号はメトヘモグロビン形成によるものと考えられる
b：T2 強調画像．さらに著明低信号から高信号の多彩な信号がみられ，一部囊胞構造内には液面形成もみられる．辺縁の薄い低信号はヘモジデリン沈着によるもの
c：T2* 強調画像．血腫成分の磁化率効果による低信号が強く強調され，T2 強調よりも出血成分の検出能が高い

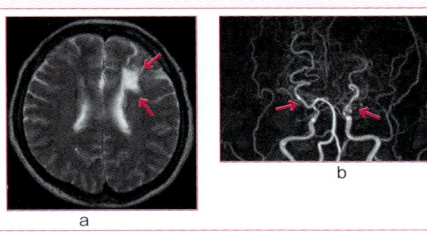

■**図3　もやもや病**（40歳代女性：無症候）
a：T2 強調画像．左前頭葉の陳旧性梗塞は4年前から変化がない
b：MRA 画像．両側内頸動脈遠位の閉塞により，前・中大脳動脈は描出されない

● MRI検査の看護のポイント

検査前
- 時間のかかる検査であることを説明し，必要に応じてトイレを済ませておくよう促す．
- 検査中は動かないよう説明する．
- 造影剤を使用する場合は，医師によるインフォームドコンセントを行い，承諾書を得る．気管支喘息，重篤な腎・肝障害，妊娠の有無，造影剤使用歴，造影剤アレルギーの有無を確認する．
- 胎児への影響は不明のため，妊娠の可能性がある場合は医師へ報告し，検査するか否かを確認する．
- ペースメーカーなどの体内埋め込み物や，磁性体（磁石に引かれるもの）を含む止血クリップを体内にもつ場合，金属がアーチファクトとなって画像が描出されなかったり，熱傷したりする恐れがあるため，事前に確認しておく．
- 時計や眼鏡，アクセサリー，ヘアピン，義歯，鍵，カード，補聴器，湿布，携帯電話，金属つきの下着や衣類などを外してから検査室に入る．
- 化粧品の中には顔料として金属を含んでいるものがあり，アーチファクトになるので，検査前に落としておく．
- 検査中には大きな音がすることを説明し，耳栓をはめてもらう．
- 閉所恐怖症の有無を確認し，必要に応じて鎮静薬の使用や，マイクでの外部との連絡の取り方などを説明する．
- 輸液ポンプやシリンジポンプ，心電図モニター，砂嚢などの検査室への持ち込みは禁止．

検査後
- 造影剤使用後は水分を多くとり，造影剤の排泄を促すよう説明する．
- 造影剤アレルギーが出現した場合は症状を観察，バイタルサインをチェックし，医師へ報告する．
- 授乳している場合は，造影剤投与後24時間は授乳禁止であることを説明する．

血管造影検査

概略
- 近年，CTやMRIの発達や，その侵襲性から適応が限られつつあるが，過去には極めて重要な検査法であった．現在でも，血管内治療などで依然として脳血管造影手技は重要．
- X線を用いるため被曝がある．

目的・特徴
- 主に脳動脈の詳細な構造や血流情報を得るために行う．正確な狭窄度の評価，末梢側の側副血行の分布，血管奇形，動脈瘤の3次元構造の把握，動静脈短絡のある場合のシャント部，流出血管の方向など，CTなどよりも詳細情報が得られる．

方法
- 大腿動脈からアプローチする方法が一般的だが，近年は心臓カテーテルと同様，上腕・橈骨動脈など上肢動脈からも可能．
- 通常は5 Fr径程度のシース・カテーテルを使用するが，3〜7 Frまで目的に応じた径を選ぶ．基本的には先端が柔軟なガイドワイヤーを先行させ，カテーテルを進めるが，年齢とともに大動脈弓部が延長するため難易度が高くなる．
- 目的とする血管は，通常は総頚ないし内・外頚動脈，椎骨または鎖骨下動脈である．カテーテル先端を進めておき，自動注入装置で血管径・流量に応じて少量の造影剤を急速注入する．その間にDSA（デジタル・サブトラクション・アンギオグラフィー）で高速撮影が可能である．
- 選択的に挿入した血管に対し，基本的には2方向（正面Towne像および側面像）以上の撮影を繰り返し，場合によっては立体視のために7〜8度，角度をずらして撮影する．
- 近年は造影剤注入時に，撮影装置を高速に回転させてデータ処理をすることにより，CT以上に精細な3次元回転血管撮影像（3D-DA/DSA）を得ることができる．特に動脈瘤の形態把握になくてはならない手法となっている．

注意・禁忌
- 粗暴な操作では血管攣縮や血管内膜剥離をきたす．
- 患者の動脈内にカテーテルを挿入するため，付着した血栓による塞栓症の発生，頻繁にフラッシュするため空気塞栓にも十分な注意が必要．
- 塞栓症が合併したと判断された場合は，すぐに血栓溶解療法に移行することも考慮する．

注意・禁忌

- 特に若年者や女性は刺激による血管攣縮，迷走神経反射を伴うことがあり，事前投薬など事前の十分な配慮が必要．
- ヨード系造影剤アレルギーについて，一般的な注意が必要であり，必要な場合は事前にステロイド系薬剤の投与を行い未然に防止するようにする．検査中もバイタルサイン（血圧，脈拍，酸素飽和度など）や神経症状を頻回にチェックする．
- 動脈穿刺部は，通常，用手的に圧迫止血し穿刺部位を数時間動かさないよう安静を守らせる．穿刺部の血栓形成や過度の圧迫止血に注意し末梢側動脈の拍動の確認を十分に行う．
- 造影剤の使用量はCTよりも多くなりがちであり，近年慢性腎機能障害が注目される．検査前後の十分な水分投与による腎血流・尿量の確保が重要である．最近は，静注による心房性ナトリウム利尿ペプチド（ハンプ®注など），重曹やN-アセチルシステインなどによる予防効果が注目されている．

読み方

■頸部内頸動脈狭窄（図1）

- 狭窄部の程度，範囲や高さが重要であり，現状では内頸動脈内膜剥離術（CEA，p.119）と内頸動脈ステント留置術（CAS，p.126）などが施行される．

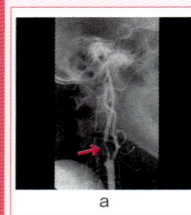

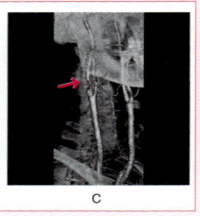

■図1 右頸部内頸動脈高度狭窄
CEA術前精査（60歳代男性：一過性脳虚血発作）
a：右総頸動脈撮影側面像．右頸動脈起始部に高度狭窄を認める
b：左総頸動脈撮影正面像．左内頸動脈から前交通動脈を介して，右前および中大脳動脈に軽度の側副血行を認める
c：CTアンギオグラフィー．CTでは血管内腔だけでなく，周囲構造や石灰化，プラークの位置を3次元的に描出できるが，血流動態や詳細な解剖学的構造は血管造影に劣る

■脳動脈瘤（図2）

- 3D-DA/DSAの画像再構成（ボリュームレンダリング〈VR〉）像）で立体構造が明瞭に把握できる．

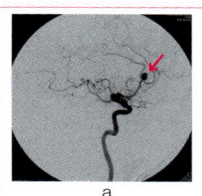

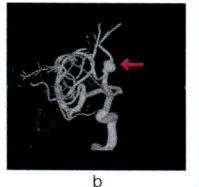

■ 図2 右前大脳動脈遠位部動脈瘤（70歳代女性：偶然発見）

a：右内頸動脈側面像．右前大脳動脈脳梁周囲動脈・脳梁辺縁動脈分岐に嚢状動脈瘤を認める

b：右内頸動脈回転脳血管撮影，3次元VR像（左前斜位像）．動脈瘤形態の3次元的な詳細観察が可能であり，瘤基部から右側に小さなブレブ形成が疑われた

もやもや病（図3）

- 両側内頸動脈遠位の閉塞が進行し，多彩な側副血行が発達する．狭窄の重症度や血行動態，進行度が明瞭に評価できる．

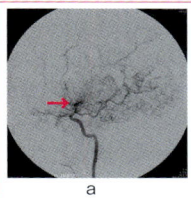

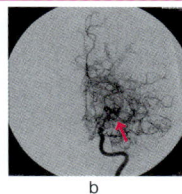

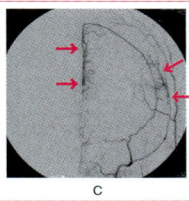

■ 図3 もやもや病（40歳代女性：p.33，図3と同一症例）

a：左内頸動脈側面像．左内頸動脈遠位部閉塞により穿通枝領域から上行する「もやもや」血管の増生がみられる．本例の左後交通動脈は左内頸動脈にて描出され，同様にもやもや血管を伴っている

b：左内頸動脈撮影正面像．同様に高度な脳底からの側副血行路の発達がみられる（もやもや血管）

c：左外頸動脈撮影正面像．拡張した左中硬膜動脈から硬膜を介して脳表への側副血行がみられ，左前および中大脳動脈末梢の皮質動脈を認める

MEMO
脳血管造影手技を用いた脳卒中治療

- 脳血管造影に用いるマイクロカテーテルで，頭蓋内・頭蓋外の動静脈の末梢まで安全なアプローチができる．コイルによる塞栓術や動注化学療法も可能．頭蓋内動脈の血栓性閉塞に対して，血栓部に直接マイクロカテーテルを導入し，ウロキナーゼを注入する血栓溶解療法も可能だが，発症直後に適応が限られるため，脳卒中チームの迅速な対応が必要となる．

●血管造影検査の看護のポイント

検査前
- 患者・家族へ検査の目的や合併症についてのインフォームドコンセントを行い，検査同意書を得る．
- 造影剤アレルギーの有無を確認する．

検査中・後
- 起こりうる合併症の観察を行う．
- **脳出血**：検査中に脳動脈瘤が再破裂したり，脳内出血を起こすことが稀にある．脳神経症状の観察を行う．
- **脳梗塞**：カテーテルの壁に血栓ができたり，既存の血栓がカテーテル操作で剥離して，これが脳の血管につまることで起こる．四肢麻痺，失語，失明，認知症，意識障害などを生じる場合があり，引き続き脳神経症状の観察を行う．
- **造影剤アレルギー**：CT検査の項（p.29）を参照．アナフィラキシーショック状態となった場合，死亡を含む重篤な状態になることがあるため，全身状態の観察を行う．
- **動脈塞栓症**：検査中に血栓・塞栓が形成され，カテーテルの挿入部（動脈穿刺部）より末梢側の足先に血液が行きにくくなって壊死に至ることが稀にある．検査前に末梢動脈（足背・後脛骨）にマーキングし，検査前後での末梢循環状態を観察する．また，皮膚冷感，色調，疼痛，浮腫を観察する．
- **動脈穿刺部の出血**：血腫または皮下出血はシース抜去時に生じることがあり，その範囲をマーキングし，増量・拡大がないかに注意し観察する．吸収されるまでに1～2週間を要する場合がある．腹腔内への出血には気づきにくいため，気分不快やショックには注意する．穿刺部止血のために，医師の指示時間の安静が必要となる．その間ADL介助を行う．
- **肺塞栓症**：検査前後の呼吸状態，SpO_2測定値を比較し，必要に応じてモニターを装着する．
- **急性腎不全**：造影剤のほとんどは尿と一緒に排泄されるため，腎機能低下がある場合は，尿量・尿比重をチェックする．また，造影剤が早く排出されるよう水分摂取を促す．

脳血流 SPECT 検査

概略
- SPECT=single photon emission CT（単光子放出断層撮影）の略．
- 核医学検査の1つであり，特に脳血流 SPECT 検査が脳神経領域では重要．ガンマ線源である ^{123}I や ^{99m}Tc の放射性化合物である IMP や PAO，ECD を静注後，通常 2〜30 分かけて SPECT 装置で撮影し，断層画像に再構成する．

目的・特徴
- 全脳の局所脳血流量（CBF）の分布がわかる．血管分岐の変異や心拍出量などに左右されずに，安定した脳血流イメージングが可能．
- 通常，患者安定期の経過観察や術前のダイアモックス®負荷をした際の脳血流増加率による血管予備能評価に用いられる．
- ECD，PAO（^{99m}Tc ラベル製剤）は安価で緊急時でも利用しやすいが，高血流域を過小評価する可能性がある．
- IMP（^{123}I 製剤）は製剤の供給日程が限られるが，より感度が高く，ダイアモックス®負荷でも正確な評価が可能とされる．いずれも近似的な脳血流定量法が普及しているが，PET による定量と比較すると精度が劣る．

方法
- 日本国内で利用可能な3種の上記の薬剤から1つを選んで適量静注し，SPECT 装置で撮影する．
- SPECT 装置は，通常回転型ガンマカメラを使用し，収集データを断層画像に再構成する．その場合，深部減衰など各種の補正を行う．
- 撮影条件や年齢などをマッチさせた健常群のデータベースと標準脳で脳表や断層面での血流分布を比較した統計的処理（VBM：volume-based morphometry）が試みられ，アルツハイマー病に特異的な血流低下領域との一致度についてスコア化する手法もある（ECD における eZIS ソフトウェアなど）．

注意・禁忌
- アレルギーや副作用はなく，被曝量も限定され，禁忌はない．
- 体動のある場合は十分な撮影が行えない．急性期患者では十分な鎮静が長時間必要となり，実用的でない場合が多い．

読み方

- 血管障害性疾患では，脳血流の低下領域の判定とダイアモックス®負荷による血管予備能の評価が中心となる（図1，2）．
- **慢性期梗塞・内頸動脈狭窄**：ダイアモックス®負荷により血流増加度を断層面で計測．予備能低下と安静時血流量から血流改善の必要な虚血領域の広がりを判定する．
- **もやもや病**：原因不明の進行性脳底部動脈閉塞であり，出血や梗塞をきたす．拡張した側副血行路が「もやもや」したように見えることからこの名がついた．

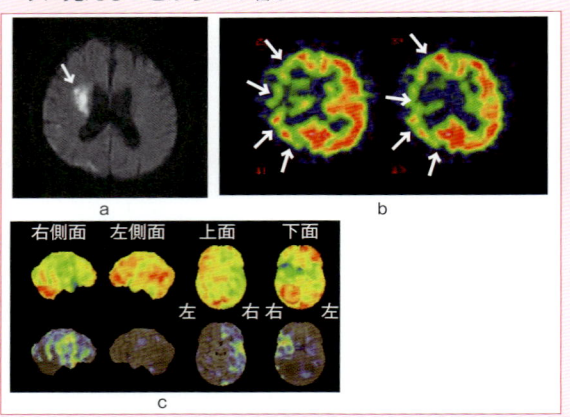

■図1 右中大脳動脈閉塞による急性期梗塞（50歳代男性：左上肢感覚異常）
a：拡散強調像．右中大脳動脈閉塞を MRA 上認めたが，急性期梗塞による拡散強調高信号は右側頭葉前部や右放線冠の一部に限局
b：IMP-SPECT 横断像．梗塞部を含む右中大脳動脈領域の広範な血流低下がみられる．左小脳半球の軽度血流低下もみられるが，"crossed cerebellar diaschisis（CCD）"による機能関連性の低下と考えられる
c：正常者データベースとの血流低下検出．高度有意の血流低下が右中大脳動脈領域の皮質に検出される

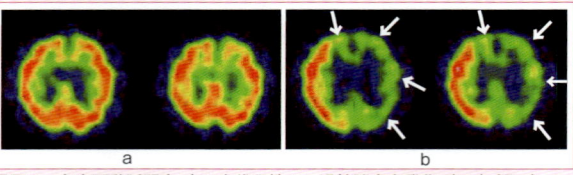

■図2 左内頸動脈閉塞（70歳代男性：一過性脳虚血発作〈TIA〉疑い）
a：安静時 IMP-SPECT．主幹動脈支配領域に一致した血流低下は明瞭でない
b：ダイアモックス®負荷後 SPECT．左内頸動脈領域から右前大脳動脈に及ぶ血流低下がみられた

※図2，次のページへつづく

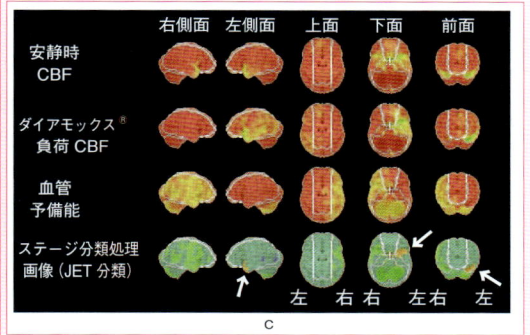

読み方

	右側面	左側面	上面	下面	前面
安静時CBF					
ダイアモックス®負荷CBF					
血管予備能					
ステージ分類処理画像（JET分類）				左 右 右	左 右 左

c

■図2のつづき
c：定量データの統計処理による血管予備能評価．安静・負荷時の定量SPECTデータから血管予備能評価（右大脳半球：28.6％増加）などの統計処理を行った．梗塞予備状態の脳組織が左内頸動脈領域から右前大脳動脈領域に検出された

●脳血流SPECT検査の看護のポイント

検査前

- 飲食の制限は一切ないことを伝える．
- 検査部位に大きな金属製のものがある場合は外すよう説明する（ヘアピン，眼鏡，ピアス，イヤリング，ネックレス，補聴器，ピップエレキバン®など）．
- 薬剤注射後約15分で検査を行い，検査時間は30〜40分かかることを説明し，トイレを済ませておくよう促す．
- 核医学検査の薬剤を注射してアレルギー反応を起こしたことがあるかを確認する．
- 妊娠中および妊娠の可能性のある場合は，検査を行わない場合があるため確認する．

検査中・後

- 撮影は寝台に仰向けになって行い，撮影中は身体を動かさないよう説明する．
- 技師がそばにいるため，検査中何かあれば身体を動かさずに声をかけるように伝える
- 授乳中の場合は6時間程度，母乳を与えるのを避ける．
- 乳幼児がいる女性は赤ちゃんを抱くことも数日間避けたほうがよい場合があるため，確認と説明を行う．
- 検査後は日常生活に制限はないことを説明する．
- ダイアモックス®負荷後に脳梗塞症状を生じることがあるため，注意深い観察が必要．

PET

概略
- 別称,ポジトロン CT. 陽電子(ポジトロン)標識化合物を体内投与し,体内から発生する消滅放射線(ガンマ線)を検出して断層画像を得る.血流や代謝,神経受容体,トランスポーターなど生体の機能情報が得られる.
- 陽電子生成のための医療用小型サイクロトロン装置が必要＊

■ O-15 標識ガス ($C^{15}O_2$, $^{15}O_2$, $C^{15}O$) 吸入法

目的
- 脳血流量 (CBF),酸素代謝量 ($CMRO_2$),酸素摂取率 (OEF),脳血液量 (CBV) の算出.
- 血行再建術の適応決定.
- 贅沢灌流 (luxury perfusion) の検出.
- 脳梗塞の予後評価.

適応
- 慢性内頸動脈閉塞症,高度狭窄症
- もやもや病
- 慢性中大脳動脈閉塞症,高度狭窄症
- 高安病(大動脈炎)
- 脳梗塞急性期から亜急性期
- ミトコンドリア脳症
- 蘇生後脳症　など

禁忌
- 認知症や精神障害があり,検査中の静止や指示に従うことができない場合.

方法
- PET 装置寝台上で仰臥位をとってもらい,頭部を固定する.
- O-15 で標識された 3 種類のガス ($C^{15}O_2$, $^{15}O_2$, $C^{15}O$) を吸入マスクで 1 つずつ順番に吸入してもらい,ガスを吸入し続けている状態で撮像する(**図1**).撮像時間は $C^{15}O_2$, $^{15}O_2$ ガスが各 10 分間,$C^{15}O$ ガスが 3 分間.
- ガスを吸入し始めてから動脈血中放射能濃度が定常状態となって撮像に入るまでに約 10 分,撮像が終わってガスを止め,そのガスの放射能の減衰を待って次のガスを吸入してもらうという手順をとるため,全検査時間は 90〜120 分かかる.
- 各ガス吸入撮像中,動脈血中放射能濃度や血液ガス分析,血算を調べるために数回の動脈採血を行う.そのため,体位固定時に,一側橈骨動脈または上腕動脈を穿刺し,サーフロ針を活栓付きの加圧バッグと接続して留置しておく.

＊現在は,半減期の長い ^{18}F (110 分) 標識の FDG のみデリバリー可能.

方法

- 検査終了後,穿刺部を止血する.

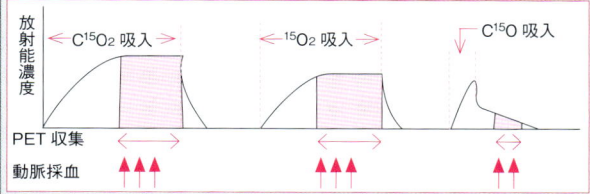

■図1 O-15 標識ガス($C^{15}O_2$, $^{15}O_2$, $C^{15}O$)吸入検査(steady-state 法)の概略

検査時の注意事項

- 検査の不安を取り除くため,十分な説明を行う.
- 吸入マスクでの呼吸に慣れてもらい,検査中は安定した規則的な呼吸をしてもらう.放射性ガスを違和感なく吸入してもらうため,マスクや装着法を工夫する必要がある.
- 撮像中や各ガス撮像間の頭部の位置が変わらないよう監視モニターで監視を行う.ずれた場合は速やかに位置を修正する.
- 体動を抑えるなどの鎮静目的での鎮静薬投与は,血流や代謝に影響があるため不可.
- 検査が長時間に及ぶため,膝下に枕を入れるなど腰背部痛の予防が必要.
- 検査は薄暗い室内で行うため,動脈穿刺部や接続された三方活栓の向き,ルート内への空気の混入などに常に注意する.

読影のポイント

- **慢性主要脳動脈閉塞・高度狭窄症**:血行再建術の適応決定には血流と酸素代謝のバランスの変化,すなわち OEF の上昇(misery perfusion)を検出することが重要な目安となる.
- **もやもや病(図2)**

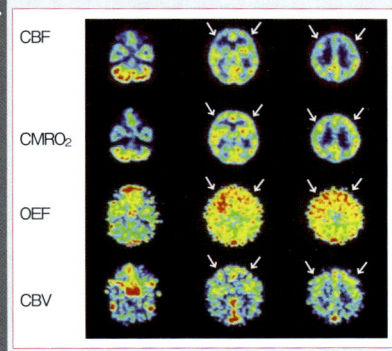

■図2 もやもや病例における CBF, CMRO2, OEF, CBV 画像

断面は,左から小脳レベル,基底核を通るレベル,脳室上部を通るレベル.両側前頭葉で,血流低下を認めるが,酸素代謝は保たれている.一方,酸素摂取率および血液量は前頭葉で上昇している.代謝予備能が低下しており,misery perfusion の状態といえる.血行再建の適応となる.

> **MEMO**
> ## 脳組織を守るための2段階防御
>
> - 脳灌流圧（CPP）と脳血液量（CBV）（≒血管内径），脳血流量（CBF），脳酸素摂取率（OEF），脳酸素代謝量（$CMRO_2$）の関係（図3）を理解しておこう．
> - 虚血はCPPの低下によってもたらされる．CPPの低下が軽度であれば，代償性の血管拡張によりCBVが増加し，CBFが一定に維持される（自動調節能）．拡張能以上にCPPが低下するとCBFが低下するが，しばらくはOEFの上昇により，$CMRO_2$が一定に維持される．すなわち，CPPが低下した場合，脳組織は代償性の血管拡張と酸素摂取率上昇という代謝予備能により，2段階の防御がなされている．
>
> ■ 図3　CPP，CBV，CBF，$CMRO_2$，OEFの関係

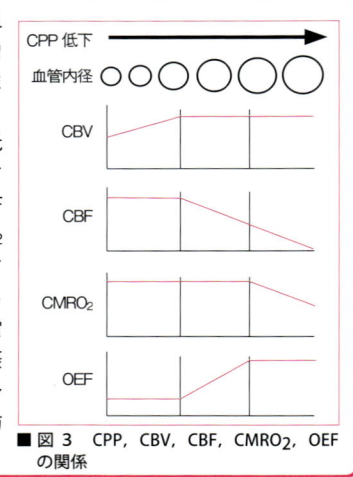

■ FDG（F-18標識フルオロデオキシグルコース）検査

目的
- 糖代謝の測定．
- 悪性腫瘍の検出，悪性度の評価（脳転移の場合，原発巣の検出）．

適応
- 腫瘍内出血と脳出血の鑑別．
- 脳梗塞と悪性腫瘍の鑑別．

検査の概略
- 前処置
  - 検査5時間前から絶食となるが，水分（糖を含まない）はできるだけとる．点滴も糖分が含まれていないものに変更が必要．検査直前の血糖値は 150 mg/dL以下．
  - 前日から運動は控える．
- 絶食が守られているか，点滴内に糖分が含まれていないかを確認する．

検査の概略

- 安静仰臥位で静脈を確保し,採取した血液から血糖値を測定.
- 静かな室内で照明をやや暗くし,FDG(ブドウ糖に似た薬剤)を自動注入装置により静脈から注入.投与後約 40 分間安静を保ち,45 〜 50 分後から頭部 PET 撮像を行う.10 分間の撮像後,引き続き全身の PET 撮像を行う.全検査時間は約 90 分.

● PET の看護のポイント

■ O-15 標識ガス ($C^{15}O_2, {}^{15}O_2, C^{15}O$) 吸入法

検査前・後

- 検査前は絶食.飲水は通常通り行ってよい.
- 薄暗い部屋での長時間の検査となるなど,検査についての十分な説明を行い,患者の不安を取り除く.
- 検査前にトイレを促し,金属類(義歯・眼鏡など)を外してもらう.
- 仰臥位をとり続けるため,腰背部痛予防が必要.
- 検査後,動脈穿刺部の止血を十分に確認する.

■ FDG(F-18 標識フルオロデオキシグルコース)検査

検査前

- 妊産婦や授乳中の女性は検査を受けることができないため,事前に確認する.
- **検査前の絶食**:PET はブドウ糖の代謝を利用するため,検査 5 時間以上前から絶食となることを事前に伝える(午前中の検査の場合は朝食を,午後の検査の場合は昼食を抜く).水分は摂取可だが,糖分を含んだ水分の摂取は中止し,水または甘みのないお茶だけにするよう説明する.
- FDG の注射後は,注入された FDG が全身にいきわたるまで,40 分程度横になって安静にしてもらうことを説明する.
- 全検査に 90 分程度かかるため,検査前に必要に応じてトイレを促す.
- 検査時には金属類(義歯・眼鏡・アクセサリー・下着など)を外し,検査着に着替えるよう説明する.

検査後

- 検査後,放射線を発する FDG が体外に排出されきるまで 1 日かかるため,それまでは,妊婦や乳幼児への接触を控えるよう説明する.
- 検査後 1 〜 2 時間は人ごみを避けるよう説明する.
- FDG は,尿として体外に排出されるため,トイレの後よく手を洗うように説明する.

エコー（超音波）検査

特徴
- 無侵襲検査（経食道心エコー検査のみ侵襲検査）．
- 繰り返し施行できるため，病変の経過観察に向く．
- 検査機器と施行者の技量で結果が左右されることがある．
- 血管の形だけでなく，血流方向と速度，プラークの動きが評価できる．

目的
- 動脈硬化の評価と経過観察．
- 脳梗塞の原因となりうる病変の検索と経過観察．
- 頸動脈内膜剝離術後や頸動脈ステント留置術後の術部の観察．
- くも膜下出血後の主幹動脈の血管攣縮の早期発見と経過観察．

検査法・適応

【頸動脈エコー】
- 7 MHz リニア型プローブを使用．
- 頸部にプローブをあてて，総頸動脈，内頸動脈，椎骨動脈を観察する（**図1**）．
- 動脈硬化で厚くなった血管壁をプラークと呼ぶ．プラークの厚さと性状，血管狭窄の有無によって，動脈硬化の程度を評価する．
- 脳梗塞の原因となりうる病変（潰瘍性プラーク，低輝度プラーク，可動性プラーク，高度狭窄）を探す（**図2，表1**）．

【経胸壁心エコー】
- 2 MHz セクター型プローブを使用．
- 左前胸壁からプローブをあてて，心臓を前方から観察する（**図1**）．

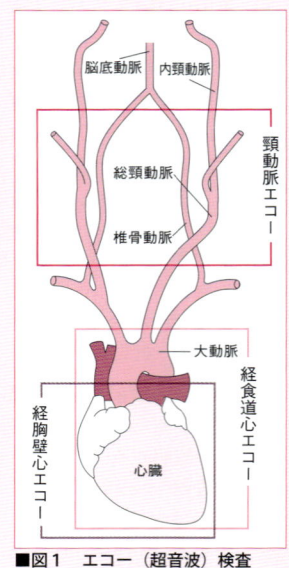

■図1　エコー（超音波）検査

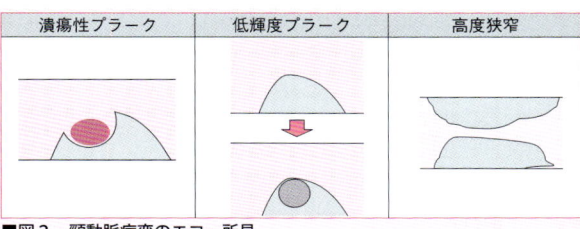

■図2　頸動脈病変のエコー所見

■表1　プラークの種類と発生機序・治療

プラークの種類	発生機序	治療
潰瘍性プラーク	潰瘍底で血小板血栓を形成	抗血小板薬による血栓形成阻止
低輝度プラーク	脂質を多く含み軟らかく，プラークが破綻して生じる	スタチンによるプラークの線維化
高度狭窄	動脈原性塞栓症や血行力学的梗塞	抗血小板薬による血栓形成阻止，頸動脈内膜剥離術（CEA），ステント（CAS）による血行再建

- 脳梗塞の原因となりうる，心腔内の血栓や疣贅，腫瘍を探す．
- 弁膜症や心拡大の有無，左心機能の評価も行う．
- 無侵襲検査だが血栓が形成されやすい左心耳は通常見えない．

【経食道心エコー】

- 5 MHzのセクター型プローブが先端についた，管状のプローブを使用．
- 喉の奥にキシロカインで麻酔をした後に左側臥位とし，マウスピースをはめ，被検者の飲み込み動作に合わせ，検者がプローブを食道内に送り込む．
- 食道のすぐ前にある心臓を裏側から細部まで観察できる．大動脈も観察できる（図1）．
- 他の超音波検査と異なり侵襲を伴うが，以下の利点がある．
  - 血栓ができやすい，心臓の裏側にある左心耳がよく見える．
  - 長さ数mmの心臓腫瘍や疣贅が見える．
  - 他の方法（p.99参照，奇異性脳梗塞症参照）と組み合わせて右左シャントの評価ができる．
- 検査前4時間（検査中の嘔吐予防）と，検査終了後1時間（麻酔が切れる前の誤嚥予防）は，絶飲食とする．
- 左房にうっ滞があると，もやもやした煙のような血流が見え

検査法・適応

る（もやもやエコー）．
- 左心耳入行部の血流速度が 20 cm / 秒以下のときは，左心耳内に血栓ができやすいと判断する．
- 左心耳内に血栓が発見された場合は，塞栓症再発の危険が高い．抗凝固療法（p.110 参照）を強力に行いながら，1〜2 週間おきに血栓が溶けていく様子を経過観察する．

【下肢静脈エコー】
- 7.5MHz リニア型プローブを使用．
- 下肢のひらめ静脈や後脛骨静脈，腓骨静脈，膝窩静脈，浅大腿静脈，総大腿静脈を観察する．
- 急性期の血栓は，エコー輝度が低く見えにくい．血管径が拡大し，プローブで血管を注意深く圧迫しても内腔がつぶれないときは，軟らかい急性期の血栓が存在すると判断する．
- 血栓が中枢側に移動して，肺動脈に詰まると肺梗塞症，卵円孔などの右左シャントを通り抜けて脳血管に詰まると脳塞栓症を発症する．
- 静脈血栓が発見されたときは，抗凝固療法を強力に行いつつ，1〜2 週間おきに血栓が溶けていく様子を経過観察する．

【経頭蓋エコー】
- 2 MHz セクター型プローブを使用．
- こめかみや後頭部にプローブをあてて，脳底部主幹動脈を観察する．
- 閉塞および狭窄部の診断と，くも膜下出血後に生じる血管攣縮の早期発見，経過観察に用いる．

【脳血流モニタリング】
- 2 MHz セクター型プローブを専用バンドでこめかみに固定し，中大脳動脈の血流を 30 分間モニターする．
- 血流に乗り血栓や気泡が流れてくると，独特の音と信号が検出される．これを HITS（ヒッツ）や MES（メス）と呼ぶ．
- 抗血栓療法（抗血小板薬・抗凝固療法）の治療効果の判定に用いる．
- 右肘静脈からマイクロバブルを注入し，HITS・MES が検出されれば，心臓内か心臓外に，右左シャント（毛細血管を介さずに右心系から左心系にぬける短絡）が存在することがわかる．

●エコー(超音波)検査の看護のポイント

エコー全般
- 静かに臥床し,15～30分程度かかることを伝え,必要に応じてトイレを促す.
- 室内を静かにして,保温に努める.
- 施行中に不安感を生じることもあるので,声かけを行い,気分が不快になったらすぐに知らせるよう説明する.

頸動脈・心・下肢エコー
- 苦痛や痛みはなく終了することを伝え,不安を除去する.
- 施行中,検査部位により圧痛が一時的に生じることや,必要に応じて浅い呼吸・一時呼吸停止・体位変換などの指示があることを伝える.
- 施行後は超音波検査用ゼリー(プローブの動きをスムーズにするために使用される潤滑剤)を温タオルで十分に拭き取り,皮膚の清潔に努める.

経食道心エコー
- **禁忌**:食道狭窄,食道静脈瘤,食道憩室.事前に確認する.
- 検査の目的・方法について医師によるインフォームドコンセントを行い,同意を得る.
- 検査前4時間は原則として絶飲食の必要があるため,検査をする前は食止めとなることを説明する.
- 内服薬は指示どおり服用する.
- 検査後は麻酔で喉が麻痺しているため,誤飲を防ぐため検査終了後1時間は飲食をしない.1時間以上してから,水かお茶を少量飲んでむせないことを確認する.むせるようであれば,さらに30分待ってから再施行する.
- 稀に以下の合併症や事故などの可能性があり,観察に努める
 →誤嚥性肺炎,食道穿孔(症状としては発熱,頸部痛・腫脹)

神経学的検査

※一般的な神経所見のとり方は,意識から始まり脳神経系と進むが,本書では外来や救急来院時からの流れとしての神経学的検査を述べる.より実践的であり,見落としが少なくなると考える.

意識
- JCS(p.251参照)やGCS(p.252参照)で意識障害の有無を確認する.これらの数値はもちろん重要だが,下記のように具体的な命令に従えるかがわかると,申し送りなどで役に立つ.
  - ご自分の名前が言えますか?
  - 今日の月日は言えますか?
  - 目を開けたり閉じたりができますか?
  - グーパー(離握手)ができますか?

歩行・姿勢
- 外来に入ってくる様子や救急搬送時に注意深く観察する.

〈外来診療時などに歩行可能であった場合〉
- 歩行時にどちらかの足をひきずっていないか?
- 歩行時にどちらかの上肢の振りが悪くないか?

〈救急車で来院した場合〉
- 来院時の姿勢が除脳硬直(図1)や除皮質硬直(図2)ではないか? 除脳硬直は脳幹部の異常を,除皮質硬直は大脳全般の障害を表している.
- どちらかの足が尖足位になってないか?
- どちらかの上肢が屈曲位になっていないか?
  →これらの症状があれば脳卒中を疑う.

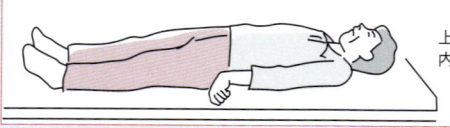

上肢の伸展・回内・下肢伸展

■図1 除脳硬直の姿勢

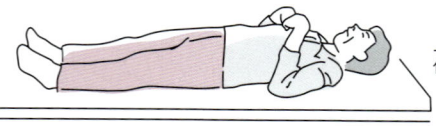

上肢屈曲・下肢伸展

■図2 除皮質硬直の姿勢

言語

- 失語があるか，あるいは構音障害がないかを把握する．
- 構音障害（p.163 参照）とは，何となく患者の言おうとすることは理解できるが聞き取りにくい，酔ったようなしゃべり方をするなどの障害．
- 失語（p.166 参照）とは，言っている内容が支離滅裂，単語しか出ない，話すことができないなどの障害．→失語が疑われた場合は，フローチャート（**図3**）に従って鑑別を進める．

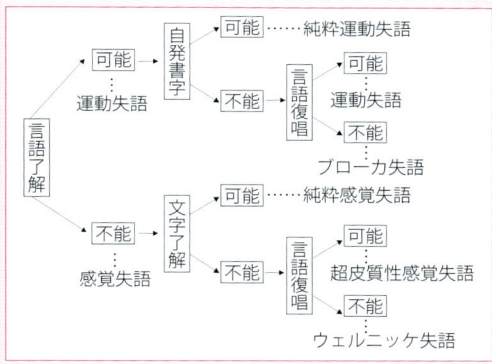

```
                      ┌─ 可能 …… 純粋運動失語
              ┌─ 自発 ─┤
        ┌ 可能 ─┤ 書字  └─ 不能 ─言語─┬─ 可能 …… 運動失語
        │    運動失語         復唱 └─ 不能
言語了解 ─┤                              ブローカ失語
        │    ┌─ 文字 ┌─ 可能 …… 純粋感覚失語
        └ 不能 ─┤ 了解 ─┤
            感覚失語  └─ 不能 ─言語─┬─ 可能 …… 超皮質性感覚失語
                              復唱 └─ 不能
                                    ウェルニッケ失語
```

■**図3　失語鑑別**

脳神経系

- 一般的に，医師は脳神経（12 神経）の診察をすべて行うべきであるが，看護師は要領よく必要最低限の診察を行う．以下に示す神経所見のとり方を習得するとよい．
- **眼球運動・瞳孔**：ペンライトで瞳孔をみる（**図4**）．瞳孔が2 mm 以下を縮瞳，5 mm 以上を散瞳という（正常3〜4 mm）．
  - 縮瞳：脳幹出血
  - 散瞳：動眼神経が麻痺しつつあるサイン．このため，死の直前では瞳孔が開くし，ICU でよくみられる脳ヘルニアでは障害側の瞳孔散大が生じる．

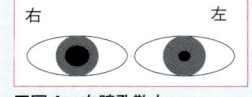

■**図4　右瞳孔散大**

- **眼球運動偏位**：両眼球が共同して偏ること．これが認められる場合，大脳半球の障害であれば眼球が向いている側の障害が認められる（**図5**）．

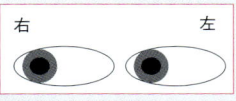

■**図5　右共同偏視**
右の脳卒中を疑うこと

脳神経系

- **頭位変換眼球反射**：意識障害時，頭位を受動的に回転させる．脳幹障害があれば眼球は固定したままである（図6）．

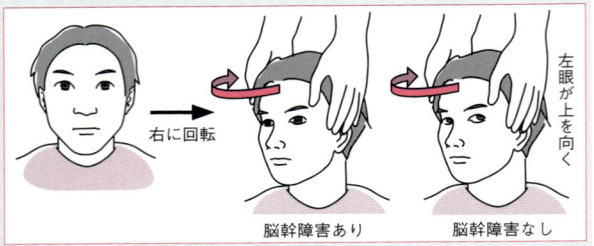

右に回転

脳幹障害あり　　脳幹障害なし

左眼が上を向く

■図6　頭位変換眼球反射

- **眼球浮き運動**：眼球が正中位から急速に下方に沈み，また正中位にゆっくり戻ってくる運動をさす．「釣りの浮き」のような規則正しい垂直性自発眼球反射で，橋など上～中部脳幹の広範な障害で起こる．
- **視野検査**：患者と検者は80cm前後の距離で向かい合う．
  - 右眼の場合，患者は左眼を左手で覆い，右眼で検者の左眼を見る．検者は左右の手を前側方に上げ，どちらかの指を動かす．見えていれば患者に指でさしてもらう（図7）．
  - 上下左右など同様のことを行い，視野の異常を調べる．

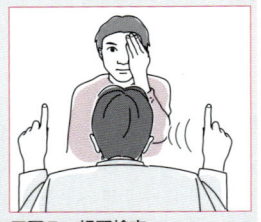

■図7　視野検査

- **顔面筋**：顔面の鼻唇口や口角下垂はないか．みそ汁などの汁物がどちらかの口角からこぼれたりしたかの問診も重要．
- **舌**：舌をまっすぐに出してもらう．どちらかに曲がっていれば異常．
- **嚥下**：食後にむせたり，咳き込んだりする症状がないか．あれば嚥下障害を疑う．

運動系

【意識があるとき】
- 軽度の麻痺の場合は，バレー徴候（図8）やミンガッチーニ徴候（図9）をみる試験を行う．バレー試験で異常がない場合は指折り試験（指を折りながら数を数える）を行う．
- 医師は麻痺をMMT（p.154参照）で評価することが多いが，看護師はMMTよりも以下の例のように具体的に評価を表記

運動系

したほうが麻痺の状況が把握しやすく，間違いがない．

【例】耳に触れるくらい挙上可能／水平よりも45度程度挙上可能／水平まで挙上可能／水平まで挙上できず／痛みで筋収縮あり／痛みで動きなし　など

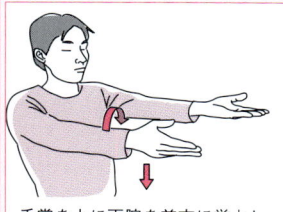

手掌を上に両腕を前方に挙上し，閉眼して保持．麻痺がある上肢は回内して落下
■図8　上肢のバレー試験

仰臥位で大腿と膝を90度に曲げて保持．麻痺がある下肢は自然に落下
■図9　ミンガッチーニ試験

【意識がないとき】
- 上肢はドロップテスト（図10）を行う．麻痺があれば顔面を痛打するので注意が必要．ヒステリーであれば顔面に落ちない．
- 下肢は膝立てを行い，保持可能か否かをみる．痛み刺激を行い，振り払ったり逃避反応がみられたりすればMMT2となる．

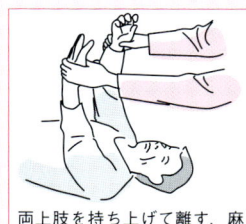

両上肢を持ち上げて離す．麻痺がある上肢は顔面に落下
■図10　ドロップテスト

感覚系

【意識があるとき】
- 自覚的異常知覚（患者自身がしびれなどを感じること）がないかを聴取．
- 他覚的には温度覚，痛覚，触覚の試験を行う（図11）．
  - **温度覚**：濡れたティッシュなどで左右を触れる．
  - **痛覚**：爪楊枝の先で手足を軽く刺激する．
  - **触覚**：ティッシュなどで左右を触れる．

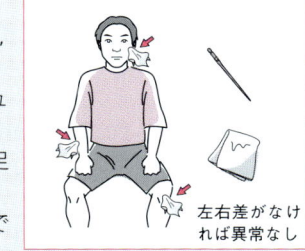

左右差がなければ異常なし
■図11　温度覚・痛覚・触覚試験

【意識がないとき】
- 痛み刺激を送り，顔をしかめたり，逃避する反応をみる．

小脳症状
- 小脳症状は，意識がある程度よくないと検査できない．
- 上肢の小脳症状：鼻指鼻試験（**図12**），手回内回外試験（**図13**）や書字をしてもらう．
- 下肢の小脳症状：膝踵試験（**図14**），歩行にて wide based gait（足を左右に広げた歩行）をチェック（**図15**）．

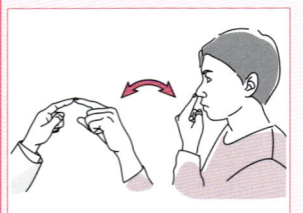

「鼻→指（検者）→鼻」を繰り返す．少しでも鼻を外すと小脳症状あり

■図12 鼻指鼻試験

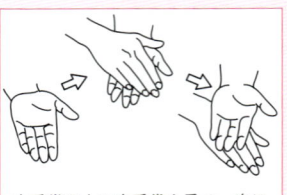

左手掌の上に右手掌を乗せ，次に手の甲を乗せる．これを繰り返す．うまくできなければ小脳症状あり

■図13 手回内回外試験

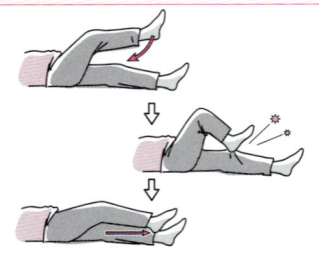

踵で他方の膝をトントンし，向こう脛に沿いながら脚を伸ばす．うまくできなければ小脳症状あり

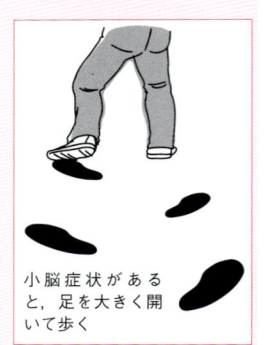

■図14 膝踵試験

小脳症状があると，足を大きく開いて歩く

■図15 歩行

●神経学的検査の看護のポイント

意識障害
- 意識障害の把握：JCS（p.251参照）やGCS（p.252参照）に基づいて行う．JCSは軽快や増悪の判断がしやすいが，失語がある場合には検者の主観が働きやすいため，GCSを使用．

脳局所徴候
- 視野障害：意識障害のある場合，検者が被検者に対し左右からたたくそぶりをする．その際にまばたきをするかどうかにより半盲の有無を確認する．
- 眼球運動障害：ペンライトや指先を追視させ，眼球運動を観

脳局所徴候

察する．その際，眼振や複視の有無も確認する．

- **運動麻痺**：バレー試験などで麻痺の程度を観察．下肢のバレー試験は，仰臥位で膝関節を135度くらいの位置に挙上させ，保持するよう指示する．
- **運動失調**：立位・歩行時の動揺性や易転倒性を観察する．鼻指鼻試験，膝踵試験，手回内回外試験を行い，測定障害や拮抗運動の障害の有無について観察する．小脳失調では眼振を認めやすいため，その有無を確認する．
- **感覚障害**：温覚と痛覚は同じ経路で中枢神経に伝わるが，触覚は別であるため別々に検査し，観察する．
- **構音障害**：喉音のガ行，舌音のラ行，口唇音のパ行を復唱してもらい，音量や速度，音質の異常を観察する．
- **失語**：失語の診断フローチャートにより分類される．発語量，発語に努力を要するか，韻律はどうか，単語を組み合わせて正しい文になっているかどうか，錯語はないか，多弁ではないかに注意し，観察する．
- **失行**：肢筋運動失行，観念運動失行（挨拶で手を振るなどの習慣的動作が意図的に行えない），観念失行（タバコを吸うなど，目的にかなった行為の遂行が困難），構成失行（ジグソーパズルをつくるといった構成物の操作が困難），着衣失行（服の着脱ができない），発語失行などに分類される．1つひとつの動作が正しく行われ，かつ全体が順序よく遂行できているかどうかを観察する．
- **失認**：脳卒中では視空間失認，身体失認がみられる．対象物が認知できない状態をみるため，直線を二等分させる，人の顔を描いてもらうなどの方法で障害を観察する．

髄膜刺激症状

- くも膜下血腫などで頭蓋内圧亢進が起こると髄膜刺激症状が生じ，項部硬直やケルニッヒ徴候がみられる．
- **項部硬直**：仰臥位で頭をゆっくり持ち上げて頸部を前屈させ，抵抗や痛みがないかを確認する．
- **ケルニッヒ徴候**：仰臥位で股関節・膝関節を90度屈曲し，次に膝関節を135度以上伸展できるかを確認する．

> **ココがポイント！** 脳卒中患者では，意識障害，脳局所徴候，髄膜刺激症状が重要な観察ポイント！

心電図検査

概略
- 脳卒中発症後,急性期の集中治療時から慢性期まで,心拍の状態,不整脈,虚血性変化の有無を観察するために,モニター心電図,12誘導心電図が用いられる.
- 心電図波形には,それぞれ名称がついている(図1).

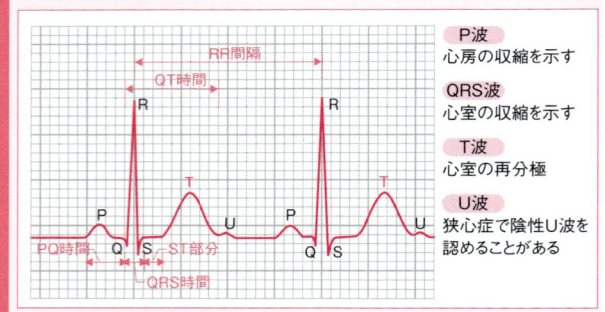

P波
心房の収縮を示す

QRS波
心室の収縮を示す

T波
心室の再分極

U波
狭心症で陰性U波を認めることがある

■図1 心電図波形の読み方

方法【モニター心電図(図2)】
- 心拍の状態や不整脈の発生を捉えるために,簡略的に3か所の誘導で心電図を連続的にモニター・記録する.
- 波が最も高く出る誘導が好ましいが,通常はⅡ誘導を用いる.

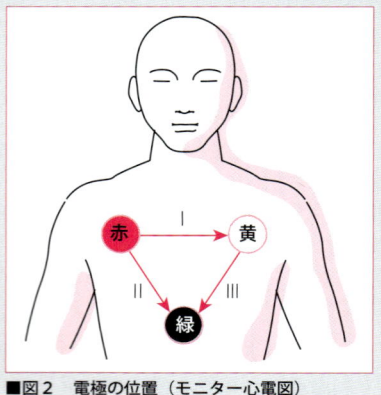

■図2 電極の位置(モニター心電図)

方法

【12誘導心電図（図3）】
- 両手，両足および前胸部6か所に電極を貼りつけて（計10か所）記録する．

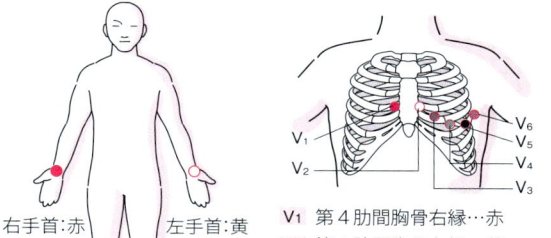

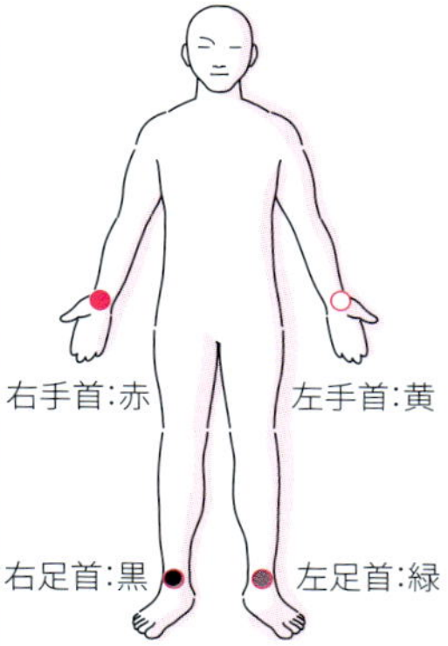

右手首:赤　左手首:黄
右足首:黒　左足首:緑

V1　第4肋間胸骨右縁…赤
V2　第4肋間胸骨左縁…黄
V3　V2とV4の結合線の中点…緑
V4　左鎖骨中線と第5肋骨の交点…茶
V5　V4の高さの水平線と前腋窩腺との交点…黒
V6　V4の高さの水平線と後腋窩腺との交点…紫

■図3　電極の位置（12誘導心電図）

特徴

- 以下に代表的な疾患，病態の心電図とその特徴を，重篤と考えられる順に示す．

①**心室細動（図4）**
- 感覚も高さも不規則な波形が続く状態．
- 心臓はポンプとしての機能を喪失しており，ただちに救命処置が必要．

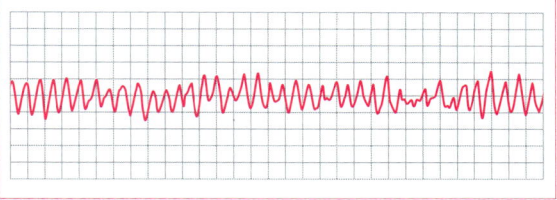

■図4　心室細動

②**心室頻拍（図5）**
- 幅の広いQRS波が3連発以上続く状態．

特徴
- 自然停止するものが頻回にみられる場合には，循環器専門医へのコンサルトを検討する．
- 自然停止せずに持続し，血圧の低下を認める場合には電気的除細動が必要．

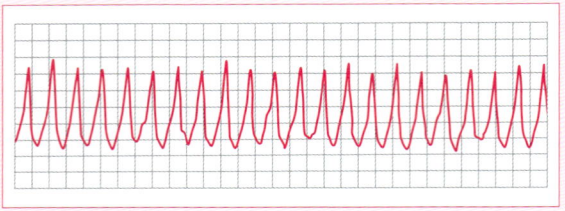

■図5　心室頻拍

③虚血性変化（図6，7）
- モニター上，ST低下あるいはST上昇が疑われた場合は12誘導心電図をとる．
- もともと心房細動のある患者では，心原性血栓による脳梗塞と心筋梗塞の同時発症もありうる．
- 12誘導心電図でも，ST低下あるいはST上昇が認められた場合には，循環器専門医へのコンサルトを検討する．

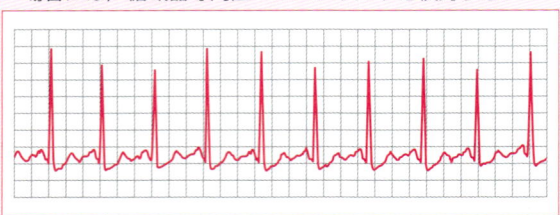

■図6　狭心症（ST低下）

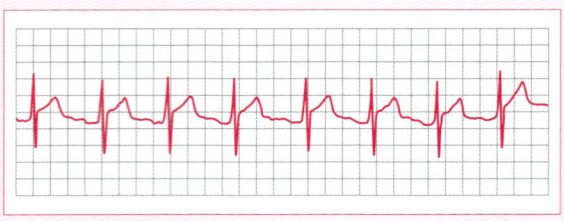

■図7　急性心筋梗塞（ST上昇）

特徴

④心房細動（図8）
- QRS間隔が不規則で，P波を認めない．
- QRS波の間に小さく揺れる波（f波）を認める（小さくてみえないこともある）．
- 徐脈（心拍60回/分以下）となることも，頻脈（心拍100回/分）になることもある．
- 高度な徐脈（心拍40回/分以下）あるいは高度な頻脈（心拍120回/分以上）が持続する場合には，循環器専門医へのコンサルトを検討する．

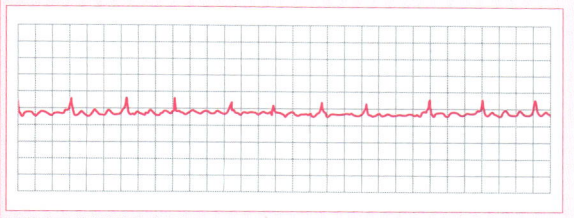

■図8　心房細動（AF）

⑤Ⅲ度房室ブロック（図9）
- P波とQRS波が，それぞれ無関係に出現しやすくなる．
- 意識消失，眼前暗黒感，めまいなどの症状がある場合や，RR間隔が長くなった場合（心拍40回/分以下の著明な徐脈となった場合）は，循環器専門医へのコンサルトを検討する．

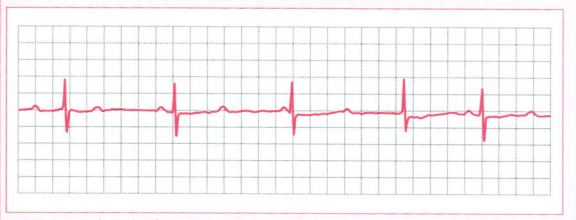

■図9　Ⅲ度房室ブロック

> **ココがポイント！** 心拍数とP波，QRS波の有無，形，それぞれの間隔およびST変化に注目して判断する！

特徴

⑥ 洞停止（図10）
- 突然P波が消失し，その後の心拍開始（補充調律含む）まで数秒かかる状態．意識消失，眼前暗黒感，めまいなどの症状がある場合には，循環器専門医へのコンサルトを検討する．

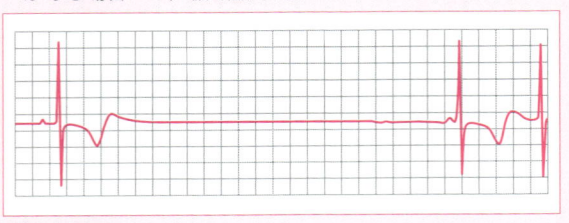

■図10　洞停止

⑦ 期外収縮
- **上室性期外収縮（図11）**：予定された周期より早くP波が出現し，その後にQRS波が続く．
- **心室性期外収縮（図12）**：幅の広いQRS波がP波の先行を伴わず出現する．頻度が増加した場合，連発がみられた場合には，カリウムの低下の有無に注意が必要．

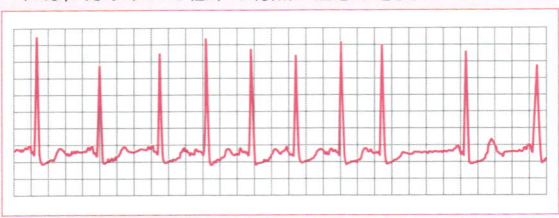

■図11　上室性期外収縮

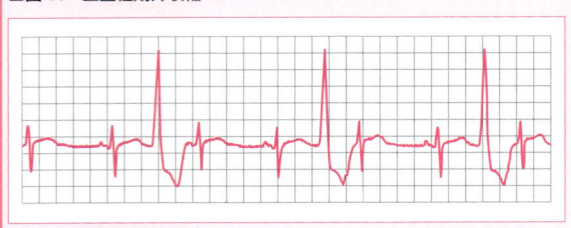

■図12　心室性期外収縮

特徴

⑧洞頻脈（図13）

- P波とQRS波が一定間隔で規則正しくつながっているが，心拍数は100回/分以上．
- 心不全の合併がなければ経過観察可能．

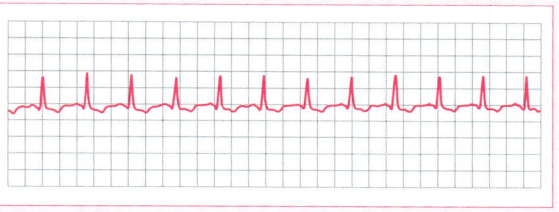

■図13　洞頻脈

MEMO
たこつぼ型心筋症

- くも膜下出血や脳梗塞などの脳卒中患者において，12誘導心電図上，広範囲に著明なST上昇あるいはST低下，陰性T波を認め，虚血性変化が疑われる場合がある．心エコー上は心尖部の壁運動が著明に低下しており，たこつぼ様にみえる．冠動脈造影上は有意狭窄を認めないが，左室造影では心尖部に瘤を認める．
- CPK上昇を生じることもあり，あたかも心筋梗塞のような所見を呈することもある．原因はストレスといわれているが原因不明である．80％以上が女性で，70歳前後の高齢者に多いという特徴がある．最近，たこつぼ心筋症が脳梗塞発症のリスクに，逆に脳梗塞がたこつぼ心筋症のリスクになるといわれ，両者のかかわりが話題となっている．
- 経過観察のみで慢性期には壁運動が改善することがほとんどであるが，稀に心不全を合併することもあり，循環器専門医へのコンサルトが望ましい．

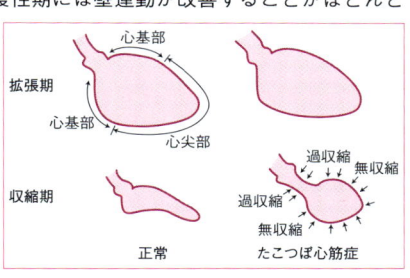

●心電図検査の看護のポイント

12誘導心電図

- 検査前には刺激物（タバコやコーヒーなどカフェインを含むもの）の摂取を禁止し，安静にして心身の緊張を取り除く．
- 検査による痛みはないことを伝え，静かに仰臥位で四肢の緊張を取り，気分を楽にしてもらう．
- 寒さ・緊張感などから筋の収縮をきたし，細かい筋電図が入ってしまうことがあるので，室温管理やリラックス保持に気配りをする．
- 腕時計・腕輪などの金属製のものを身につけていると，交流障害の原因となるので外してもらう．
- 電極装着時は皮膚面の汗を拭き取り，ペーストを使用して皮膚と電極の接触面をできるだけ少なくして装着する．
- 冠状動脈虚血時など，一定時間後に再検査をする可能性のある場合は，マジックペンなどで電極装置部位をマーキングしておく．
- 終了時は，ペーストを蒸しタオルで拭き取り，皮膚の清潔に努める．また，皮膚面に点状出血をきたすこともあるが，まもなく吸収されることを説明する．
- 長時間，電極を同一部位に貼付すると，発赤，かぶれ，水疱形成などが起こりやすいので，毎日取り換え，皮膚の保護に努める．
- 運動負荷心電図は生理検査室で行うため，検査後の状態を観察する．

ホルター心電図

- 24時間にわたって，心電図を連続して記録することを説明する．
- 日常生活に制限はないが，心電図に強い刺激を与えないようにすることや，検査中は入浴ができないことを説明する．
- 検査の最中は，行動や自覚症状を記録することを説明し，実際に記入できているかを確認する．
- 電気毛布などの使用は避け，携帯電話やCT，MRIなどの電磁波が出る機械には近寄らないように伝える．
- 電極を貼った部分の皮膚がかぶれることがあるため，皮膚の状態を観察する．

血液検査

※ここでは，一般的な採血の知識と脳卒中に関連した血液検査項目を説明する．一般的な採血項目については省略する．

目的
- 脳卒中関連の採血で特に知っておくべきことは以下の2点．
  - 脳卒中の危険因子を採血で把握するために行う．
  - 脳卒中に特有の凝固・線溶系を理解するために行う．

検査・読み方①（脳卒中に特有の検査）

■ 凝固・線溶系
- **PT（プロトロンビン時間）**：凝固因子Ⅱ・Ⅶ・Ⅸ・Ⅹ因子の欠乏やワーファリン®（ワルファリンカリウム）内服で延長する．
- **PT-INR（プロトロンビン時間－国際標準化比）**：ワーファリン®内服時は1.5～2.5を目標．正常値は1.0前後．INRが高値でワーファリン®の作用を減弱したい場合はビタミンK（ケイツー®など）を使用する．それでも高値の場合は，血液製剤Ⅸ因子（PPSB-HT®）を使用する．
- **APTT（活性化部分トロンボプラスチン時間）**：各凝固因子の欠乏やヘパリン（ノボヘパリン®など）の使用で延長．ヘパリン使用時は1.5～2.5倍に延長することが多い．正常値は30～40秒なので，60秒前後になるようにコントロールする．

【凝固系】
- 凝固とは，血を固めようとすること．
  - **TAT**：トロンビン（血栓の前の状態）とアンチトロンビンⅢ（ATⅢ）の複合体．トロンビンの生成を反映．
  - **フィブリノゲン**：凝固因子Ⅰと同義．

【線溶系】
- 線溶とは，血栓を溶かそうと働くこと．
  - **ATⅢ**：トロンビンを直接不活化する．
  - **FDP**：フィブリン分解産物．高値であることはフィブリン（血栓）が溶けているということ．
  - **Dダイマー**：フィブリンの分解産物．心原性脳梗塞や悪性腫瘍に伴う脳塞栓症で上昇することが多い．
  - **プロテインC・S**：プロテインCはプロテインSの存在下で活性化される．これらは凝固因子を不活化する（血を固めようとするのを妨げる）．これらが先天的に欠損していると，下肢静脈などの血栓症が生じる．

検査・読み方①

> **ポイント**
> - 悪性腫瘍に伴う脳梗塞の場合には，Dダイマーや FDP が高値となる．
> - がん患者のいる病棟や緩和ケア病棟の患者が脳梗塞になった場合には，Dダイマーや FDP の検査を行う．

検査・読み方②（一般的な検査）

■血算
- **PLT（血小板数）**：10万以下を血小板減少という．5万以下でわずかな外力で出血しやすくなる．3万以下で外力なしで出血することがある．

> **ポイント**
> - 脳梗塞治療中にヘパリンを使用している患者で，使用5〜14日後に血小板減少が起こることがある．Heparin induced thronboctopenia（HIT）といわれ，血小板第4因子複合体に対する IgG 抗体による．ヘパリン使用患者の0.5〜5％で生じる．

■生化学
- **TP・Alb（血清総蛋白・アルブミン）**：栄養状態の指標となる．高値は脱水などを，低値は低栄養を疑う．
- **UA（尿酸）**：高プリン体食摂取により高値となることがある．痛風の原因となる．プリン体が多く含まれている食品はアルコールや肉，乾物，卵類など．
- **UN（尿素窒素）**：脱水や消化器出血の際に高値となる．
- **Cre（クレアチニン）**：腎機能を表す．高値は腎機能障害．脳保護薬のラジカット®（エダラボン）は腎機能障害時には禁忌．
- **TC（総コレステロール）**：肝臓におけるコレステロールの合成と異化により，血清コレステロールの濃度が規定される．粥状動脈硬化の危険因子で，女性では閉経後に上昇する．
- **TG（中性脂肪）**：食事の影響を受ける．食後に計測すると2倍となることもある．評価は12時間絶食した後で行う．
- **LDL（low density lipoprotein cholesterol）**：いわゆる悪玉コレステロール．最近では LDL を指標とした動脈硬化ガイドラインがある．脳卒中合併例では LDL を120以下とするよう推奨されている．
- **T-Bil（総ビリルビン）**：採血時に溶血などで軽度上昇する可能性がある．肝機能障害でも上昇する．

- **AST・ALT**：肝機能障害で上昇．入院時正常で，薬剤投与後に上昇していれば薬剤アレルギーを疑う．
- **ALP**：肝臓や胆道系異常で上昇．これも薬剤アレルギーなどで上昇．その他，骨や胎盤異常でも上昇する．
- **γ-GTP**：ALP同様，主に胆道系酵素である．アルコール多飲で上昇する．
- **ChE**：肝機能障害などで低下．
- **LDH**：心臓・肝臓・肺・筋肉に含まれる酵素．心筋梗塞や肺梗塞などで上昇．
- **CK**：心臓や骨格筋に含まれる．痙攣時や長時間倒れていた患者などで高値となる．
- **アンモニア**：脳梗塞におけるrt-PA（アルテプラーゼ）静注療法を行う際に必要とされる数値の1つ．肝性脳症などの原因となる．一般的には肝機能障害時に高値となる．
- **GLU（血糖）**：80〜110が正常値．低血糖・高血糖ともに意識障害の原因となる．rt-PA静注療法では血糖400以上は禁忌．
- **HbA1c**：4.3〜5.8%が正常．高値はすなわち糖尿病．
- **Na**：高値時は，尿崩症や輸液に伴うNa負荷を疑う．低値は，Na不足や高血糖に伴う偽性低Na血症やSIADH（抗利尿ホルモン不適合分泌症候群），CSWS（cerebral salt wasting syndrome）などを疑う．
- **K**：高値時は代謝性アシドーシスを，低値時は利尿剤や下剤，グリセオールなどの使用などが原因となる．
- **Cl**：低値時は塩分不足を考える．
- **CRP**：炎症所見を表す．CRPとWBCが高値の場合は何らかの感染を疑う．

|ポイント|
- CRP・WBCが高値の場合は感染症を疑う．一般的に突然の発熱を認めた場合には，
  - 採血を行い，CRP・WBC上昇はみられるか？
  - 咳・痰，胸部X線所見，聴診で肺炎は疑われるか？→痰培養を行う．
  - IVHなどの感染の可能性は？→血液培養（細菌とβDグルカン）を行い，IVHを抜去する．IVHのカテーテル先の培養を行う．βDグルカンは真菌症の際に上昇する．真菌とはカンジダやアスペルギルスなどのカビのこと．

検査・読み方②（一般的な検査）

- 尿混濁は？→尿培養を行う．
- ステロイドなどの加療は？→血液培養（細菌とβDグルカン）

※夜間であっても上記の検査を行い，検体を提出する．

■感染症
- 以下の検査は，手術の際に必ず確認すべき数値．感染防御の面でも必要となる．
  - RPR：梅毒でなくても陽性となる．抗リン脂質抗体症候群やSLE（全身性エリテマトーデス）などでも陽性となる．
  - TPLA：陽性であれば梅毒を意味する．
  - HBs抗原定性：B型肝炎のウイルスキャリアかB型肝炎感染症を意味する．
  - HCV抗体：C型肝炎感染症を意味する．

■特殊採血
- 抗β2GPI依存性aCL：高値の場合は，抗リン脂質抗体症候群に伴う脳梗塞を疑う．

■出血時間
- 正常は1〜5分．

ポイント
- 出血時間が延長している場合（出血時間が5分以上）は下記を疑う．
  - 血小板減少はないか？
  - 何らかの抗血小板薬や抗凝固薬を内服していないか？
    →患者・家族は薬の名前などをうろ覚えのことが多いため，看護師は薬の名前を具体的にあげて内服の有無を聴取すること．2009年7月現在までの主な抗血小板薬や抗凝固薬は下記である．
    - ワルファリンカリウム（ワーファリン®など）
    - アスピリン（バイアスピリン®，アスピリン®など）
    - チクロピジン塩酸塩（パナルジン®など）
    - クロピドグレル硫酸塩（プラビックス®）
    - シロスタゾール（プレタール®など）
    - ジピリダモール（ペルサンチン®，アンギナール®など）

3 疾患の理解と看護

- ■脳卒中の徴候
  - くも膜下出血
  - 脳出血
  - 慢性硬膜下血腫
- ■脳梗塞
  - 心原性脳塞栓症
  - アテローム血栓性脳梗塞
  - ラクナ梗塞
  - 奇異性脳塞栓症
- ■脳卒中の合併症
  - 心臓病ナビ
  - 糖尿病ナビ

■脳卒中の徴候
くも膜下出血

疫学
- 10万人あたり10人から20人に発症.
- 50歳代の女性に多いが，高齢になるにつれて男女とも増加．また，20歳代や30歳代でも起こる．
- 現在でも，発症1か月以内の死亡率30〜50%．病院にたどり着く前に死亡する症例も多い．
- 生き残った患者の約半数は後遺症を残す．
- 90%は脳動脈瘤からの出血(破裂)によって起こる．その他，脳動静脈奇形，腫瘍など．

症状
- 典型的には"バットで殴られたような，激しい頭痛".
- しばしば嘔吐を伴う．
- 軽症の場合，軽い頭痛と食欲不振で風邪と間違えられることもある．
- 重症になるにつれ，見当識・意識の障害を伴ってくる．
- 重症度によって分類（重症のものほど予後不良）
  - WFNS分類
  - Hunt & Kosnik分類

検査と診断
■ **CT：脳卒中診断の基本**
- 脳槽に血腫を認める．
- 脳出血と合併することもある（脳の中に向かって出血した場合など）．
- 水頭症の有無をみる（血腫がなく，水頭症のみのことも）．
- CTでの血腫量での分類
  - Fisher分類

■ **CTでは診断がつかないが，くも膜下出血が疑わしいとき→腰椎穿刺を行う**
- 血性髄液（血液が混じっている），キサントクロミー（髄液が黄色みを帯びている）で診断確定．ただし，穿刺の際に血液が混じることもあり，そのときは検査科で遠心分離を行う．

■ **くも膜下出血と診断がついたら→以下の検査で出血源を探す**
《脳血管撮影＝X線アンギオグラフィー》
- 細かいところまでよくわかる．
- 動いても，ある程度血管がわかる．
- 続けて脳血管内手術に移行できる．

検査と診断

- 短所→侵襲的.

《**CTA（CT アンギオグラフィー）**》
- 静脈からの造影なので, 脳血管撮影よりは非侵襲的.
- 体動で画像が乱れる.
- くも膜下出血の血腫が高吸収となるため見づらくなる.
- 造影剤の量は多い（腎臓に負荷がかかる）.

《**MRA（MR アンギオグラフィー）**》
- 侵襲度は低い.
- 体動で画像が乱れる.
- 時間がかかる.
- 磁場のため機械の持ち込みが限られ, バイタルサインの変動などがわかりにくい.

治療

■ **再出血を予防する**
- 再出血を起こすと, 頭蓋内圧の上昇・脳出血の合併などにより予後が悪くなる.
- 再出血の予防には, 開頭手術（クリッピング, p.118 参照）と, 血管内手術（コイル塞栓術, p.124 参照）がある.

■ **脳血管攣縮の予防**
- くも膜下出血後, 2 週間（特に 4 日目から 11 日目くらい）は, 脳の血管が細くなり（攣縮）, 脳虚血が起こって脳梗塞を起こすことがあり, この攣縮を防ぐ治療が必要!
  ⓐ トリプル H 療法：高血圧（Hypertension）にし, 血液を希釈（Hemodilution）して, 点滴をたくさん入れる（Hypervolemia）.
  ⓑ 脳室-脳槽灌流：くも膜下腔に残っている血液（血腫）を洗い流すことで, 攣縮を起こす物質を洗い流す.
  ⓒ 電解質管理：特に低ナトリウム血症をきたすことが多く, 補正を行う.
  ⓓ 血管内治療：攣縮を起こして細くなった血管をバルーンや薬剤で広げる.

 注意 ：生理的に不自然な治療を行うため, 十全に全身を管理する. また, 脳虚血症状（p.72 参照）が出たときには, すぐに対処しなければならない!

■ **リハビリテーション**：高齢者の場合は, ドレーンに注意して早期からリハビリを行うこともある.

● くも膜下出血

● 看護のポイント

観察事項	観察のポイント
《急性期》 ● 意識レベル ● 頭蓋内圧亢進症状 　● 頭痛,嘔吐,痙攣,視野障害,意識障害,呼吸障害,徐脈,血圧上昇,外眼筋麻痺,網膜出血 ● 髄膜刺激症状 　● 頭痛,嘔吐,頸部硬直(後頸部から背部の痛み),ケルニッヒ徴候,ブルジンスキー徴候 ● 瞳孔・眼球症状 ● 運動障害 ● バイタルサインの変動 ● 水分バランス ● 合併症 　● 肺炎,尿路感染,消化管出血,深部静脈血栓症(DVT),褥瘡など	● 急激な頭痛や嘔吐,意識レベルの低下を伴っているか ● 予後を左右する最大のポイントである脳神経症状の変化と血圧との関係をみる ● 呼吸,心電図をモニターする ● 患者に生じる左記の脳神経症状の変化を見落とさない
《術後の管理》 ● 後出血,創部出血,脳浮腫 ● 術後感染 　● 呼吸器合併症 　● 尿路感染 　● 創部感染(発赤,腫脹,創部の圧痛,発熱など)	● 後出血・脳浮腫に伴う頭蓋内圧亢進症状 ● 各術後感染の予防,および症状の早期発見の対処が大切 ● 脳浮腫や血腫により脳ヘルニアが起こることがある.瞳孔不同,血圧上昇,徐脈,チェーンストークス呼吸,意識障害などがある

注意	・急激な脳神経症状の変化は再出血の恐れがあり，生命の危機に直結する． ・急な発症，入院，手術とあっという間に進むこと，また患者の容態を心配している家族に対する精神的なフォローも大切．

考えられること	対応（経時的に）
・頭痛，吐き気などの苦痛や検査，手術などの不安・ストレスにより，再出血の恐れがある ・重症例や不穏患者では，強力な鎮静を行うため，呼吸停止や心停止が起こる可能性がある ・出血後急性期（1〜3日目）：急激な血圧上昇，脳神経症状の変化→再出血，急性水頭症に注意する ・過度の降圧を行うと，脳血流低下による脳浮腫の悪化を招く ・後出血→止血が不完全な術野から起こる脳出血，急性硬膜外血腫，急性硬膜下血腫を疑う ・脳浮腫→術後1週間は厳重な観察が必要となる ・脳ヘルニア→減圧開頭術が必要となる場合がある	《急性期・術後の管理》 ・急変に備えた準備 ・経時的に脳神経症状と血圧のチェック ・モニターの装着，管理 ・呼吸管理，誤嚥予防 ・確実な点滴，薬物投与と水分バランスのチェック ・再出血予防のため，鎮痛薬，制吐薬，鎮静薬の投与 ・頭部挙上（20〜30度）し，静脈還流を促進させて頭蓋内圧を低下させる ・指示範囲での血圧コントロール（降圧薬の使用，安楽な体位と入院環境の整備，便秘予防） ・不安の除去と環境整備により安静を保つ ・急性水頭症→脳槽・脳室・腰椎ドレーンで管理する ・ドレーン挿入中は必要に応じ抑制帯を使用 ・創部感染→処置時の無菌操作や創部，ドレーン部のガーゼ汚染に注意．患者が創部に触れないようにする ・髄膜炎が疑われる場合は，髄液検査を行う

くも膜下出血

次のページにつづく

観察事項	観察のポイント
● 髄膜炎（発熱，悪寒戦慄，意識障害，痙攣，麻痺，髄膜刺激症状，ケルニッヒ徴候など） ● 痙攣発作 ● 髄液漏（低髄圧症状・開頭部の皮下貯留） ● ドレーン管理（p.140参照）	
《脳血管攣縮期》 ● 脳血管攣縮 　● 初期症状→頭痛・発熱 　● 脳虚血症状→単麻痺，片麻痺，失語症，失見当識，意識障害	● 脳血管攣縮期の異常は，左記の脳神経症状の変化で気づくことが多い
《慢性期》 ● 水頭症 　● 意識レベルの低下，認知症 　● 歩行障害 　● 尿失禁	● 水頭症の発症は，左記の脳神経症状の変化で気づくことが多い

考えられること	対応（経時的に）
● 意識レベルの低下→頭蓋内圧亢進の重要な徴候である ● 瞳孔不同→後出血や脳浮腫による脳ヘルニアの危険な徴候．迅速な対応が必要 ● 四肢の運動障害が新たに出現・悪化→出血あるいは脳浮腫を疑う ● 痙攣→後出血，頭蓋内圧亢進，脳浮腫，組織の酸素欠乏などによって生じる ● 開頭部皮下に髄液が貯留することがある	● 皮下貯留→包帯で圧迫する ● 全身状態に問題がなければ，早期からADLアップやリハビリテーションを開始し，無意味な長期安静・臥床は行わない
● 脳血管攣縮期（4〜15日目）：くも膜下腔の血腫によって起こる．脳神経症状の変化→脳虚血による脳梗塞	● 急性期とは違い，血圧はやや高めに保ち脳血流を保つ ● 輸液により循環血液量を確保し，脳血流を保ち脱水を予防する
● 髄液吸収障害による水頭症が起こりうる ● 尿失禁→看護師が日常のケアで気づくことが多く，水頭症の発症を知らせる重要な症状 ● 痙攣→術後数年間は起きる可能性がある	● 水頭症を合併した場合には，シャント術が行われる ● 尿失禁がみられたら医師へ報告 ● リハビリテーションを積極的に行い，早期退院を目指す ● 食事，禁煙，服薬などの個々に合わせた生活指導を行う ● 障害をもって退院する場合は特に精神的援助を行う ● 痙攣→退院後の抗痙攣薬の内服について説明する

くも膜下出血

脳卒中の徴候
脳出血

原因	● 高血圧による動脈硬化・微小穿通血管(200~700μm径)の小型瘤形成・破裂が60%以上を占める. ● 上記の他,アミロイドアンギオパチーや脳腫瘍,脳動静脈奇形・もやもや病などの脳血管病変. ● 大脳皮質の出血は,高血圧性でない場合が多い.
疫学	● 脳出血は,日本では脳卒中の25%を占める. ● 1960年代には,脳卒中の中で最も多く77%を占めていた.高血圧治療の普及によってその頻度は減少し,脳卒中による死亡率も低下している.
出血部位	● 出血の好発部位は,基底核(60%),視床(10%),大脳皮質(10%),小脳(10%),橋・脳幹(10%)など(図1).

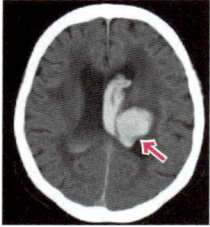

ⓐ 視床出血:脳室に近く,血腫がしばしば脳室に至る

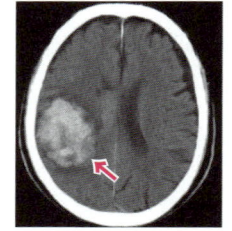

ⓑ 大脳皮質下出血

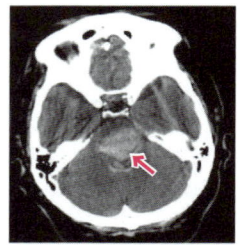

ⓒ 脳幹出血:手術適応となることは少ない

■図1　主な部位の出血

症状	● 症状は全体では運動麻痺80%,意識障害50%,頭痛・嘔吐が30%であるが,出血部位によってその症候は異なる(表1).

症状

■表1　出血部位と症状

出血部位	症状
基底核	反対側の麻痺・知覚障害，患側を向く共同偏視，血腫が大きくなると意識障害
視床	反対側の感覚・運動障害，眼球斜偏位，脳室穿破をきたしやすく頭痛・嘔吐，さらに意識障害が起こる
大脳皮質	出血局所の症状（麻痺，失語，痙攣など）
小脳	めまい，頭痛・嘔吐，構音障害，患側の小脳運動失調，バランス障害，血腫が大きくなると水頭症をきたし意識障害が起こる
脳幹	血腫が小さい場合は運動障害・眼球運動障害などの脳神経症状，大きくなる場合には急激に進行する意識障害．高熱や循環・呼吸不全を起こし，予後が極めて悪い

検査・診断

- 脳卒中を疑う場合，CTにより出血か梗塞かを判断する．
- 年齢や性，既往歴，高血圧，糖尿病，脂質異常症，悪性腫瘍やその他の既往を聞いて原因を検索する．
- もし高血圧性脳出血以外の原疾患が疑われる場合，脳血管撮影（3DCTA, MRA），MRIなどを行い，脳動脈瘤，脳動静脈奇形，血管腫，もやもや病，アミロイドアンギオパチー，脳腫瘍の有無など（図2）を検索する．

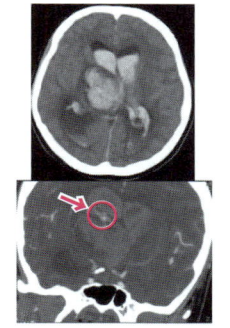

34歳女性．突然の頭痛・意識障害．異常な血管影が認められる

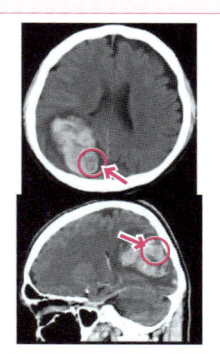

42歳肝臓がん患者．突然の頭痛・意識レベル低下．造影される腫瘤を血腫中に認める

■図2　特殊な出血の例

> **ココがポイント！** 脳出血発症後24時間以内に急性期血腫増大が10～20％の患者に認められる．血圧の適正なコントロール，症状の変化を見逃さない！

治療

- 救急入院後（可能なら入院前）から診断を進めつつ，同時に治療も進める．
- 再出血・血腫増大・脳浮腫の進行の防止，および頭蓋内圧亢進症状の緩和が超急性期～急性期治療のかなめ．
- 次いで合併症の予防，早期からのリハビリテーションを中心に進める．
- **血圧管理**：血圧を適正範囲に維持する．高血圧が持続すると血腫の増大，再出血の危険性を高め，極端な低血圧は出血周囲の脳の障害をさらに悪化させる．
- **脳圧管理**：臨床症状，画像情報により脳圧下降薬や，脳室内出血による水頭症は脳室ドレナージなどで脳圧を管理する．
- 血腫が大きい場合（30mL以上）は，脳圧迫や頭蓋内圧亢進が症候の改善を遅らせる．また，生命予後を悪化させると考えられる場合には，手術による血腫除去を行う．
- 小脳出血の場合は，比較的少量でも水頭症などをきたして症状が悪化することが多く，治療適応となることが多い．
- 脳幹出血や血腫量が少ない場合には内科的治療を継続する．

■**手術**

- 手術には以下の方法がある．
  - 開頭して顕微鏡下に出血を除去する方法
  - CTガイド下に定位脳手術器を用いて血腫に吸引チューブを挿入し，血腫吸引を行う方法
  - 透明シースと内視鏡を用いて血腫を除去する方法（**図3**）
- いずれの方法も一長一短があるが，できるかぎり早期に，周囲の脳の損傷を最小限にして血腫を除去できる方法が予後の改善にも役立つと考えられている．
- 現時点では内視鏡を用いた方法が最も優れている．ただし，技術の習得に時間を要するという難点があり，未熟な手技で行うと再出血をきたす．

> **ココがポイント！** 小脳出血患者など，後頭蓋の出血患者は，急激に意識障害が進行し，呼吸やバイタルサインの急激な変化をきたすことがあるので注意！

治療

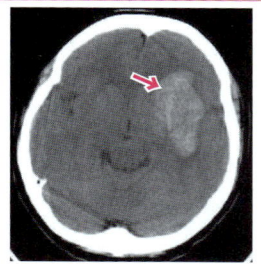

来院時 CT

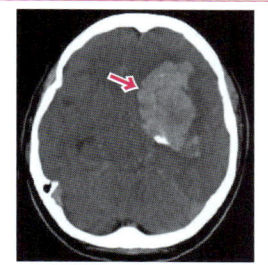

血管撮影中，脳ヘルニア出現

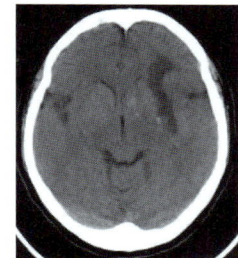

■図3　内視鏡下血腫除去術

48歳女性．突然の失語・右半身麻痺で発症．進行し脳ヘルニアに至ったが，内視鏡下血腫除去を行い，1週間後には歩行訓練を開始できた

手術後1週間 CT

■薬物治療

- 急性期血圧管理のため，ペルジピン®注射薬（ニカルピジン塩酸塩：適応外使用であるが通例として行われており，比較的安定した血圧管理が可能），ミリスロール®（ニトログリセリン），ヘルベッサー®（ジルチアゼム塩酸塩）などの持続点滴による血圧維持．
- 脳圧下降のため，グリセオール®やマンニットール®（D-マンニトール）など抗脳浮腫薬を投与．

合併症

- 生命や機能予後に影響しうる急性期合併症として，細菌性肺炎，尿路感染症，消化管出血，心不全，深部静脈血栓などがあり，配慮が必要である．
- 慢性期に問題となりうるのが，褥瘡や関節の拘縮，長期にわたる経口訓練の欠如による嚥下困難などである．

●脳出血

●看護のポイント

観察事項	観察のポイント
●意識レベル ●頭蓋内圧亢進症状 　●頭痛，嘔吐，痙攣，視野障害，意識障害，呼吸障害，徐脈，血圧上昇，外眼筋麻痺，網膜出血 ●瞳孔，眼球症状 ●運動障害 ●バイタルサインの変動 ●頭蓋内圧亢進症状 　●頭痛，悪心，視野障害 ●水分バランス ●構音障害 ●嚥下障害 ●知覚障害 ●合併症 　●肺炎，尿路感染，消化管出血，深部静脈血栓症（DVT），褥瘡など	●急性期には血圧の厳重管理が大切 ●発症後24時間の脳神経症状とバイタルサインの変化 ●呼吸，心電図をモニターする ●出血部位によって臨床症状が異なる．出血部位と臨床症状を把握する

急性期の看護に大切なこと

●患者が寝ているように思われても，決められた時間ごとに患者の意識レベルや脳神経症状を観察することが大切である．寝ているようにみえる患者は，実は意識が低下しているのかもしれない．異常の早期発見を心がけよう！

注意	・脳出血部位を把握し，起こりうる症状を予測する． ・最も重要なのは血圧コントロールであり，医師の対症指示を常に把握し，検圧を実施する．

考えられること	対応
・発症より約6〜12時間までは血腫の拡大の確率が高い ・出血時は脳神経症状やバイタルサインが変化する ・発症後24時間以内に脳神経症状が変化する場合は，血腫拡大や脳浮腫の増悪を考える ・血圧上昇の原因として血腫拡大や術後再出血，頭蓋内圧亢進が考えられる ・重症例や不穏患者では，強力な鎮静を行うため，呼吸停止や心停止が起こる可能性がある ・頭痛，悪心などの苦痛や検査，手術などの不安・ストレスにより，再出血の恐れがある ・過度の降圧を行うと，脳血流低下による脳浮腫の悪化を招く	《急性期》 ・急変に備えた準備 ・経時的に脳神経症状とバイタルサインのチェック ・モニターの装着，管理 ・指示範囲での血圧コントロール（降圧薬の使用，安楽な体位と入院環境の整備，便秘予防） ・確実な点滴，薬物投与と水分バランスのチェック ・呼吸管理，誤嚥予防 ・頭部挙上（20〜30度）し，静脈還流を促進させて頭蓋内圧を低下させる ・血腫拡大予防のため，鎮痛薬，制吐薬，鎮静薬の投与 ・不安の除去と環境整備により安静を保つ ・ドレーン挿入中は必要に応じ抑制帯を使用 ・創部感染→処置時の無菌操作や創部，ドレーン部のガーゼ汚染に注意．患者が創部に触れないようにする ・髄膜炎が疑われる場合は，髄液検査を行う ・皮下貯留→包帯で圧迫する ・全身状態に問題がなければ，早期からADLアップやリハ

次のページにつづく

観察事項	観察のポイント
■手術となった場合…… 《術後の管理》 ● 後出血, 創部出血, 脳浮腫 ● 術後感染 　● 呼吸器合併症 　● 尿路感染 　● 創部感染（発赤・腫脹・創部の圧痛・発熱など） 　● 髄膜炎（発熱・悪寒戦慄・意識障害・痙攣・麻痺・髄膜刺激症状・ケルニッヒ徴候など） ● 痙攣発作 ● 髄液漏（低髄圧症状・開頭部の皮下貯留） ● ドレーン管理（p.140参照）	● 後出血・脳浮腫に伴う頭蓋内圧亢進症状の早期発見が重要 ● 脳浮腫→術後1週間は厳重な観察が必要となる ● 各術後感染症状の予防, および早期発見対処が大切

考えられること	対応
・後出血→止血が不完全な術野から起こる脳出血，急性硬膜外血腫，急性硬膜下血腫 ・脳ヘルニア→減圧開頭術（p.122参照）が必要となる場合がある ・意識レベルの低下→頭蓋内圧亢進の重要な徴候である ・瞳孔不同→後出血や脳浮腫による脳ヘルニアの危険な徴候であり迅速な対応が必要 ・四肢の運動障害が新たに出現・悪化→出血あるいは脳浮腫を疑う ・痙攣→後出血，頭蓋内圧亢進，脳浮腫，組織の酸素欠乏などによって生じる．術後数年間は起きる可能性がある ・開頭部皮下に髄液が貯留することがある	ビリテーションを開始し，無意味な長期安静・臥床は行わない ・経口摂取開始時は，必ず嚥下テストを行う ・付属物自己抜去や転倒などの危険の回避 ・四肢麻痺が強い場合は体位変換と良肢位の保持 《慢性期》 ・リハビリテーションを積極的に行い，早期退院を目指す ・食事，禁煙，服薬などの個々に合わせた生活指導を行う ・障害をもって退院する場合は特に精神的援助を行う ・痙攣→退院後の抗痙攣薬の内服について説明する

脳出血

脳卒中の徴候
慢性硬膜下血腫

原因
- 一般的に高齢者に多く，頭部外傷（ときには軽微な外傷によって起こる）が引き金となることが多い．
- 他の危険因子としては，アルコール多飲者，血液凝固異常（抗凝固薬，抗血小板薬内服中）などがあげられる．

病態
- 硬膜下腔に被膜を伴った血腫が形成され，受傷後3週間以上かけて徐々に拡大し，脳を圧迫し症状を引き起こす．
- 血腫の内容は，モーターオイル様もしくはチョコレート状の流動血で満たされる（図1）．

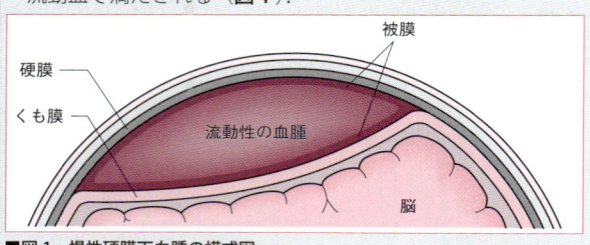

■図1 慢性硬膜下血腫の模式図

症状
- 片麻痺，記銘力低下，意識障害をみる．
- 高齢者では認知障害を初発することが多い．

検査
- **頭部CT（図2）**：三日月形の血腫を認め，血腫の濃度は時間経過により変化（高吸収域→等吸収→低吸収）する．両側性が症例の10〜20%ある．

治療
① **経過観察**（特に無症状の場合）
② **外科的手術**：穿頭，血腫洗浄，ドレナージ
  - 実際の手術は，局所麻酔下（鎮静・鎮痛剤使用下）で血腫が最も厚い箇所に1円玉ほどの大きさの穿頭をし，血腫を洗浄する．その後，ドレーンを血腫腔内に留置して，1〜2日留置することで血腫を排出する．
  - 血腫の減少をCTで確認し，ドレーンを抜去する．

合併症
- 痙攣
- 脳出血
- 慢性硬膜下血腫の再発

| 合併症 | ・気脳症（頭蓋内に空気が貯留すること）
・感染症 |

| 予後 | ・術後早期から大部分が軽快するが，せん妄や興奮状態となることがある．
・再発の確率は10%前後． |

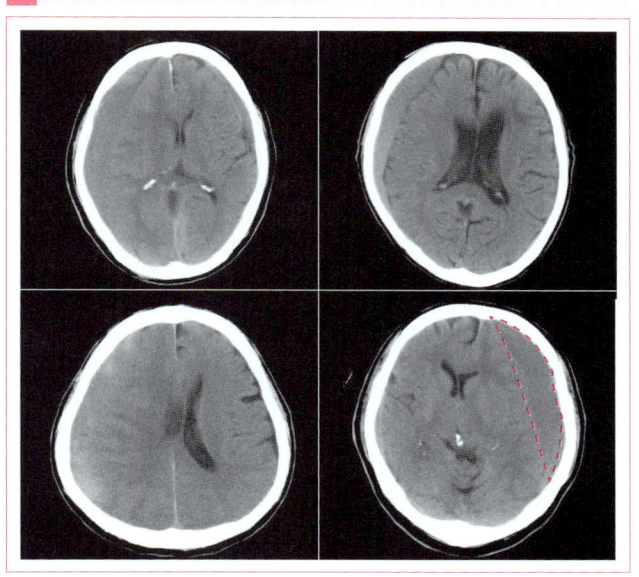

■図2 慢性硬膜下血腫のCT像

ココがポイント！ ドレーンバッグを置く高さ，クランプの有無を時間ごとに確認する！ ドレーン刺入部からのしみ出しの有無，排液の性質も確認する！

●慢性硬膜下血腫

●看護のポイント

観察事項	観察のポイント
● 意識レベル ● 頭蓋内圧亢進症状 　● 頭痛，悪心，嘔吐 ● バイタルサイン 　● 呼吸不全，血圧など ● 瞳孔異常 　● 不同，対光反射 ● 片麻痺 ● 痙攣発作 ● 精神症状 　● 性格変化，無気力，記銘力低下，見当識障害	● 1～3か月前に転倒，頭部外傷の既往があるか ● 多飲酒など日常生活状況の聴取 ● 意識レベルの低下，四肢麻痺が悪化する可能性があるため，脳神経症状，バイタルサインの変化を見逃さない ● 高齢者の慢性硬膜下血腫の主症状は認知障害 　● 話のつじつまが合わない 　● ここがどこかわからない
《手術後》 ● 手術（穿頭術）後の全身管理 ● ドレーンの管理（p.140参照） ● 創部の観察	● 術後，不穏になる可能性もあり，特にドレーン挿入中は頻回に観察

注意	●認知障害がある場合，不穏やドレーン・チューブの自己抜去，安静が守れないなどがみられる．特にドレーンの抜去は，命を危険にさらし，再手術が必要となる場合もある．家族によく説明したうえで，抑制のために抑制帯使用を厳しく判断することが大切．

考えられること	対応
●頭蓋内圧亢進症状，意識レベルの低下，四肢麻痺の出現や悪化は血腫の増大による	●経時的に脳神経症状，バイタルサインを観察 ●麻痺の出現，悪化する前に手術ができるよう異常の早期発見に努め，手術の準備を進める ●血圧管理，頭痛など症状の緩和 ●入院と同時に手術になることが多いため，患者や家族の動揺，不安などの精神的配慮を行う
●不穏などにより，付属物を自己抜去する恐れがある ●高齢者は脳萎縮があるため，頭蓋内圧亢進症状が出現しにくい	●不穏に対しては，医師の指示を確認しておく ●不穏，付属物自己抜去の恐れがある場合は，必要に応じ抑制帯を使用 ●創部感染→処置時の無菌操作や創部，ドレーン部のガーゼ汚染に注意．患者が創部に触れないようにする ●手術後は症状が改善していることが多く，すぐ日常生活に戻れるが，ドレーンが1〜2日挿入されているため，管理が重要 ●再出血予防と予防のため転倒に気をつけること ●日常生活の改善（飲酒を控える）を家族を含め指導

慢性硬膜下血腫

脳梗塞
心原性脳塞栓症

概念

- **病態**：(発作性) 心房細動および心房粗動, 弁膜症, 心筋梗塞, 感染性心内膜炎, 人工弁置換術後, 拡張型心筋症, 心臓腫瘍, 非感染性血栓性心内膜炎 (悪性腫瘍によるもの) などにより形成された心腔内塞栓子 (フィブリン血栓) が脳血管に飛来して閉塞する (**図1**).
- **頻度**：脳梗塞の約25%を占め, 増加傾向.
- **危険因子**：加齢, 上記疾患.
- **発症様式と経過**：
  - 活動時に突発し, 短時間で症状が完成する.
  - 塞栓子が閉塞血管を通り抜け, 急激な症状改善もある.
- **症状**：高度の意識障害や片麻痺, 皮質症状 (失語や半盲など), 共同偏視を伴うことが多い.

| 卵円孔開存
心房中隔欠損
肺動静脈瘻 | 心房細動 (非弁膜症性, リウマチ性), 急性および陳旧性心筋梗塞, 人工弁置換術後, 感染性心内膜炎, 非細菌性血栓性心内膜炎, 僧帽弁逸脱・僧帽弁狭窄症, ペースメーカー植込み術後, 粘液腫・乳頭状線維腫, 洞不全症候群, 心筋症 |

静脈系に存在する血栓が右左シャントを介して左心系に流入し, 塞栓子となって飛来

心腔内血栓, 疣贅, 腫瘍が塞栓子となって飛来

→ 心原性脳塞栓症

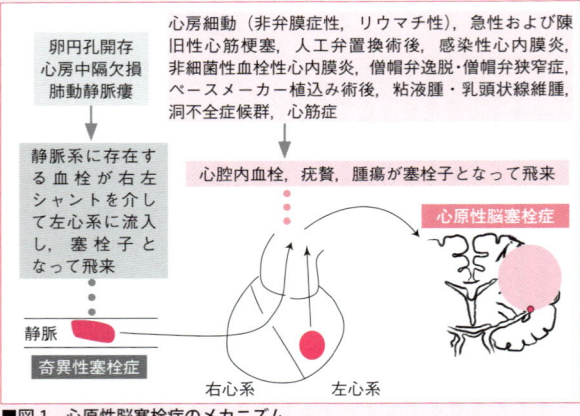

静脈 / 奇異性塞栓症 / 右心系 / 左心系

■図1 心原性脳塞栓症のメカニズム

検査

- **頭部MRI所見**：皮質を含む比較的広い範囲の梗塞, または, 異なる血管系に同時に複数の梗塞巣が出現する.
- **その他の検査**：MRA, 脳血管撮影, 経胸壁心エコー, 経食道心エコー, 心電図, ホルター心電図
- **有意な検査所見**
  - 心房細動, 心腔内血栓・疣贅・心臓腫瘍
  - 卵円孔開存などの右左シャント

治療

- 急性期治療:薬物療法の項参照(p.112参照).
- 心原性脳塞栓症の発症・再発予防には,抗凝固療法(ヘパリンやワルファリン)を選択する.血小板の作用を抑える抗血小板療法(アスピリン単独やアスピリンとプラビックス®の併用)では予防効果は期待できない.
- 2008年12月に発表された新しいガイドライン(図2)により,非弁膜症性心房細動(NVAF)をもつ患者に対し,積極的にワルファリンを投与することが推奨された.
- C(心不全),H(高血圧),A(年齢:75歳以上),D(糖尿病)それぞれに1点,S(脳梗塞,TIA〈一過性脳虚血発作〉)に2点を与えて$CHADS_2$スコアを計算し,これが2点以上のNVAF患者にワルファリンを投与.たとえば脳梗塞の既往がある80歳の糖尿病患者は2+1+1=4点,高血圧と糖尿病をもつ70歳の患者は1+1=2点で,ともにワルファリンの適応.
- 発作性心房細動や心房粗動にも$CHADS_2$スコアを適応する.
- 出血のリスクが相対的に大きい高齢者の目標PT-INRは,低めに設定されている.

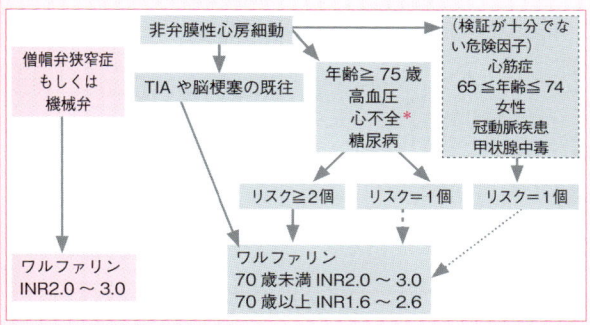

■図2 心房細動の抗血栓療法

実線は「推奨」,破線は「考慮可」,点線は「慎重な考慮」を指す.
＊心不全の臨床診断,%FS<25%,EF≦35%のいずれかを満足する(FS: fractional shortening, EF: ejection fraction).
点線枠内の因子は脳梗塞発症因子として十分に検証されていないので抗凝固療法の適応を慎重に考慮する.心房粗動や発作性心房細動例でも同様に治療する.単独の抗血小板療法はワルファリン禁忌時に考慮してもよい.
ワルファリン療法への抗血小板薬の追加は以下の場合に考慮してもよい.
①INR2.0〜3.0でのコントロール中に血栓・塞栓症を発症した場合.②非塞栓性脳梗塞やTIA(一過性脳虚血発作)の既往があり抗血小板薬が必要な場合.③虚血性心疾患を合併している場合.④ステント療法後.〈日本内科学会雑誌 2009;98:1287より〉

●心原性脳塞栓症

●看護のポイント

観察事項	観察のポイント
● 意識レベル ● 瞳孔,眼球症状 ● 麻痺の有無 ● 梗塞部位にあった脳神経症状の観察 ● 頭蓋内圧亢進症状 ● バイタルサインの変動 ● 不整脈の有無,モニター監視 ● 水分バランス ● 合併症の有無(肺炎,尿路感染,褥瘡,DVT〈深部静脈血栓症〉,消化管出血など) ● 精神状態(うつ症状など)	● 脳ヘルニアのサインとして瞳孔不同,血圧上昇,徐脈,チェーンストークス呼吸,意識障害などがある.特に瞳孔不同出現時(梗塞側の瞳孔散大)は手術となる可能性が高いため注意が必要 ● 発症から48時間で梗塞巣がほぼ完成されるため,症状が変動することが多い ● 急性期では血圧は高めに保ち,水分補給することが基本 ● 心房細動の有無や頻脈に注意する.また,心房細動から洞調律への波形変化に注意 ● 高齢者では特にうつ症状となることが多い

ワーファリン®内服時の納豆などの禁止

心原性脳塞栓症の後療法は一般的にワーファリン®である.
Q 納豆に含まれるビタミンKがワーファリン®の作用を弱めるために禁止しているが,
「納豆のほかにも多くの食品にビタミンKが含まれていますが,いいのでしょうか?」という質問が多い.
A ビタミンKの含有率の問題であるため,
「納豆のほかに含有率が高いのはクロレラと青汁です.この3つに注意してください」と説明する.

注意	・梗塞範囲が1/3以上の場合，減圧術が必要となることがあり，入院時，医師に梗塞範囲や治療方針を確認しておく ・細やかな経時的な観察をして，異常の早期発見に努める ・後遺症に伴い，患者・家族への精神的サポートが大切

考えられること	対応
・梗塞範囲が1/3以上であれば，出血性梗塞や脳ヘルニアを生じるリスクが高い ・主幹動脈に突然閉塞をきたし梗塞範囲が広い場合が多く，高度の意識障害や脳浮腫が生じやすい ・脳神経症状の悪化や呼吸パターンの変化は梗塞巣の拡大，頭蓋内圧亢進を考える ・血圧の低下や脱水は脳梗塞を拡大させる恐れがある．ただし，心原性脳塞栓症の場合は出血性梗塞のリスクが高いため注意が必要 ・心房細動から洞調律へ波形変化直後は再梗塞のリスクが高くなる	《急性期》 ・急変に備えた準備，急変時の治療方針（延命目的に手術するか）を主治医に確認 ・発症〜48時間は最低3時間ごとに症状とバイタルサインのチェック ・症状の悪化やバイタルサインの変化があれば医師へ報告 ・呼吸管理（必要時吸引や酸素投与），口腔ケアの実施 ・確実な点滴・薬物投与 ・DVT予防のため医師の指示のもと弾性ストッキング着用 ・嚥下障害が示唆されたら医師の指示で嚥下テストを行う．むせがあったら報告し，必要時，耳鼻科で嚥下評価を行う ・付属物自己抜去や転倒など危険の回避 ・早期からのリハビリで離床を促す ・四肢麻痺が強い場合は体位交換と良肢位の保持 《慢性期》 ・リハビリと日常生活の援助 ・食事・禁煙・服薬などの個々に合わせた生活指導を行う．特にワーファリン®内服についての指導（左頁参照） ・SWや地域のケアマネジャーと連携し，場合によっては家族への指導を行う

心原性脳塞栓症

脳梗塞
アテローム血栓性脳梗塞

概念

- **病態**：
  - 大動脈-頸動脈-脳底部主幹動脈のアテローム硬化を基盤とする（図1）.
  - 血栓性（狭義），塞栓性，血行力学性がある（図2）.
- **頻度**：脳梗塞の約30％に発症. 増加傾向.
- **危険因子**：高血圧, 脂質異常症, 糖尿病, 喫煙, 慢性腎臓病.

```
高血圧, 脂質異常症, 糖尿病,
     喫煙, 慢性腎臓病
            ↓
    血管内皮細胞の障害
  LDL-Cが内皮細胞下に侵入
            ↓
         酸化LDL
            ↓
 単球の侵入, マクロファージへの転換
 マクロファージの増殖と泡沫細胞化
 慢性炎症, 平滑筋細胞の迷入増殖
            ↓
 プラーク形成と増大……アテローム硬化
       プラークの破綻
```

図1　アテローム硬化の形成のメカニズム

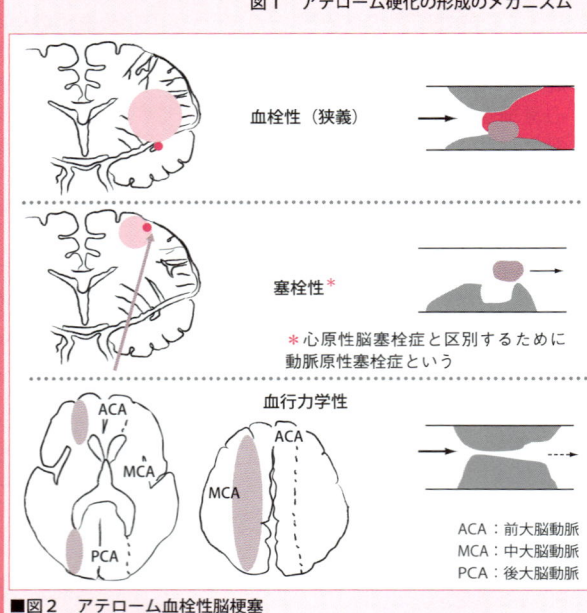

血栓性（狭義）

塞栓性＊

＊心原性脳塞栓症と区別するために動脈原性塞栓症という

血行力学性

ACA：前大脳動脈
MCA：中大脳動脈
PCA：後大脳動脈

■図2　アテローム血栓性脳梗塞

概念

- **発症様式と経過**
  - 起床時に気づくことが多いが，活動時の急性発症もある．
  - 進行性または血圧に依存した動揺性経過をとることが多い．
- **症状**：
  - 出現部位によりさまざまな症状を呈する．
  - 意識障害や皮質症状を呈することがある．

検査

- **頭部 MRI 所見**：
  - 血栓性：大脳または小脳の皮質下梗塞
  - 塞栓性：皮質を含む梗塞．同一血管支配域内に多発
  - 血行力学性：主幹動脈の境界領域に出現する分水嶺梗塞
- **その他の検査**：MRA，頸動脈エコー，脳血管撮影，脳血流シンチグラフィー
- **有意な検査所見**：
  - 頸動脈不安定プラーク
  - 頸動脈・脳血管の高度狭窄・閉塞
  - 狭窄・閉塞血管領域の脳血流量低下（脳血流シンチグラフィー）

治療

- **急性期治療**：
  - 注射薬：アルテプラーゼ（グルトパ®），アルガトロバン水和物（ノバスタン®，スロンノン®），オザグレルナトリウム（カタクロット®），エダラボン（ラジカット®），デキストラン（低分子デキストラン®），濃グリセリン（グルセオール®）など
  - リハビリテーション
- **発症予防**：
  - 抗血栓療法（抗血小板療法）：アスピリン（バイアスピリン®），クロピドグレル（プラビックス®），シロスタゾール（プレタール®）．抗血小板薬無効時にワルファリンカリウム（ワーファリン®）
  - 危険因子の管理を徹底すること
  - 脱水の予防が重要
  - スタチン内服（LDL-コレステロール低下，抗動脈硬化作用を期待）

●アテローム血栓性脳梗塞

●看護のポイント

観察事項	観察のポイント
● 麻痺の有無，特に症状の変動がないか ● 頸部血管音（聴診器で聞く） ● 意識レベル ● 瞳孔，眼球症状 ● 梗塞部位に合った脳神経症状 ● 頭蓋内圧亢進症状 ● バイタルサインの変動 ● 水分バランス ● 合併症の有無（肺炎，尿路感染，消化管出血，DVT〈深部静脈血栓症〉，褥瘡など） ● 血糖コントロール ● 精神状態（うつ症状など）	● 麻痺に変動があったり，血圧が低下する場合は頻回の観察が必要であり，医師へ報告する ● 頸部血管音で雑音があれば高度の狭窄が示唆されるため，雑音を聞き逃さない ● 発症から48時間で梗塞巣がほぼ完成されるため，この間が一番症状の変化が多い ● 急性期では血圧は高めに保ち，水分補給をすることが基本 ● 脳ヘルニアのサインとして瞳孔不同，血圧上昇，徐脈，チェーンストークス呼吸，意識障害などを見逃さない ● 高齢者では特にうつ症状となることが多い

注意	● 進行性の経過をたどる場合もあるため，ナースステーションに近い部屋での経時的な観察をし，異常の早期発見に努める ● 後遺症がある場合，転院・在宅療養へ向けた援助や精神的サポートが必要 ● 退院時再発予防のための指導を他職種と連携して行う

考えられること	対応
● 頸動脈の高度狭窄があり，症状の変動・悪化がある場合は緊急で手術になる可能性もある ● 脳神経症状の悪化や呼吸パターンの変化は梗塞巣の拡大，頭蓋内圧亢進を考える ● 血圧の低下や脱水は脳梗塞を拡大させる恐れがある	《急性期》 ● 症状が不安定な場合 ICU での全身管理が必要 ● 症候性の頸動脈狭窄は狭窄率が 50％以上で手術（CAS または CEA）を検討する ● その他，心原性脳塞栓症の項を参照（p.88～89 参照） ● 主幹動脈・頸動脈の高度狭窄・閉塞のときは，血圧低下と脳神経症状に変化がないことを確認しながら，徐々に頭部挙上していく． 《慢性期》 ● リハビリテーションと日常生活の援助 ● 食事・禁煙・服薬などの個々に合わせた生活指導を行う．特に再発予防のため血圧・糖尿病などのコントロールが大切である ● 飲水を心がけるよう指導 ● 障害をもって退院する場合は精神的援助を行う

アテローム血栓性脳梗塞

■脳梗塞
ラクナ梗塞

概念
- 穿通枝領域の梗塞で,微小粥腫(小さな動脈硬化)によって起こる.
- 脳梗塞の病型分類の中で来院までに一番時間がかかる(診断がつかない,本人が気づかない)病型.患者の訴えや日常生活で困ることはないかなどを尋ね変化に気づくことが大切.
- MRIで15 mm以上のラクナ梗塞では,麻痺症状などが進行することが多く,進行性ラクナ梗塞,あるいはBAD(branch atheromatous disease)といわれる.

病型・症状

■ラクナ梗塞の臨床病型
- 大まかには4つの臨床症状をとる.代表的なラクナ梗塞時のMRI画像を示す.

①純粋運動性不全片麻痺(図1)
- 症状:通常は顔面を含む半身の運動麻痺.

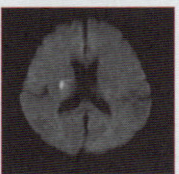

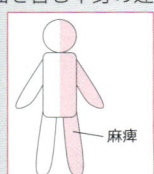

■図1 純粋運動性不全片麻痺 (右放線冠ラクナ梗塞)

②純粋感覚性脳卒中(図2)
- 症状:顔面を含む半身の感覚障害.

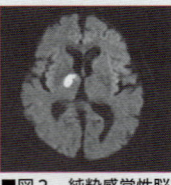

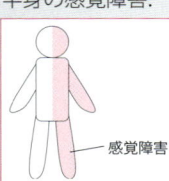

■図2 純粋感覚性脳卒中 (右視床梗塞)

③運動失調不全片麻痺
- 症状:半側の軽い不全麻痺に運動失調を呈する.

④構音障害・手不器用症候群
- 症状:構音障害と上肢の巧緻運動障害を呈する.

病型・症状

> **注意**
> - 麻痺は軽症から重症までさまざま．軽症だと「違和感がある」「字が書きづらい」などの訴えとなり，患者自身，脳梗塞のために生じているとは気づかないことが多い．
> - ラクナ梗塞は構音障害があっても失語（p.166 参照）は，一般的に起こらない．
> - 特に MRI で 15 mm 以上の梗塞では，麻痺が進行しやすい．麻痺進行時には医師に連絡．

治療

■点滴

- カタクロット®80 mg（オザグレルナトリウム）を輸液 200 mℓに溶解し，2 時間で滴下．1 日 2 回行う．
- 重度の麻痺ではラジカット®（エダラボン）を併用することもある．ラジカット®30 mgを生理食塩水 50 mℓに溶解し 30 分で滴下（30 分以内に滴下しないと不活化するので要注意）．
- 麻痺が進行する場合，ノバスタン®（アルガトロバン水和物）に変更．
- 進行性ラクナ梗塞は麻痺が重度となることが多く，入院当初からノバスタン®やラジカット®の点滴を開始することがある．

■点滴から内服へ

- 一般的に点滴終了 2 ～ 3 日前から後療法として内服開始．バイアスピリン®（アスピリン）やプラビックス®（クロピドグレル硫酸塩），プレタール®（シロスタゾール）などを処方．最近では，入院初日から内服する場合もある．
- プレタール®は内服後から動悸や頭痛を訴えたり，心電図モニターなどで頻脈を呈することが多く注意が必要．無症候に頻脈が現れることもあり，ベッドサイドでの脈拍測定が重要．

■リハビリテーション

- 入院時早期からリハビリテーションを開始．

●ラクナ梗塞

●看護のポイント

観察事項	観察のポイント
● 梗塞部位に合った脳神経症状の観察 ● 麻痺の有無 ● バイタルサインの変動 ● 頭蓋内圧亢進症状 ● 意識レベル ● 瞳孔, 眼球症状 ● 合併症の有無（肺炎, 尿路感染, 消化管出血, DVT〈深部静脈血栓症〉, 褥瘡など） ● 精神状態（うつ症状など）	● 梗塞部位により症状は異なり, 無症状の場合もある ● 発症後から48時間で梗塞巣がほぼ完成されるため, この間が一番症状の変化が多い ● 急性期では血圧は高めに保ち, 水分補給することが基本 ● 意識障害を認めることはまずない ● 高齢者では特にうつ症状になることが多い ● 後療法開始後は, 頭痛, 動悸, 頻脈, 黒色便の有無に注意する

軽度の麻痺患者への指導

● 麻痺が軽い場合, 看護師を呼ぶのが悪いと感じ, 1人でトイレなどに行こうとして転倒し, 骨折をすることがある. 入院時に必ず遠慮せずにコールするよう指導する.

> **注意**
> - 軽症〜進行性の経過をたどるものまで症状はさまざま．MRI にて3スライス以上の梗塞や 15 mm 以上の場合は要注意．
> - 異常の早期発見に努め，きめ細かい観察が必要．

考えられること	対応
● 入院時 MRI で梗塞範囲が3スライス以上の場合は症状が進行する可能性がある（医師に確認しておくとよい） ● 脳神経症状の悪化や呼吸パターンの変化は梗塞巣の拡大，頭蓋内圧亢進を考える ● 血圧の低下や脱水は脳梗塞を拡大させる恐れがある ● ラクナ梗塞が多発すると，認知症，脳血管性パーキンソン症候群の原因となることがある ● 後療法によって，プレタール® では頭痛，動悸，頻脈，またアスピリンでは黒色便の副作用が出現することがある	**《急性期》** ● 心原性脳塞栓症の項を参照（p.88〜89） ● アダラート®（ニフェジピン）舌下は禁忌 ● 後療法の副作用出現時は医師へ報告 　● プレタール® の場合は他の薬剤への変更を検討 　● アスピリンの場合，医師の指示のもと H_2 ブロッカーの投与を行い経過をみていく **《慢性期》** ● リハビリテーションと日常生活の援助 ● 食事，禁煙，服薬など個々に合わせた生活指導を行う．特に再発予防のため血圧コントロールが大切 ● 飲水を心がけるよう指導

ラクナ梗塞

■脳梗塞
奇異性脳塞栓症

概念

■病態
- 主に下肢静脈にできた血栓が，卵円孔（心房中隔に存在し，胎生期には開いて機能していた孔）や肺動静脈瘻（細動脈から毛細血管を介さずに細静脈に移行する血管奇形），心房または心室中隔欠損などのシャントを介して右心系から左心系に入り，脳血管を閉塞して発症する脳塞栓症（p.86，**図1**参照）．
- 卵円孔は通常は左房側の弁で覆われて閉鎖しているが，①肺塞栓で右心系の圧が高いとき，②息こらえや怒責をやめた直後やしゃがんだ姿勢から立ち上がった直後など，右房圧が左房圧を超えると，通常閉鎖している卵円孔が開き右房の血流が左房に流入する．

■誘因
- **下肢静脈血栓を形成する状態**：長時間の座位，下肢麻痺，脱水，肥満．
- **バルサルバ負荷がかかる行為**：排便時の怒責，重いものをもったり水にもぐったときの息こらえ，咳，しゃがみ立ち．

■疫学
- 若年性脳梗塞（40～45歳以下）の4％が卵円孔開存による奇異性脳塞栓症．
- 発症機序不明のTIA（一過性脳虚血発作）と脳塞栓症の約30％に，卵円孔開存を認めたという報告がある．

> 注意
- 発症時に肺塞栓症を合併していることがあり，低酸素血症や呼吸困難がみられる場合は要注意．

検査と診断基準

■検査
- **頭部MRI・CT**：塞栓性機序による脳梗塞巣の出現．
- **経胸壁心エコー**：心房中隔欠損，心室中隔欠損の存在．
- **経食道心エコー**：
  - コントラストエコー法（右頁・MEMO参照）とバルサルバ負荷（息こらえ）により微小気泡が右房から左房に通り抜ける．
  - バルサルバ負荷解除後，3心拍以内に抜ければ卵円孔開存，

検査と診断基準

4 心拍以降なら肺動静脈瘻を疑う．
- 心腔内と大静脈弓に塞栓源がないことも確認する．
- **下肢静脈エコー**：下肢静脈（特にひらめ静脈）に血栓が存在．
- **採血**：深部静脈に血栓が存在するとDダイマーが上昇．
- **頸動脈エコー，MRA**：塞栓源がない．
- **肺塞栓を合併しているとき**：動脈酸素分圧低下，肺血流シンチで欠損像，造影胸部CTで肺静脈に血栓陰影．
- **診断基準**：表1に記す．

■表1　奇異性脳塞栓症の診断基準

①画像診断による脳梗塞巣の確認
②右左シャントの存在
③静脈血栓の存在
④塞栓機序を示す発症様式や神経放射線学的特徴
⑤他の塞栓源や責任主幹動脈の高度狭窄性病変がない
⑥バルサルバ負荷のかかる動作や長期の座位姿勢後の発症

| 確定診断 | ①②③④⑤ | 疑い所見 | ①②③④
①②③⑤
①②④⑤ | 参考所見 | ⑥ |

治療

- 深部静脈や肺静脈に血栓が存在するときは，ヘパリンを使用する（APTT〈活性化部分トロンボプラスチン時間〉が2倍程度になるように調節）．その後，ワーファリン®に移行（PT-INR2.0〜3.0を少なくても3〜6か月間使用）．
- 下肢静脈血栓が発見されなければ，アスピリン（325 mg／日）でもよい．
- 弾性ストッキング着用，長時間の座位禁止，ふくらはぎの末端から中枢側に向かうマッサージ，脱水・便秘の予防．
- 肺動静脈瘻は，経皮的カテーテル塞栓術によるシャント閉鎖を行う．

MEMO

経食道心エコーのシャント判定法

- 経食道心エコーで，右房と左房を同時にみながら，22G針を留置した右肘静脈から微小気泡を注入する．
- バルサルバ負荷（息こらえ）を十分かけて解除したときに，右房にたまっていた気泡が左房や大動脈内に出現すれば，右左シャント陽性と判定する．

●奇異性脳塞栓症

●看護のポイント

観察事項	観察のポイント
● 梗塞部位に合った脳神経症状の観察 ● 深部静脈血栓の状態 ● 肺塞栓の有無,呼吸状態 ● バイタルサインの変動 ● 意識レベル ● 瞳孔,眼球症状 ● 麻痺の有無 ● 頭蓋内圧亢進症状 ● 既往歴(小児期に心疾患がなかったか) ● 合併症の有無(肺炎,尿路感染,消化管出血,褥瘡,悪性腫瘍など) ● 精神状態(うつ症状など)	● 梗塞部位により症状は異なり,無症状の場合もある ● 発症後から48時間で梗塞巣がほぼ完成されるため,この間が一番症状の変化が多い ● 深部静脈血栓があるため,下肢の皮膚色や浮腫の程度・呼吸状態に注意して観察する(特にSpO_2は必ず測定する) ● 急性期では血圧は高めに保ち,水分補給することが基本

悪性腫瘍に伴う脳塞栓症

- 悪性腫瘍に伴う脳塞栓症の場合は,悪性腫瘍の状況や採血データ(腫瘍マーカーやDダイマー,FDPが高値でないか)の確認が必要
- 最近,悪性腫瘍に伴う脳塞栓症が多くなっている.再発の可能性が高いため,注意して観察し異常の早期発見に努める

注意	深部静脈血栓があるため，ADL の拡大や DVT 予防については医師へ確認し，行う場合には呼吸状態に注意することが必要．

考えられること	対応
● 脳神経症状の悪化や呼吸パターンの変化は梗塞巣の拡大，頭蓋内圧亢進を考える ● 血圧の低下や脱水は脳梗塞を拡大させる恐れがある ● 肺塞栓のリスクがある	● 深部静脈血栓の残存の可能性があるため，安易に DVT 予防（弾性ストッキング・弾性包帯の利用，間欠的空気圧迫法）はせずに医師の指示を確認する ● 安静度についても医師へ確認が必要 ● 凝固系異常が認められれば，医師の指示のもと点滴治療が開始となる（ヘパリンなど） ● その他，心原性脳塞栓症の項を参照（p.88 〜 89 参照） 《慢性期》 ● リハビリテーションと日常生活の援助 ● 食事・禁煙・服薬などの個々に合わせた生活指導を行う．特にワーファリン® 内服についての指導（p.88 参照） ● 障害をもって退院する場合は精神的援助を行う

奇異性脳塞栓症

脳卒中の合併症
心臓病ナビ

観察・ケアのポイント

- 脳卒中急性期には，自己の交感神経終末から放出されるカテコラミンにより血中のカテコラミン濃度が上昇し，**不整脈**や**心筋虚血**をきたすことがあるため，心電図モニターが必須（p.56参照）．
- 脳ヘルニアが発生したときには，延髄が圧迫されることにより**著しい徐脈**がみられることがある．
- 大出血時には**巨大陰性T波**（左右対称の10〜15 mm以上の深い陰性T波）がみられることがある．
- 脳卒中急性期には一般的に血圧が上昇するが，低心機能例では後負荷増大のために**左心不全**をきたすことがある．
- 脳梗塞急性期治療で行われる血栓溶解療法（rt-PA静注療法）では大量の輸液が行われるため，**低左心機能**や高齢者では**急性左心不全（肺うっ血）**をきたしやすい．
- 脳卒中治療においては，脳浮腫対策のためしばしば高張液（グリセオール®やD-マンニトール）の輸液が行われる．これは**電解質異常**（これによる**不整脈**）や**脱水**（特に高齢者に多い）を惹起しやすい．
- 脳外科的な手術後も，意識障害，発熱，嘔吐，高張液負荷などにより**脱水**になりやすい．
- 輸液をする際に輸液量決定の最もよい指標は中心静脈圧（CVP）である．また，スワン-ガンツカテーテルによるモニタリングはより正確である．
- 脱水と心不全の主な鑑別点を表1に示す．

■表1 脱水と心不全の主な鑑別点

	脱水	心不全
頸静脈の怒張	−	＋
皮膚や舌	乾燥	湿潤
肺の聴診	雑音なし	湿性ラ音
胸部X線	所見なし	肺うっ血，胸水
中心静脈圧	低下	上昇

ココがポイント！ 心電図，血圧，CVP，尿量などのモニタリングと肺の聴診が重要！

心臓疾患への対応

- 基礎心疾患の有無やその種類にかかわらず，循環動態を維持することが最も重要．これには適正な血圧と輸液の管理，そのための血管拡張薬や利尿薬投与などが含まれる．
- 心房細動では，心房内血栓の有無の検索（可能であれば経食道エコーによる）が重要になる．
- 虚血性心疾患をもつ患者が脳出血を発症した場合には，急性期に抗血小板薬を中止せざるを得ない場合もあり，**心筋梗塞発症**のリスクが高くなる．
  - 特に，薬剤溶出性ステントを冠動脈に留置されているケースでは，胸痛の有無や心電図変化に十分に注意を払うことが重要．

MEMO
ワルファリン内服時の注意点

- PT-INR が治療域に達していなければ脳塞栓症を発症し，逆に，これを大きく上回れば出血性合併症発症のリスクが高まる．鼻出血や歯肉出血が止まらない，巨大な皮下出血が出現する場合は，ワルファリンが効きすぎている可能性がある．すぐに PT-INR を測定し，その後のワルファリン内服をどうすべきか，主治医に確認する必要がある．
- ビタミン K を大量に含む青汁・クロレラと，ビタミン K を産生する納豆菌を含む納豆の摂取は，ワルファリン効果が大幅に低下するため禁止する．
- NSAIDs や一部の抗菌薬など多くの薬剤がワルファリンの代謝に影響を与え，PT-INR を変動させる可能性がある．
- 経腸栄養剤の変更の際，ビタミン K 含有量の違いで PT-INR 値が変化することがあるため要注意．ラコール®，ツインライン®はビタミン K の含有量が多い．
- 通常の歯科治療（抜歯），白内障手術，体表小手術，観察のみの内視鏡検査は，ワルファリンを休止・減量しない．
- ワルファリン内服中に緊急手術が必要となった場合は，乾燥人血液凝固 IX 因子複合体製剤とビタミン K 製剤を投与して，ワルファリン効果をリバースする．予定手術の場合は，一時的にワルファリンからヘパリンに切り替える．

■脳卒中の合併症
糖尿病ナビ

脳卒中との関係

- 糖尿病は脳梗塞の独立した重要な危険因子である.
- インスリン抵抗性を基盤として，糖尿病，脂質異常症，高血圧は合併しやすい．これらの合併が脳梗塞発生につながると考えられている.
- 特に，大脳皮質で生じるアテローム血栓性脳梗塞（p.90 参照）に関係しているが，合併した高血圧の影響で穿通枝領域のラクナ梗塞（p.94 参照）も多くみられ，全体としては小梗塞が多発する傾向がある.
- 脳梗塞は非糖尿病患者に比べ 2〜3 倍高頻度である．新規発症は非糖尿病患者での再発とほぼ同程度に多く，再発率も高い.
- 糖尿病を合併した脳卒中は，脳梗塞・脳出血とも予後が悪く死亡率も高い.

糖尿病の基礎知識

- 慢性合併症として細小血管障害（網膜・腎臓・末梢神経）を引き起こす.
- HbA1c（hemoglobin A1c，グリコヘモグロビン）はヘモグロビンの糖化産物で，過去 1〜2 か月間の平均血糖値を反映する．特に外来治療のよい指標として用いられている（表1）．赤血球寿命と関連し，貧血・輸血などにより偽低値を示す場合がある.
- 簡易型自己血糖測定器は，患者自身による自己管理を目的として開発された．偽高値や偽低値を示すことがあるため，特性を十分に把握して使用する必要がある.
- 低血糖症状は，交感神経刺激症状（発汗，不安，動悸，頻脈，手指振戦など）から，中枢神経症状（頭痛，眼のかすみ，生あくび，異常行動，痙攣，意識障害）に及ぶ.
- 糖尿病治療は食事療法，運動療法，薬物療法で成り立つ.
- 食事の適正なエネルギー量は，性別・年齢・体格・身体活動量などに基づいて決定する（表2）.
- 血糖管理が極端に悪い場合（空腹時血糖 250 mg／dℓ以上，尿

> **ココがポイント！** 糖尿病の既往がある患者や，高カロリー輸液をした患者は，適宜血糖を測定することが大切！

ケトン体中等度以上陽性）や，増殖網膜症による新鮮な眼底出血・腎不全・足壊疽・運動障害がある場合は運動療法を禁止する．

■表1　血糖コントロール目標（日本糖尿病学会）

目標	コントロール目標値[4]		
	血糖正常化を目指す際の目標[1]	合併症予防のための目標[2]	治療強化が困難な際の目標[3]
HbA1c（%）	6.0 未満	7.0 未満	8.0 未満

治療目標は年齢，罹病期間，臓器障害，低血糖の危険性，サポート体制などを考慮して個別に設定する．

[1]：適切な食事療法や運動療法だけで達成可能な場合，または薬物療法中でも低血糖などの副作用なく達成可能な場合の目標とする．

[2]：合併症予防の観点からHbA1cの目標値を7%未満とする．対応する血糖値としては，空腹時血糖値130mg/dL未満，食後2時間血糖値180mg/dL未満をおおよその目安とする．

[3]：低血糖などの副作用，その他の理由で治療の強化が難しい場合の目標とする．

[4]：いずれも成人に対しての目標値であり，また妊娠例は除くものとする．
※65歳以上の高齢者糖尿病の血糖コントロール目標については，日本老年医学会あるいは日本老年医学会のホームページを参照．

■表2　エネルギー摂取量と身体活動量の目安

身体活動量の目安		エネルギー摂取量
軽労作	デスクワーク，主婦	25～30kcal/kg 標準体重
普通の労作	立仕事が多い	30～35kcal/kg 標準体重
重い労作	力仕事が多い	35kcal～/kg 標準体重

・標準体重＝身長（m）×身長（m）×22
・入院中はベッド上安静や室内歩行のみとなるため，一般に軽労作以下とみなす
・高度肥満を有し減量を目指す場合には，さらに減量して標準体重1kgあたり20～25kcal程度にする

● 脳卒中急性期：
- 低血糖に注意して，まずは血糖を150～200 ㎎/dℓ程度に維持し，徐々に厳格な管理に移行する．
- 外来では内服治療を行っていても，入院中はインスリン治療に切り換えられることが多い．こうした場合，生理的インスリン分泌パターンの模倣を目指し，強化インスリン療法が用いられることが多い（図1，2）．

> **やってはダメ！**
> ● 絶食中に経口糖尿病薬を飲ませてはだめ！
> 静注には速効型や超速効型インスリンを用い，中間型・持効型・混合型インスリンを用いてはならない！

合併患者への対応

■表3　主な経口糖尿病薬と注意点

分類		一般名	商品名	注意点
インスリン抵抗性改善系	チアゾリジン	ピオグリタゾン	アクトス	①水分貯留傾向があるため，心不全やその既往のある患者には使用しない．②単独で低血糖を起こすことは少ない
	ビグアナイド	メトホルミン	メトグルコ，グリコラン	①重篤な副作用に乳酸アシドーシスがある．②下痢や発熱で脱水の恐れがある場合は休薬する．③単独で低血糖を起こすことは少ない
		ブホルミン	ジベトス，ジベトンS	
インスリン分泌促進系	SU薬	グリベンクラミド	ダオニール，オイグルコン	SU薬2種類以上や速効型インスリン分泌促進薬と併用はしない
		グリクラジド	グリミクロン	
		グリメピリド	アマリール	
	速効型インスリン分泌促進薬	ナテグリニド	スターシス，ファスティック	①低血糖回避のため，必ず食直前に投与する．②SU薬との併用はしない
		ミチグリニド	グルファスト	
		レパグリニド	シュアポスト	
	DPP-4阻害薬	シタグリプチン	グラクティブ，ジャヌビア	①食事摂取は影響しないため，食前食後のどちらも投与可能である．②SU薬と併用する場合には，SU薬の減量を検討する．③腎機能障害のある患者に対し投与量を考慮すべき種類がある
		ビルダグリプチン	エクア	
		アログリプチン	ネシーナ	
		リナグリプチン	トラゼンタ	
		テネリグリプチン	テネリア	
		アナグリプチン	スイニー	
		サキサグリプチン	オングリザ	
		トレラグリプチン	ザファテック	
		オマリグリプチン	マリゼブ	
糖吸収・排泄調節系	α-グルコシダーゼ阻害薬	ボグリボース	ベイスン	①低血糖時にはブドウ糖を投与する．②高齢者，開腹手術の既往者で，腸閉塞の副作用を引き起こす場合がある．③食直前に内服する．④単独で低血糖を起こすことは少ない
		アカルボース	グルコバイ	
		ミグリトール	セイブル	
	SGLT2阻害薬	イプラグリフロジン	スーグラ	①頻尿・多尿がみられ，脱水症状を起こす可能性があるため，水分補給を心がける．②尿路感染症・性器感染症（特に女性）を発症することがある．③腎機能低下者にはよい適応ではない．④シックデイの際は休薬する
		ダパグリフロジン	フォシーガ	
		ルセオグリフロジン	ルセフィ	
		トホグリフロジン	アプルウェイ，デベルザ	
		カナグリフロジン	カナグル	
		エンパグリフロジン	ジャディアンス	

合併患者への対応

- **脳卒中慢性期**：
  - 脳梗塞再発予防の血糖管理は**表1**の「合併症予防のための目標」の値を目指す．
  - 脳卒中再発予防には血圧管理が重要であり，血圧130/80 mmHg以下が推奨されている．
  - 脂質管理も大切である．

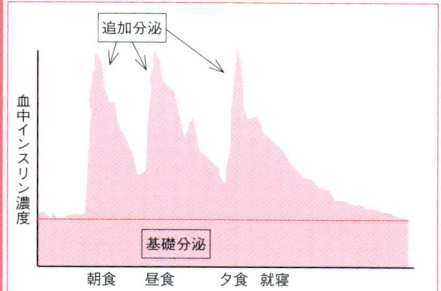

健常者のインスリン分泌は，基礎インスリン分泌と食事刺激による追加インスリン分泌からなっている

■図1 インスリン分泌（1日のサイクル）

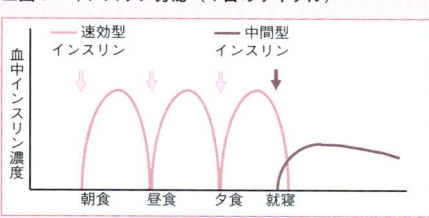

■図2 インスリン強化療法の例

ケアのポイント

- 治療中の低血糖に備え，普段からブドウ糖などを用意しておくよう患者に指導し，病院内にも用意しておく．
- 自律神経障害を合併して交感神経症状が出現しにくい患者や，日常的に低血糖を繰り返している患者では，しばしば無自覚性低血糖が起こり，前兆なく昏睡に至ることがあるので特に注意を要する．
- 高次機能障害などのため，自ら低血糖症状を訴えることができない患者にも注意する．
- 急激な視力の悪化は眼底出血のことがある．

4 主な治療と看護

- ■ 薬物療法（抗血栓療法）
- ■ rt-PA 静注療法
- ■ 外科的治療
  - クリッピング術
  - CEA（内頸動脈内膜剥離術）
  - STA-MCA 吻合術
  - 減圧開頭
- ■ 血管内治療
  - コイル塞栓術
  - CAS（内頸動脈ステント留置術）
- ■ 治療後の見逃せない症状
  - 意識レベルの低下
  - 頭痛
  - 悪心・嘔吐
  - バイタルサインの変動
  - 瞳孔不同
  - 痙攣
  - ドレーン管理

薬物療法（抗血栓療法）

■ 抗血栓療法とは

- 抗血栓療法とは，脳梗塞に対し，薬物を使って血液を固まりにくくする治療のことで，これには抗血小板薬を用いる抗血小板療法と抗凝固薬を用いる抗凝固療法が含まれる．脳梗塞の発生機序により，どの薬を選択するかが決まる．
- 脳梗塞は，発生機序から以下のように分類される．
  ① 心腔内（静脈内）や頭蓋外血管狭窄部から血栓が飛んできて詰まる脳塞栓症（前者が心原性脳塞栓症，後者が動脈原性脳塞栓症）
  ② 頭蓋内外の血管の高度狭窄・閉塞が原因で血管の還流圧が下がり，その血管の末端部に血栓が形成される血行力学性梗塞
  ③ 脳血管の動脈硬化病変が破れて（プラーク破綻）血栓が生じ血管がその場で詰まる血栓症（狭義）
- 血栓は，血小板が活性化してできる血小板血栓と，凝固因子の活性化により生じるフィブリン血栓に大別される．一般に血流が速い部分（血管狭窄部）では血小板血栓が生じ，遅い部分（拡張した左房内や静脈内・還流圧が低下した脳血管内）ではフィブリン血栓が形成される．
- ① 心原性脳塞栓症（静脈血栓が原因となる奇異性脳塞栓症を含む）はフィブリン血栓，アテローム血栓性脳梗塞のうち，② 動脈原性脳塞栓症は血小板血栓，③ 血行力学性梗塞と血栓症（狭義）はフィブリン血栓と血小板血栓の両者が生じている．
- 多くの臨床研究の結果，フィブリン血栓により発症する心原性脳塞栓症の治療・予防には抗凝固薬，血小板血栓または血小板血栓とフィブリン血栓両者により発症するアテローム血栓性脳梗塞には抗血小板薬または抗凝固療法が，ラクナ梗塞にはシロスタゾールの有効性が示されている．

■ 内服薬

- 抗血栓療法で用いられる内服薬を**表1**で比較する．
- **表2**に服薬中の手術・検査時の対応を示す．

■表1　内服薬の種類とその比較

薬剤名	アスピリン	クロピドグレル	チクロピジン	シロスタゾール	ワルファリンカリウム
製品名	小児用バファリン バイアスピリン	プラビックス	パナルジン	プレタール	ワーファリン
常用量	81 mg・100 mg 1×朝	75 mg・50 mg 1×朝	200 mg 2×朝夕	200 mg 2×朝夕	1-6 mg 1
脳梗塞型	非心原性	非心原性	非心原性	非心原性	心原性
分類	抗血小板薬	抗血小板薬	抗血小板薬	抗血小板薬	抗凝固薬
適応症例	・危険因子が少ない ・初回梗塞	・危険因子多数 ・糖尿病合併 ・動脈硬化高度 ・アスピリンで再発 ・アスピリン禁忌		・ラクナ梗塞 ・脳底部主幹動脈狭窄 ・アスピリン，クロピドグレル使用時に再発の場合は本剤を追加	・心腔内血栓 ・下肢静脈血栓
薬価	安価	高価	安価	高価	安価
利点	・非心原性脳梗塞の標準治療薬	・抗血小板作用が強い ・高度狭窄部での血小板血栓形成を抑制 ・クロピドグレルはチクロピジンより副作用が少ない		・血管拡張，抗動脈硬化，内皮細胞保護，抗炎症，誤嚥性肺炎予防などもある ・他剤と併用時，出血が増えない ・高度狭窄部で血小板血栓形成を抑制	・フィブリン血栓形成抑制に唯一有効な内服薬
副作用禁忌	アスピリン喘息・消化管出血	肝機能障害，顆粒球減少，血栓性血小板減少性紫斑病		頻拍，頭痛，心不全	出血
使用上の注意	・クロピドグレルと併用すると出血性合併症が増加	・アスピリンと併用すると出血性合併症が増加 ・70歳以上または体重50 kg以下の場合は50 mg/日			・納豆，クロレラ，青汁摂取禁止 ・定期的にPT-INRを測定して内服量を調整 ・併用薬剤や食物でコントロールが影響される
中和	なし	なし		なし	ビタミンK 第IX因子 FFP

■表2　服薬中の手術・検査時の対応

薬剤名	休止（減量）の行い方	白内障手術 抜歯 体表小手術	内視鏡検査	ペースメーカー植込み 内視鏡生検・切除 大手術
シロスタゾール	2日前	継続	生検がなければ継続	休止
アスピリン	7日前			
クロピドグレル	10〜14日前			
チクロピジン	10〜14日前			
ワルファリンカリウム	INR1.5以下になるように休止または減量			・3〜5日前に休止し，ヘパリンに変更，APTT1.5〜2.5になるよう調節 ・手術開始4〜6時間前に休止 ・手術直前にAPTT測定 ・必要時，プロタミン硫酸塩で中和 ・術後可及的早期にヘパリンを再開

- 抗血栓療法休止中に，脳梗塞を再発するリスクは約1％といわれている．
- 休止した抗血栓薬は，開始可能となり次第，すぐに再開する．
- CEA（内頸動脈内膜剥離術），CAS（内頸動脈ステント留置術），STA-MCA（浅側頭動脈−中大脳動脈）吻合術施行時は，塞栓症や術後再狭窄・再閉塞を予防する目的で内服継続下で行う．

■注射薬

- 脳梗塞急性期治療で用いられる注射薬を**表3**で比較する．
- 形成される血栓の種類によって治療薬が選択される（**図1**）．

■アテローム血栓性梗塞・塞栓症

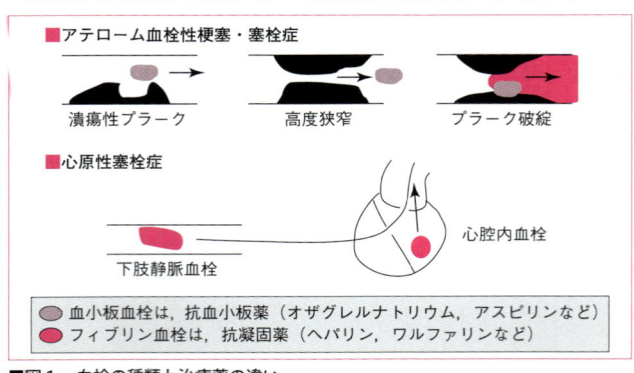

潰瘍性プラーク　　高度狭窄　　プラーク破綻

■心原性塞栓症

下肢静脈血栓　　心腔内血栓

血小板血栓は，抗血小板薬（オザグレルナトリウム，アスピリンなど）
フィブリン血栓は，抗凝固薬（ヘパリン，ワルファリンなど）

■図1　血栓の種類と治療薬の違い

■表3 注射薬の種類とその比較

薬剤名	アルテプラーゼ (rt-PA)	オザグレルナトリウム	アルガトロバン	ヘパリン	エダラボン	グリセロール	低分子デキストラン
製品名	グルトパ	キサンボン カタクロット	ノバスタン スロンノン	ヘパリン	ラジカット	グリセオール	低分子デキストラン
脳梗塞型	解離以外すべて	非心原性	アテローム血栓性	心原性 アテローム血栓性	すべて	脳浮腫を伴う梗塞	非心原性
常用量	0.6 mg / kg	80 mg ×2	60-20 mg	1.0-2万単位	30 mg ×2	200-600 mg	250-500 ml
使用期間	1時間	最大14日	7日	通常10日程度	最大14日	通常7日程度	通常5日程度
作用機序	プラスミノゲン活性化	TXA_2阻害	抗トロンビン	ATⅢ依存性抗トロンビン	活性酸素消去	高張糖液	血漿増量
分類	線溶亢進	抗血小板	抗凝固	抗凝固	・脳保護 ・血管内皮保護	抗浮腫	末梢循環改善
開始	発症4.5時間以内	5日以内	3日以内	制限なし	1日以内	制限なし	制限なし
禁忌慎重投与	「アルテプラーゼ静注療法の手引き」参照	・出血傾向[*1] ・腎不全	出血傾向[*1]	出血傾向[*1]	腎機能低下	心機能低下	・心機能低下 ・腎機能低下
副作用	出血	出血	出血	・出血 ・血小板減少[*2] ・肝機能障害	腎機能障害	心不全	・心不全 ・腎不全

*1 **出血傾向**：血小板が少ない，出血がある，脳出血の既往がある人．

*2 **HIT（ヘパリン起因性血小板減少症）**：ヘパリン開始後5〜14日頃に，ヘパリンと抗血小板薬から放出される血小板第4因子の複合体に対する自己抗体（HIT抗体）が形成されることで発症する．HIT抗体は，血小板と血管内細胞に結合してこれらを活性化し，血小板凝集とトロンビン産生を起こして強い凝固亢進状態となる．その結果，動静脈に血栓が多発し，血小板減少と出血を起こしてDIC（播種性血管内凝固症候群）様の病相を呈する．ヘパリンの中止と抗トロンビン薬（アルガトロバンなど）によって治療する．

> **MEMO**
>
> ### 新規抗凝固薬の登場
>
> - 2011年より，トロンビンおよびXa因子などの直接阻害薬である新規抗凝固薬が使えるようになった．いずれもワーファリンに比べて心原性脳塞栓の予防効果は高く，出血は少なかった．腎障害患者では投与にあたって注意が必要．

薬物療法

rt-PA 静注療法

概念
- 2005年10月に認可された,アルテプラーゼ(rt-PA)という血栓溶解薬を用いた新しい治療法.
- 発症後4.5時間以内に開始しなければならない治療法で,血栓上でプラスミノゲンをプラスミンに活性化し,フィブリン血栓を分解する(**図1**).

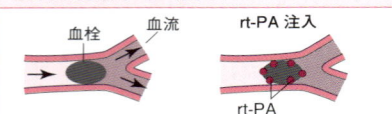

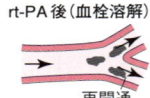

■図1 rt-PA静注療法のイメージ

- rt-PA静注療法は,チームで対処しなければならないため,医師はもとより看護師もそのチェック項目(**表1**)を十分に把握し,迅速に行動する.
※以下,当院でのrt-PA静注療法の流れを示しながら解説する.

来院前
① ホットラインなどからrt-PA静注療法になりそうな患者搬送の依頼あり(発症後4.5時間以内)
② ICU・SCUなどの病床が空いているかを確認→ICUに準じた病床で36時間は最低治療するため.
③ 救急隊・家族に電話で,①生年月日,②名前,③症状,④バイタルサイン,⑤体重を聴取
④ 採血(血算,生化学,凝固,血液型,アンモニア,血糖),心電図,胸部X線写真,頭部CT,点滴ライン(2つ)の準備
⑤ 感染防御の徹底
⑥ 救急車到着

来院後
- 来院後は医師と看護師で手分けし,迅速に検査を行う.

■検査①
【看護師】
- バイタルサインのチェック.
  - 必ず血圧は両腕を測る→左右差が著明なときは動脈解離を疑う.

> **ココがポイント!** 大動脈解離を伴う脳梗塞例もあるので,必ず血圧の左右差は来院時に測ること!

■表1 rt-PA静注療法のチェックリスト

<table>
<tr><th colspan="2"></th><th></th><th>あり</th><th>なし</th></tr>
<tr><td rowspan="17">適応外（禁忌）</td><td></td><td>● 発症～治療開始時刻 4.5 時間超
　※発症時刻（最終未発症確認時刻）＿＿＿＿＿＿＿＿
　※治療開始（予定）時刻＿＿＿＿＿＿＿＿</td><td>□</td><td>□</td></tr>
<tr><td rowspan="6">既往歴</td><td>● 非外傷性頭蓋内出血</td><td>□</td><td>□</td></tr>
<tr><td>● 1 か月以内の脳梗塞（TIA を含まない）</td><td>□</td><td>□</td></tr>
<tr><td>● 3 か月以内の重篤な頭部脊髄の外傷あるいは手術</td><td>□</td><td>□</td></tr>
<tr><td>● 21 日以内の消化管あるいは尿路出血</td><td>□</td><td>□</td></tr>
<tr><td>● 14 日以内の大手術あるいは頭部以外の重篤な外傷</td><td>□</td><td>□</td></tr>
<tr><td>● 治療薬の過敏症</td><td>□</td><td>□</td></tr>
<tr><td rowspan="7">臨床所見</td><td>● くも膜下出血（疑）</td><td>□</td><td>□</td></tr>
<tr><td>● 急性大動脈解離の合併</td><td>□</td><td>□</td></tr>
<tr><td>● 出血の合併（頭蓋内，消化管，尿路，後腹膜，喀血）</td><td>□</td><td>□</td></tr>
<tr><td>● 収縮期血圧（降圧療法後も 185 mm Hg 以上）</td><td>□</td><td>□</td></tr>
<tr><td>● 拡張期血圧（降圧療法後も 110 mm Hg 以上）</td><td>□</td><td>□</td></tr>
<tr><td>● 重篤な肝障害</td><td>□</td><td>□</td></tr>
<tr><td>● 急性膵炎</td><td>□</td><td>□</td></tr>
<tr><td rowspan="3">血液所見</td><td>● 血糖異常（<50 mg/dℓ，または >400 mg/dℓ）
● 血小板 100,000/㎜³ 以下
【抗凝固療法中ないし凝固異常症において】
● PT-INR >1.7
● APTT の延長（前値の 1.5 倍［目安として約 40 秒］を超える）</td><td>□</td><td>□</td></tr>
<tr><td rowspan="2">CT/MR 所見</td><td>● 広汎な早期虚血性変化</td><td>□</td><td>□</td></tr>
<tr><td>● 圧排所見（正中構造偏位）</td><td>□</td><td>□</td></tr>
</table>

<table>
<tr><th colspan="2"></th><th></th><th>あり</th><th>なし</th></tr>
<tr><td rowspan="20">慎重投与（適応の可否を慎重に検討する）</td><td rowspan="6">年齢
既往歴</td><td>● <u>81 歳以上</u></td><td>□</td><td>□</td></tr>
<tr><td>● 10 日以内の生検・外傷</td><td>□</td><td>□</td></tr>
<tr><td>● 10 日以内の分娩・流早産</td><td>□</td><td>□</td></tr>
<tr><td>● 1 か月以上経過した脳梗塞（<u>とくに糖尿病合併例</u>）</td><td>□</td><td>□</td></tr>
<tr><td>● 3 か月以内の心筋梗塞</td><td>□</td><td>□</td></tr>
<tr><td>● 蛋白製剤アレルギー</td><td>□</td><td>□</td></tr>
<tr><td rowspan="4">神経症候</td><td>● <u>NIHSS スコア 26 以上</u></td><td>□</td><td>□</td></tr>
<tr><td>● 軽症</td><td>□</td><td>□</td></tr>
<tr><td>● 症候の急速な軽症化</td><td>□</td><td>□</td></tr>
<tr><td>● 痙攣（既往歴などからてんかんの可能性が高ければ適応外）</td><td>□</td><td>□</td></tr>
<tr><td rowspan="10">臨床所見</td><td>● 脳動脈瘤・頭蓋内腫瘍・脳動静脈奇形・もやもや病</td><td>□</td><td>□</td></tr>
<tr><td>● 胸部大動脈瘤</td><td>□</td><td>□</td></tr>
<tr><td>● 消化管潰瘍・憩室炎，大腸炎</td><td>□</td><td>□</td></tr>
<tr><td>● 活動性結核</td><td>□</td><td>□</td></tr>
<tr><td>● 糖尿病性出血性網膜症・出血性眼症</td><td>□</td><td>□</td></tr>
<tr><td>● 血栓溶解薬・抗血栓薬投与中（<u>とくに経口抗凝固薬投与中</u>）＊</td><td>□</td><td>□</td></tr>
<tr><td>● 月経期間中</td><td>□</td><td>□</td></tr>
<tr><td>● 重篤な腎障害</td><td>□</td><td>□</td></tr>
<tr><td>● コントロール不良の糖尿病</td><td>□</td><td>□</td></tr>
<tr><td>● 感染性心内膜炎</td><td>□</td><td>□</td></tr>
</table>

〈注意事項〉①1 項目でも「適応外」に該当すれば実施しない．②1 項目でも「慎重投与」に該当すれば，適応の可否を慎重に検討し，治療を実施する場合は患者本人・家族に正確に説明し同意を得る必要がある．③「慎重投与」のうち，下線をつけた 4 項目に該当する患者に対して発症 3 時間以降に投与する場合は，個々の症例ごとに適応の可否を慎重に検討する必要がある．

＊：抗 Xa 薬やダビガトランの服薬患者への本治療の有効性と安全性は確立しておらず，治療の適否を慎重に判断せねばならない．

（日本脳卒中学会医療向上・社会保険委員会 rt-PA（アルテプラーゼ）静注療法指針改訂部会．rt-PA（アルテプラーゼ）静注療法適正治療指針．第二版．2012 年 10 月．http://www.jsts.gr.jp/img/rt-PA02.pdf より）

来院後

- 血圧 185/110 mmHg 以上では rt-PA 静注療法を施行できない．この場合は降圧を行う．
- ペースメーカーなど MRI の禁忌がないかチェックする．
- MRI，CT の画像検査のため，患者の身体から入れ歯や貴金属，時計などを外す．
- 体重のチェック→この療法は体重で点滴量を決めるため．
- 尿道カテーテル，A ライン，経鼻胃管などは出血を促す可能性があり，極力行わない．

【医師】
- 末梢ラインを 2 か所取り，同時に採血を行う．
- 発症時間の詳細な聴取：発症時間とは最後に元気であった時間をいう．つまり，朝起床時に症状があった場合は就寝時が発症時間となる．
- 既往歴の聴取→①頭蓋内出血の既往，②3 か月以内の脳梗塞，③3 か月以内の重篤な頭部脊髄の外傷または手術，④21 日以内の消化管出血または尿路出血，⑤14 日以内の大手術または頭部以外の重篤な外傷，⑥治療薬の過敏症などは禁忌．
- 診療と同時に NIHSS（p.243 参照）の計測を開始．

■検査②

【看護師】
- 胸部 X 線写真，心電図検査を行う．
- 頭部 CT を行う：頭部 CT で early CT sign を認めないこと．
  - early CT sign とは脳梗塞の場合の早期に現れる変化で，CT 画像で黒っぽく映る．これが認められる場合は，脳虚血に至っており，治療効果が見込まれない可能性を意味する．
- 医師の指示のもと，時間的余裕がある場合には MRI・MRA・頸動脈エコーなどを行う．
- 検査と検査の間の時間も麻痺などの状況をチェック．

【医師】
- 採血結果をチェック→①血糖値が 50 以下あるいは 400 以上，②血小板が 10 万以下，③PT-INR が 1.7 以上，④APTT が 1.5 倍以上，⑤重篤な肝機能障害や急性膵炎がみられる場合は禁忌．
- 頭部 CT で early CT sign を認めず，NIHSS が 4 点以上で家族への同意が取れれば，rt-PA 静注療法を開始．

入院後

■ICU・SCUに準じた病床に入室

【看護師】
- 体重が判明しない場合などにはICUで体重を計測．

【医師・看護師】
- 薬剤の調合を行う．医師・看護師で用量をダブルチェック．

【医師】
- 体重で計算し，10%量を初期投与として1分かけて，90%量を1時間かけて静脈注射する．この際，血圧は185/110 mmHg以下にする．
  - 最初に点滴ラインを2つ確保した理由は，血圧コントロールのため，1本がペルジピン®などのラインになってしまう可能性があるためである．
- rt-PA（グルトパ®）は，1瓶600万単位で10 mℓと1200・2400万単位がある．0.6 mg/kgで量を計算するが，アルテプラーゼ投与量換算表を利用すると便利．

■集中管理：治療後36時間は必要

【看護師】
- 血圧および神経学的評価（**表2**）を行う．血圧は入院後は来院時と異なり，180/105 mmHg以下にコントロールする．
- ドクターコールのタイミングを**表3**に示す．
- リハビリテーションの依頼をする．
- 飲水テストを行う．
- 翌日，頭部CTを行う．
- 24時間後からの次の治療を検討する．

■表2 血圧・神経学的評価

血圧	① 投与開始〜2時間まで：15分ごとの測定 ② 2〜8時間まで：30分ごとの測定 ③ 8〜24時間まで：1時間ごとの測定
神経学的評価	① 投与開始〜1時間まで：15分ごとの測定 ② 1〜7時間まで：30分ごとの測定 ③ 7〜24時間まで：1時間ごとの測定

■表3 ドクターコールのタイミング

- 頭痛を訴える ● 痙攣 ● 麻痺増悪 ● 嘔吐 ● 急激な血圧上昇
- その他の神経学的所見の変化（瞳孔不同）

> **ココがポイント！** rt-PA静注療法後に出血や脳ヘルニアを生じる可能性があるのは，脳梗塞の範囲が片側大脳の1/3以上の場合．主治医に脳梗塞の大きさなど聴取しておくとよい！

■外科的治療
クリッピング術

目的	●脳動脈瘤からの出血（再出血）を予防する． ●技術的にはかなり確立された治療であり，脳動脈瘤治療のスタンダードで，長期予後も報告されている． ●くも膜下出血の場合には，脳圧コントロール，脳槽灌流（血栓溶解薬を用いて血腫で満ちているくも膜下腔を洗い流すこと）などの目的で，ドレーンを留置することもある． ●重症くも膜下出血の場合は，同時に広範囲に頭蓋骨を除去し，圧を外に逃がすこともある（骨は慢性期に戻す）．
適応	●基本的には，どの部分の動脈瘤に対しても可能． ●脳の深部では，頭蓋底を削らないとクリップがかけられない． ●全身状態不良などの場合には，血管内治療が行われるようになってきている．
治療法	●開頭し，脳動脈瘤が正常血管から出ている部分（ネック，頸部）をクリップでつまむことで，動脈瘤に血液が流れ込まないようにする．
合併症	●**術後出血**：急性硬膜下血腫，硬膜外血腫など．脳循環改善薬のエリル®やカタクロット®を用いると，術後遅れて出血することがある． ●**痙攣発作**：特に脳血管攣縮期に痙攣を起こすと，脳虚血が悪化することがある． ●**感染症**：ドレナージチューブが入っていることも多く，感染に注意する必要がある．

> **ココがポイント！** きちんとネック（頸部）にクリップがかかるまでは手術のどの段階でも出血の危険があるので注意！

MEMO
CEA 適応ではなく CAS を行う場合

①全身合併症が重篤で全身麻酔ができない，②高齢者，③狭窄部位が高位（CEA でアプローチ困難，第2頸椎以上），④CEA 後再狭窄症例，⑤放射線性狭窄，⑥対側喉頭神経麻痺，⑦不安定狭心症，⑧対側頸動脈の閉塞〜高度狭窄

■外科的治療

CEA（内頸動脈内膜剥離術）

目的
- 頸動脈狭窄による脳虚血症状の改善と，脳梗塞予防のため．

適応
- **頸動脈エコーやたまたま撮影した画像で判明**：頸動脈狭窄率が60％以上であればCEA適応．この場合，脳梗塞の予防効果は内科的治療のみよりもCEAをしたほうが高い．
- **脳梗塞やTIA，一過性黒内障の既往**：狭窄率50％以上はCEA適応．明らかなエビデンスはないが，潰瘍形成が著明な場合は狭窄率50％未満でもCEA適応となることもある．
- CEAではなくCASを行う場合（p.118のMEMO参照）．

治療法
- 原則として，全身麻酔下，経鼻挿管で行う．
① 頸部をできるだけ伸展させ，頭部を軽度健側に回旋して，馬蹄頭台に固定する．
② 胸鎖乳突筋前縁に沿って8 cmほどの皮膚切開を置き，頸動脈前縁のまばらな組織を分ける．
③ 周囲の神経を痛めないように，総頸動脈，外頸動脈，上甲状腺動脈，内頸動脈を確保する．
④ 各血管を遮断し，その間に血管を切開，内膜を丁寧に剥離して除去する．遮断により脳虚血の可能性が高い場合は，総頸動脈と内頸動脈をバイパスするシャントチューブを挿入．
⑤ 血管内を十分にきれいにしたら，縫合閉鎖する．
⑥ 止血を確認後，ドレーンを入れて閉創する．

合併症
- **脳梗塞**：手術時や動脈遮断・開放時に血栓やアテローム片が飛んで生じることがある．全身麻酔による血圧低下や動脈遮断による脳血流低下が原因で生じ，その結果，意識障害や片麻痺，言語障害などが起こりうる．
- **過灌流症候群**：手術前の狭窄が高度で，かつ側副血行路の血流が少ない場合，術後血流が多くなったために頭痛や痙攣，脳出血を起こすことがある．発症した場合の死亡率が高いため，術後に最も注意が必要となる．血圧管理がポイント．
- **下位脳神経麻痺**：手術操作によって舌下神経や上喉頭神経麻痺が起こると，術後に舌偏位や嗄声，嚥下障害が現れることがある．ただし，片側のみに生じている場合は，術後数か月後に改善する場合がある．

■外科的治療
STA-MCA 吻合術

目的
- 脳の虚血状態を改善するため．

適応
① 動脈硬化性に太い動脈が詰まったり，または詰まりかけている患者．
② 脳梗塞にはなっていないが，血流が乏しく，脳梗塞に至る危険性が大きい患者．
③ すでに脳梗塞が起こってしまっている場合は，自立度が低くない患者，または脳虚血による症状の改善が見込める患者．

検査

■方法
- 脳卒中，一過性脳虚血発作（TIA）の責任血管を調べるため，脳血管撮影，CTA，MRA などを行う．
  - 頸動脈に関しては，頸動脈エコーで詰まっていることがわかることもある．
- バイパス手術の適応が考えられるときには，SPECT（または PET）を行う．
  - 安静時と，負荷を加えた状態で検査．
  ⓐ 安静にした状態で脳血流を評価．
  ⓑ ダイアモックス®を注射して，SPECT（または PET）を行うことで，脳血管の予備能（余力）を調べることができる．
  → 検査の結果，原則的には，脳血流が低下していて，予備能も落ちている患者に STA-MCA 吻合術を行う．

■ STA-MCA 吻合術を行う時期
- 原則として，脳虚血発作・脳梗塞を起こしてから 2 〜 4 週間は間を開け，脳の状態が落ち着いてから行う．
- 症状が安定しない場合などは，準緊急的に行うこともある．

治療法

1. STA の剥離
- STA（浅側頭動脈）は耳の前で触れることができる．これを頭頂方向にたどって皮膚切開を置く．
- STA は 2 本（前頭枝・頭頂枝）があり，バイパスを 2 本置くときは，さらに前方に切開を置く．

2. 開頭
- STA をドリルに巻き込まないように慎重な操作が必要．

治療法

3. MCAへ吻合
- 脳表に現れているMCA（中大脳動脈）に吻合．10-0（もやもや病のときは11-0のことも）ナイロン糸で10針程度縫いつける．縫い終わったら，血液の漏れ，血管の詰まりがないことを確認．

4. 閉頭
- STAが硬膜を貫通するところは髄液が漏れやすいため，側頭筋などでパッチする．

術後合併症

- **吻合部からの出血**
- **硬膜外・皮下出血**：特に，抗血小板薬を中止せずに手術を行う場合には注意が必要．
- **過灌流**：脳血流が非常に低下している患者の場合，灌流がよくなりすぎて痙攣を起こしたり，脳出血を起こすことがある．
- **皮膚の壊死**：皮膚の血行が悪くなるため，部分的に壊死することがある．
- **感染症**：糖尿病などを合併していることも多く，皮膚の血行も悪いため，感染のリスクは高いといえる．
- **包帯によるSTAの圧迫**：耳の前で圧迫が加わると，STAが圧迫されて詰まることがあるといわれている（**図1**）．

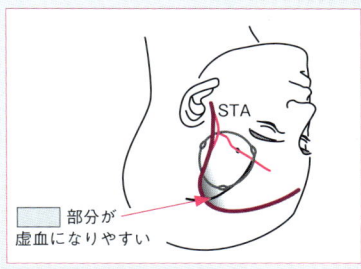

■図1 包帯によるSTAの圧迫

> **ココがポイント！** 動脈硬化でMCAが狭窄するような患者は，全身の動脈硬化も強いと考えられるため，周術期に心筋梗塞などの合併症にも気をつける！

■外科的治療
減圧開頭

目的	● 減圧開頭は，脳浮腫や脳腫脹による頭蓋内圧亢進症状の改善のために行う．
適応	● 脳梗塞や外傷による脳挫傷で生じた脳浮腫や脳腫脹によって頭蓋内圧が亢進し，生命維持が困難になると予想される患者．
症状	● 頭蓋内圧亢進の3徴候である頭痛，嘔吐，うっ血乳頭（眼底静脈のうっ血），および脳ヘルニアの症状である呼吸パターンの変化，瞳孔・眼球の異常，姿勢・運動の異常． ● 症状が進行すると，上記に意識障害が加わる．
治療法	● **検査・診断**：CTで脳浮腫・脳腫脹の増悪およびそれによる正中偏位． ● 全身麻酔下で行う． **①開頭** ● 脳浮腫・脳腫脹の部分をできるだけ取り囲むように開頭を行う（**図1**）． **②硬膜切開** ● 硬膜を切開し，人工硬膜（ゴアテックス®シートなど）を用いて余裕をもたせて硬膜を再形成する（これを**外減圧**という，**図2**）． ● 外減圧のみでは不十分な場合（**図3**）は，すでに梗塞や挫傷していて機能を失った部分の脳を切除し，減圧を図る（これを**内減圧**という）． **③閉頭** ● 外減圧では骨を戻さずに閉創する． ● 内減圧では頭蓋形成して（骨を戻して）閉創する（**図4**）．

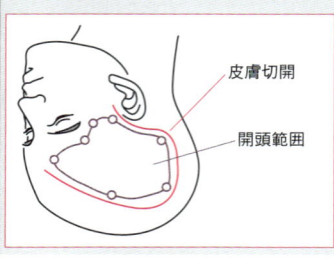

■図1　開頭範囲のマーキング

治療法

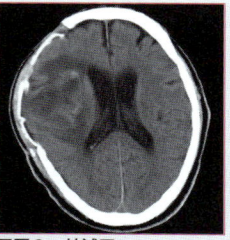

■図2 外減圧

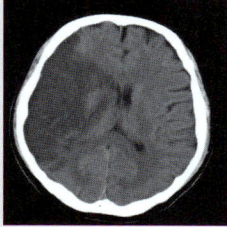

■図3 内減圧前 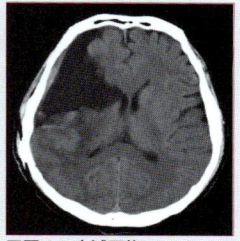　　　■図4 内減圧後

減圧開頭

術後合併症
- **減圧部位からの脳出血**：梗塞や挫傷した脳は脆弱であるため出血を起こしやすい．
- **感染症**：もともと重篤な病態であることが多く，肺炎などを含めた感染のリスクは高いといえる．

> ココがポイント！
> - 減圧開頭術の目的は救命であり，失われた機能を改善することではない！
> - 内減圧の場合，頭蓋形成を同時に施行することで早期離床が可能となる，美容面で優れるといったメリットがある！

■血管内治療
コイル塞栓術

目的	● 脳動脈瘤から再出血を起こさないようにして,くも膜下出血からの回復を期待する.

適応	● 基本的には,どの部分の動脈瘤に対しても治療可能(クリッピング術〈p.118参照〉とほぼ同様の適応).ただし,中大脳動脈瘤は近傍の血管構築が複雑なことがあるため,開頭術が選択されやすい. ● 動脈瘤が脳深部に位置する場合(脳底動脈瘤など)や,高齢の場合,血液凝固に異常があったり,抗凝固薬や抗血小板薬を継続する必要がある場合(血液透析,心筋梗塞など)にコイル塞栓術が優先的に行われる.

治療法	● 局所麻酔でも可能だが,全身麻酔での治療が望ましい(くも膜下出血急性期は頭痛・吐き気が強いため安静を維持するのが難しく,血圧も変動しやすいため).

① 大腿部で動脈を穿刺し,X線透視で観察しながら,マイクロカテーテルを動脈瘤内部まで誘導したのちに,コイルをゆっくりと挿入していく.
② 慎重に押し引きを行ってコイルが良好な形状になったら通電して,コイルをデリバリーワイヤーから離脱する.破裂部位への血流を遮断できるまでコイルを追加挿入する(図1).

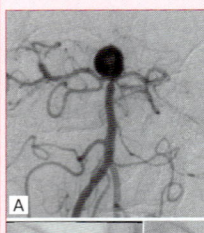

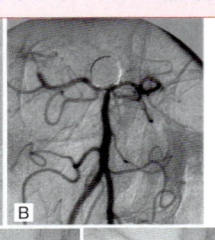

A:治療前
B:治療後
1:コイル1本目
2:コイル2本目
3:コイル4本目
4:コイル28本目

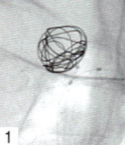

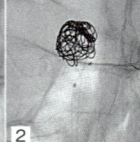

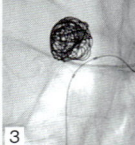

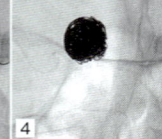

■図1 75歳女性,脳底動脈瘤(11mm)のコイル塞栓術

合併症
- **出血性合併症**：カテーテルやガイドワイヤー，コイルが動脈瘤壁を穿孔してくも膜下出血を起こしてしまう．
  - **対処法**：血圧を下げる，ヘパリン中和（プロタミンの投与）など
- **閉塞性合併症**：カテーテルやコイルに血栓が付着することで，正常脳血管が閉塞して脳梗塞を生じてしまう．
  - **対処法**：ヘパリンの静注，アルガトロバンの静注，ウロキナーゼの動注，アスピリンやシロスタゾールの経鼻胃管からの投与など
- シース抜去後の皮下血腫（大量出血に至ることがある）．

術後
- ICU・病棟では，開頭術後と同等のバイタルサインや神経観察が必要．血管内治療後には，シース刺入部位の観察が必要であることが開頭術後と異なる．
- 造影剤投与により治療後早期には多尿となるが，その後，腎障害により乏尿になりうるので，尿量・尿比重の観察が必要．

> **ココがポイント！** 血管撮影室スタッフは「検査」に慣れていると思われるが，コイル塞栓術は「手術」であり，気持ちの切替が必要！

MEMO
血管内機械的血栓除去術

- 近年 Merci や Penumbra といった血管内治療器具の進歩により tPA では溶かすことが困難であった血栓（内頸動脈の血栓や T2* 画像 で黒い血栓など）を効果的に除去することが技術的に可能となった．8時間以内に血栓が回収されれば，症例の中には劇的に症状が改善するものも出てきた．ただし現状では，機械的血栓除去が tPA 単独療法に比較して予後を改善したとするエビデンスはない．したがって，tPA の適応症例に血管内治療を優先して行うことは推奨されていない．

血管内治療

CAS（内頸動脈ステント留置術）

目的
- 内頸動脈の高度狭窄部では血栓が形成されやすい．脳梗塞再発を防ぐために血管狭窄部を拡張する．

適応
- 内頸動脈内膜剝離術（CEA）と同等の適応（p.119 参照）．
- 現時点では CAS はまだ歴史が浅いため，何らかの理由により CEA が困難な症例が適応とされる．
- CEA に比べると低侵襲のため全身に対する負荷が小さいが，治療により新たに脳梗塞を生じるリスクが少し高いというデメリットもある．

治療法
- 局所麻酔下で大腿部の動脈に8フレンチのシースを挿入する（太さ約3㎜）．
- シースが挿入されたら，手技中に血栓が生じないように十分にヘパリンを投与する（ACT 300秒を目指す）．
- 図1に CAS の流れを示す．
① ガイディングカテーテルを狭窄部手前の総頸動脈まで誘導し，フィルターつきガイドワイヤー（遠位塞栓防止デバイス，アンギオガード）（図2）を狭窄部の遠位まで誘導する．
② 狭窄部をバルーンカテーテルで拡張してから（前拡張）ステントを留置する．ステントが病変部によりきれいに密着するようにさらに拡張を行う（後拡張）．

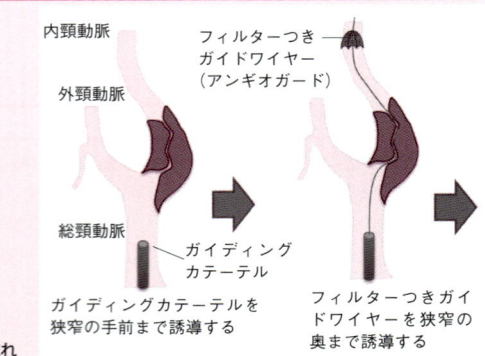

■図1　CAS の流れ

内頸動脈／外頸動脈／総頸動脈／ガイディングカテーテル／フィルターつきガイドワイヤー（アンギオガード）

ガイディングカテーテルを狭窄の手前まで誘導する

フィルターつきガイドワイヤーを狭窄の奥まで誘導する

治療法 ③フィルターを回収すれば治療終了.

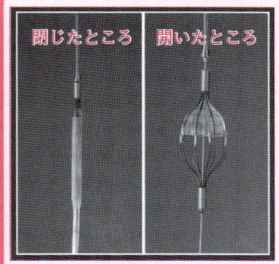

閉じたところ　開いたところ

■図2　フィルター付きガイドワイヤー

医師からのワンポイント

CASの留意点

①治療前：合併症予防には術前からの抗血小板薬の内服が必須. 1〜2剤の抗血小板薬投与が行われているか確認. また治療後は低血圧になりやすい. 治療直前に降圧薬は内服させない.

②治療中：前拡張および後拡張時に徐脈, 低血圧といったバイタルサインの変動が出現しやすい（迷走神経反射の一種で頸動脈洞反射と呼ばれる）. 急変に対応できるよう, 薬剤の準備を整え, X線防護服も着用しておく.

③治療後：低侵襲な治療であるが, 低血圧・徐脈の観察, 神経症状の観察（悪化の原因にはステント部の血栓形成と過灌流症候群がありうる）, 尿量の観察, 穿刺部位の観察などが当日および翌日までは必要.

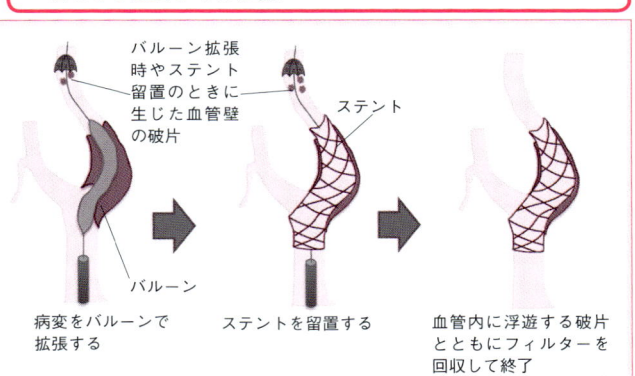

バルーン拡張時やステント留置のときに生じた血管壁の破片

バルーン

病変をバルーンで拡張する

ステント

ステントを留置する

血管内に浮遊する破片とともにフィルターを回収して終了

■治療後の見逃せない症状
意識レベルの低下

考え方
- 意識そのものの定義が難しいため，意識障害を定義づけるのは，より困難である．しかし，脳卒中領域において，重篤な意識障害が存在する場合，広範囲な大脳の障害が存在するか，上行性網様体賦活系を司る部位の障害（すなわち，脳幹，視床下部，視床の障害）が存在すると考えることができる．
- 意識レベルが低下した場合，以下を考える．

①病状の進行
- 脳梗塞や脳出血による脳浮腫の増悪，閉塞性水頭症の進行，くも膜下出血の再破裂，くも膜下出血による急性水頭症の進行など．病状の進行による意識レベルの低下は，手術のタイミングを決定する因子となる．

②新たな脳卒中
- 新たに脳梗塞や脳出血が再発した場合も意識障害が進行する．たとえば，rt-PA静注療法（p.114参照）中に意識障害が進行した場合，脳梗塞の増悪も考えられるが，出血性脳梗

意識レベルの低下

アルゴリズム

```
          意識レベルの低下
                │
         JCSおよびGCSで評価
                │
         JCS100以下，GCS8以下
           ┌────┴────┐
         はい       いいえ
           │          │
   緊急ドクターコール,   ABC*・バイタルサイン・血液ガス
   緊急コード          分析・電解質・血糖値のチェック
                      同時に神経学的検査,
                      瞳孔チェック
                           │
                       医師へ報告
                           │
                      バイタルサイン
                      (&血液ガス分析・電解質の値)
```

*ABC＝Airway（気道確保），Breathing（呼吸状態），Circulation（循環動態）

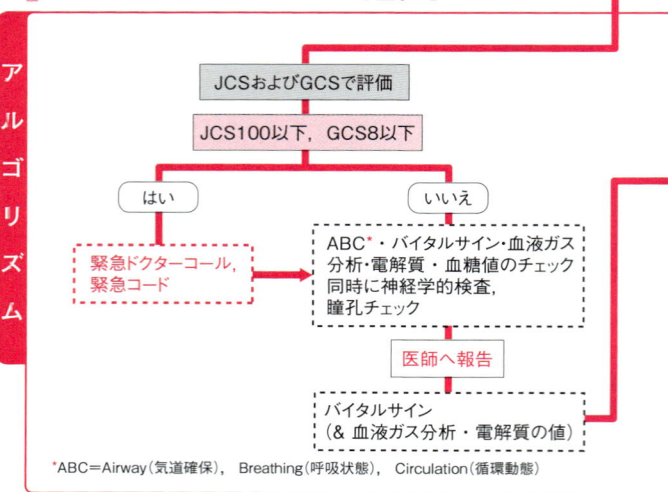

考え方

塞の可能性も考慮する.

③**痙攣発作**
- 痙攣発作を起こすと，回復するまで意識レベルが低下する.

④**その他**
- 電解質バランスの悪化，誤嚥性肺炎，敗血症，髄膜炎などの感染症の増悪，肺塞栓，心不全，腸閉塞など全身状態の悪化.
- 睡眠薬などの鎮静薬の影響や呼吸不全,血糖異常に伴う場合.

●意識レベルの低下の看護のポイント

観察

- 来院時，治療前，治療後の意識レベルについて JCS・GCS（p.251~252 参照）を用いて評価する.
- 神経症状（瞳孔所見・眼症状・呼吸状態）を確認する.

対応

- 上記観察を行い，JCS で 100 点，GCS で 8 点以下の場合は，直ちにドクターコールする.
- 頭蓋内圧亢進の症状がみられたら頭部を挙上し，頸部を屈曲させない.
- 頭蓋内疾患の増悪や再発がなく，意識レベルが低下した場合は，必ず採血や血ガス検査を施行し全身状況を把握する.

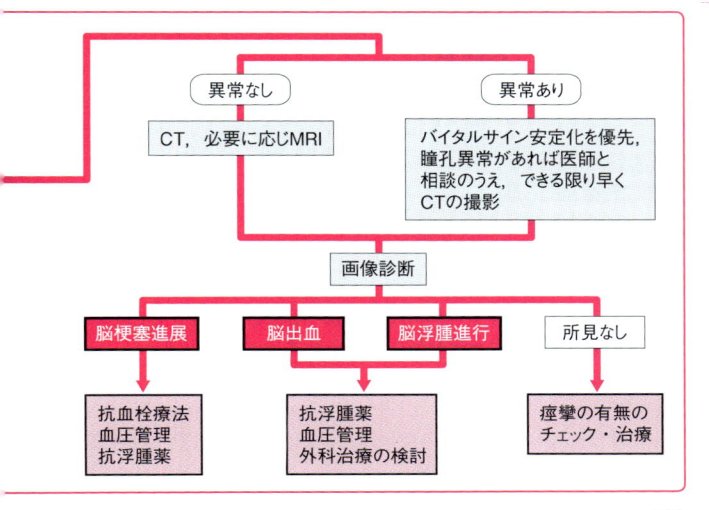

```
                  ┌─────────────┬─────────────┐
               異常なし                    異常あり
                  │                           │
           CT，必要に応じMRI         バイタルサイン安定化を優先,
                                    瞳孔異常があれば医師と
                                    相談のうえ，できる限り早く
                                    CTの撮影
                          │
                       画像診断
         ┌──────────┬──────────┬──────────┐
      脳梗塞進展    脳出血    脳浮腫進行    所見なし
         │             │            │           │
      抗血栓療法    抗浮腫薬                 痙攣の有無の
      血圧管理      血圧管理                 チェック・治療
      抗浮腫薬      外科治療の検討
```

■治療後の見逃せない症状
頭痛

考え方
- 頭痛は以下の際に発生する.
  - 脳を頭蓋につなぎ止めている動脈・静脈・脳神経などの痛みに敏感な疼痛感受組織が, 腫瘍や出血・梗塞による脳浮腫によって牽引・偏位・圧迫されたときに起こる.
  - 髄膜炎やくも膜下出血などで痛覚に敏感になったとき.
- 脳実質には痛覚受容器が全くなく, 頭痛を感じる受容器は脳実質以外の頭部および後頸部にある.
- 頭痛に関係する神経として, 三叉神経, 舌咽・迷走神経, 上位頸神経(第1〜3)がある.
- 頭痛には, 脳卒中そのものによるものと, 再出血や脳浮腫など症状の増悪に伴うもの, また, 治療中・後に続発する頭痛, その他, 筋力の左右差や手術治療後の筋緊張性頭痛がある.
- ■脳卒中における頭痛の因子
- 脳出血:頭蓋内血腫による主要な脳血管の偏位, および頭蓋内圧亢進による硬膜の緊張.

■治療後の見逃せない症状
悪心・嘔吐

考え方
- 悪心・嘔吐は, 嘔吐中枢のある延髄が直接的・間接的に刺激されて生じる. 特に脳卒中患者で生じた場合,以下を考える.

①頭蓋内関連
- 頭蓋内圧亢進によって噴水様嘔吐を起こすことがある.
- 頭蓋内の圧バランスの変化や, くも膜下腔に血性成分があると嘔吐しやすい.

②消化器疾患
- 脳卒中を起こすと, 高率に胃潰瘍・胃腸炎を併発することがよくある. 急性胃潰瘍を起こして出血することもある.
- 腸管運動機能が低下するため, 便秘が原因であることも多い.

③その他
- 意識障害や神経症状の悪化がない場合は, 胃腸薬・制吐薬で経過観察することが多い.

考え方
- **脳梗塞**：脳梗塞による血管への刺激，また浮腫による主要な脳血管の偏位および頭蓋内圧亢進による硬膜の緊張．
- **くも膜下出血**：出血による脳血管に対する血液や炎症物質の刺激．
- **動脈解離**：血管に対する刺激．

■ 脳卒中治療後の頭痛の因子
- **続発する髄膜炎**：硬膜・血管に対する血液や炎症物質の刺激．
- **続発する水頭症**：頭蓋内圧亢進による硬膜の緊張．
- 手術による創部の痛み．
- 麻痺などの障害による筋力の左右差や，手術によって筋肉を剥離することによる筋緊張性頭痛．

● 頭痛の看護のポイント

対応
- 基本的に対症療法となるが，疼痛の持続時間，疼痛部位，どのような痛みかを聴取し，医師へ報告する．
- くも膜下出血を疑わせる（髄膜刺激症状→項部硬直・噴水様嘔吐）症状を伴う場合は直ちにドクターコール．
- その他，脳出血などの可能性を考え，意識レベルやバイタルサインの観察を行い，医師へ報告する．

- -

● 悪心・嘔吐の看護のポイント

観察・対応
- **吐物の観察**：どのように吐き出されたか，量や色を観察する．
- **意識がはっきりしている場合**
  - 頭痛，胸痛，眩暈，腹部膨満感，眼痛など，他症状の観察．
  - バイタルサインの測定，脳神経症状の観察．
- **意識障害がある場合**
  - 気道を確保し，吸引施行．呼吸状態や誤嚥の有無を観察．
  - バイタルサインの測定，脳神経症状の観察．
- 上記観察を行い，医師へ報告する．
- 噴水様嘔吐の場合は，くも膜下出血，脳出血，広範囲脳梗塞による脳浮腫，脳腫瘍による頭蓋内圧亢進の可能性があるため，直ちにドクターコールする．
- 胃潰瘍・胃腸炎防止のため，脳卒中の患者には必ず胃粘膜保護薬を使用する．
- 便秘を解消するため，排便コントロールを行う．

頭痛

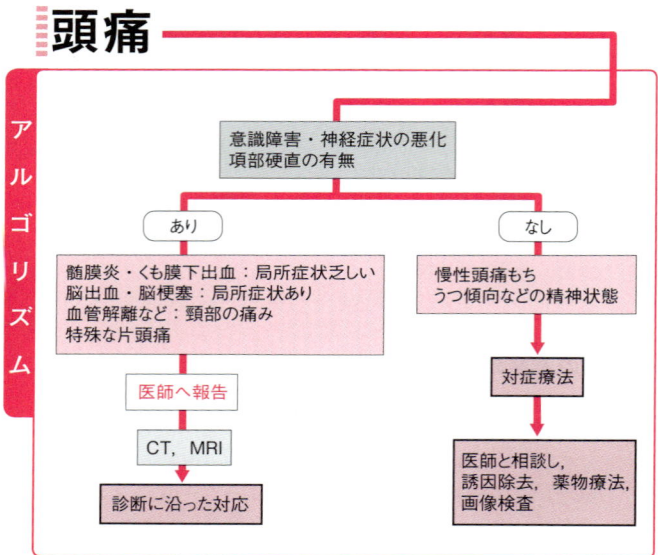

アルゴリズム

意識障害・神経症状の悪化
項部硬直の有無

- **あり**
  - 髄膜炎・くも膜下出血：局所症状乏しい
  - 脳出血・脳梗塞：局所症状あり
  - 血管解離など：頸部の痛み
  - 特殊な片頭痛

  → 医師へ報告 → CT, MRI → 診断に沿った対応

- **なし**
  - 慢性頭痛もち
  - うつ傾向などの精神状態

  → 対症療法 → 医師と相談し，誘因除去，薬物療法，画像検査

悪心・嘔吐

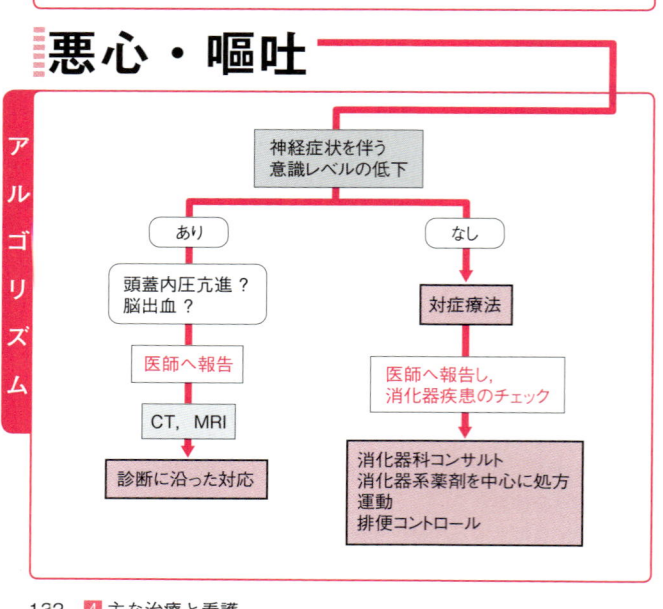

アルゴリズム

神経症状を伴う意識レベルの低下

- **あり**
  - 頭蓋内圧亢進？
  - 脳出血？

  → 医師へ報告 → CT, MRI → 診断に沿った対応

- **なし**
  - 対症療法

  → 医師へ報告し，消化器疾患のチェック → 消化器科コンサルト／消化器系薬剤を中心に処方／運動／排便コントロール

治療後の見逃せない症状
バイタルサインの変動

ポイント
- バイタルサインの変動は,頭蓋内環境の最初の変化として現れることが多く,バイタルサインを正しく診ることが脳卒中の管理の大きなポイントとなる.
- 脳卒中では,バイタルサインを厳格にコントロールする必要があるため,頻回に測定を行う.
- バイタルサインには,体温,脈拍,呼吸状態,血圧の4項目があり,ドクターコールするときは,必ず4項目1セットのバイタルサインを報告するとともに,そのときの意識レベル・神経症状も確認し,あわせて報告する必要がある.
- 脳卒中の急性期,亜急性期,慢性期ではバイタルサインのコントロールも変わるため,それぞれの時期で的確な指示を仰ぐ.特に,脳梗塞と脳出血では血圧のコントロールは全く異なり,合併する病態によってさらに指示が細かくなる.

■脳梗塞

考え方
- 一般的に脳梗塞では,脳が虚血状態に陥っており,脳梗塞領域の周辺の可逆性領域(ペナンブラ)は,脳血流の自動調節能が失われて,脳血流は脳灌流圧に依存している.
- 血圧が一定以上低下すると,脳血流も低下し,可逆性領域が非可逆的な梗塞に陥ってしまうため,血圧は高めに設定される.
- 脳梗塞が数日して完成され,脳浮腫が著明な場合,症例によっては脳ヘルニア状態となる.脳ヘルニアとなると,頭蓋内圧亢進によってバイタルサインは変動する.脳ヘルニアがさらに進行すると,脈拍は急に徐脈となり,呼吸も停止する.
- 大動脈解離に伴う脳梗塞は疑わないと診断できないが,この脳梗塞は治療が全く異なることを念頭においておく.

対応
- 施設によって異なるが,脳梗塞発症後,数日〜1週間は「220mmHg>収縮期血圧」までは降圧せず様子をみる.血圧の低下により,意識レベルや神経症状が悪化する場合は,医師へ報告し,積極的な昇圧やvolumeの負荷(輸液量を増やす)を考える.
- 脳梗塞超急性期でrt-PA静注療法(p.114参照)を行う場合は,

対応 rt-PA投与前の収縮期血圧が185 mmHg以下，拡張期血圧が110 mmHg以下であることを確認する必要がある．
- 出血性脳梗塞の場合は，脳出血に準じて積極的な降圧を行う．
- 大動脈解離に伴う脳梗塞を否定する意味でも，一度は必ず両上肢で血圧を測定し，明らかな左右差がないか調べておく．

■脳出血

考え方 脳出血の血腫増大は，発症後24時間以内に起こることが多いとされている．脳出血の最大の危険因子は高血圧であるため，脳出血と診断された場合は，できる限り早期から降圧し，

バイタルサインの変動

アルゴリズム

脳卒中の病態にかかわらず，
- 心電図変化（虚血性変化）
- 肺うっ血
が出現した場合

【脳梗塞】
収縮期血圧が220mmHg以下であれば，1週間は治療しない

rt-PA療法の適応症例では収縮期血圧＜185mmHg　拡張期血圧＜110mmHgに維持する（治療後は，収縮期血圧＜180mmHg　拡張期血圧＜105mmHgに維持する）

徐脈・血圧上昇 → 脳浮腫進行の可能性

【脳出血】
再出血は24時間以内が多いため，
- 血圧の変動に注意
- できる限り血圧は低く維持

血圧変動 → 再出血・薬剤過量の可能性

たこつぼ心筋症・心虚血（心不全）の疑い

心エコー　心機能チェック

循環器内科・集中治療部との共同で治療

考え方	血圧を安定させる必要がある.
	●バイタルサインが（急激に）変動したときは，投与薬が効きすぎているか，もしくは再出血や血腫増大で脳圧排が強まって頭蓋内圧が亢進している場合が考えられる.

対応	●頭蓋内圧亢進は，生命の危機に直結する．特に急激な変動があった場合には，意識レベル，神経症状を確認のうえ，速やかにドクターコールする.

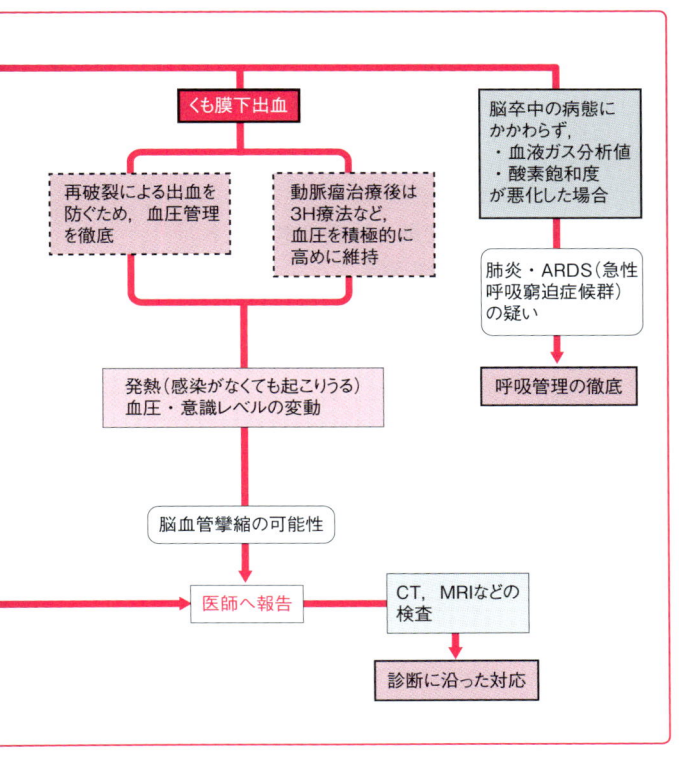

```
           ┌─────────────┐        ┌──────────────┐
           │ くも膜下出血 │        │ 脳卒中の病態に│
           └──────┬──────┘        │ かかわらず，  │
          ┌──────┴──────┐         │ ・血液ガス分析値│
  ┌───────────┐  ┌───────────┐    │ ・酸素飽和度   │
  │再破裂による│  │動脈瘤治療後は│   │ が悪化した場合│
  │出血を防ぐた│  │3H療法など， │    └──────┬──────┘
  │め，血圧管理│  │血圧を積極的に│          ↓
  │を徹底      │  │高めに維持   │   ┌──────────────┐
  └───────────┘  └───────────┘    │ 肺炎・ARDS（急性│
                                   │ 呼吸窮迫症候群）│
                                   │ の疑い        │
                                   └──────┬──────┘
          ┌──────────────────┐            ↓
          │発熱（感染がなくても│     ┌──────────────┐
          │起こりうる）        │     │ 呼吸管理の徹底│
          │血圧・意識レベルの変動│   └──────────────┘
          └────────┬─────────┘
                   ↓
          ┌──────────────────┐
          │脳血管攣縮の可能性 │
          └────────┬─────────┘
                   ↓
          ┌─────────────┐    ┌───────────────┐
          │ 医師へ報告  │───→│CT，MRIなどの  │
          └─────────────┘    │検査           │
                             └───────┬───────┘
                                     ↓
                             ┌───────────────┐
                             │ 診断に沿った対応│
                             └───────────────┘
```

バイタルサインの変動

■くも膜下出血

考え方
- くも膜下出血では，手術前，手術後，脳血管攣縮期，それぞれの時期により，血圧のコントロールが異なる．
- くも膜下出血発症3日以内は再破裂率が高く，再破裂のたびに死亡率が上がる．
- バイタルサインの急激な変動は，急性水頭症や再破裂による頭蓋内圧亢進症状，脳血管攣縮による脳梗塞を示すサインとなる．

対応
- 手術前：再破裂防止が最も重要．極めて厳格なコントロール．
- 不安になった場合はその都度，ドクターコールする．

■その他

考え方・対応
- 中枢性の体温調節障害で，40度近くの発熱が続く場合がある．
- 体温の上昇で脳代謝が亢進し，それに伴い必要脳灌流量も増加する．なるべく体温が上昇しないように3点クーリングなど適宜施行し，管理する必要がある．
- 神経因性膀胱では，排尿調節ができないことによる膀胱内容量の増加で血圧が上昇する．

●バイタルサインの変動の看護のポイント

観察・対応

■一番大事なのは血圧の管理
- 血圧が異常値の場合は，医師の指示書を確認し，それに基づき対症療法を行う．
- 低血圧，高血圧に伴う症状の観察を行う．
  - **低血圧**：頭重感・頭痛，眩暈，末梢冷感，悪心・嘔吐，徐脈
  - **高血圧**：頭痛，悪心・嘔吐，顔面紅潮，しびれ
- 血圧以外のバイタルサイン，随伴症状を観察し，異常があればドクターコールする．
- 著明な血圧低下がみられた場合はショックに陥っている可能性もあるため，下肢を挙上し，ドクターコールする．

■治療後の見逃せない症状
瞳孔不同

考え方
- 瞳孔の大きさは，動眼神経によって調節されており，通常3mm前後である．
- 瞳孔不同は，散瞳による場合，縮瞳による場合があり，左右差が生じて起こる．
- 臨床的に，瞳孔不同とは意識障害が進行し，かつ1mmより大きい左右差がある場合を瞳孔不同と判断する．意識障害が進行せず，1mm程度の左右差の場合は正常であることが多い（そのため，患者を受け持った時点での瞳孔所見を自ら確認しておくことが重要である）．
- 脳出血や脳梗塞による脳浮腫によって，頭蓋内占拠性病変が増悪すると，側頭葉内側が押し出されて，動眼神経を圧迫することによって瞳孔の左右差が生じる．
- くも膜下出血や切迫破裂状態のとき，動脈瘤の存在部位によっては動眼神経を圧迫し，瞳孔不同を生じる（内頸動脈後交通動脈分岐部，脳底動脈上小脳動脈分岐部など）．動眼神経が障害を受けると散瞳となる．
- 頸動脈や椎骨動脈の解離に伴って縮瞳となり，瞳孔不同となる場合もある．
- 脳卒中において，瞳孔不同とはイコール脳ヘルニアであることを示すことが多く，非常に緊急性が高く，見逃してはいけない徴候である．
- 眼科手術（白内障など）の既往がある場合は，瞳孔所見がはっきりしない場合があるため注意が必要である．

●瞳孔不同の看護のポイント

観察・対応
- **1mm以下の瞳孔不同の場合**：バイタルサインやその他の脳神経症状を観察し医師へ報告する．
- **1mm以上の瞳孔不同の場合**：脳ヘルニアの徴候・対光反射の消失・意識障害の有無・眼球の位置・麻痺の有無・頭蓋内圧亢進症状の有無を観察し，直ちにドクターコールする．

■治療後の見逃せない症状
痙攣

考え方	●痙攣とは，脳内の異常な電気放電や電流の異常が，骨格筋に至る運動神経経路を興奮させ，筋肉の急激な不随意収縮を引き起こすことである．

●痙攣の看護のポイント

観察	●痙攣がどのような状況下で，四肢もしくは顔面など，どの部位から始まったか，眼球がどの方向に偏位したか，どのような痙攣がどのくらい持続したかを観察する． ●発作が治まったら意識レベル，バイタルサインなどを観察．
対応	●痙攣発作を生じているのを発見した時点でドクターコールし，救急カートを準備する． ●転倒を予防し，患者周囲から鋭利な器物を遠ざける． ●呼吸が楽になるよう衣服を緩めて頭位を直す．必要時，ガーゼを巻いて舌圧子． ●タオルなどを口に入れて，舌を歯で噛まないようにする． ●吐物を誤嚥する危険があれば，側臥位にする． ●呼吸をしていなければアンビューバッグを用いて人工呼吸を開始する． 　●酸素投与を開始し SpO_2 モニターを装着する． 　●薬物療法の準備をしてドクター到着を待つ（ジアゼパム，フェニトイン）． ●繰り返し痙攣を起こすことがあるため，厳重な観察（呼吸心拍モニタリング）と適切な抗痙攣薬を予防として投与する必要がある． ●痙攣を誘発しやすい光・騒音などは遮断する．

瞳孔不同

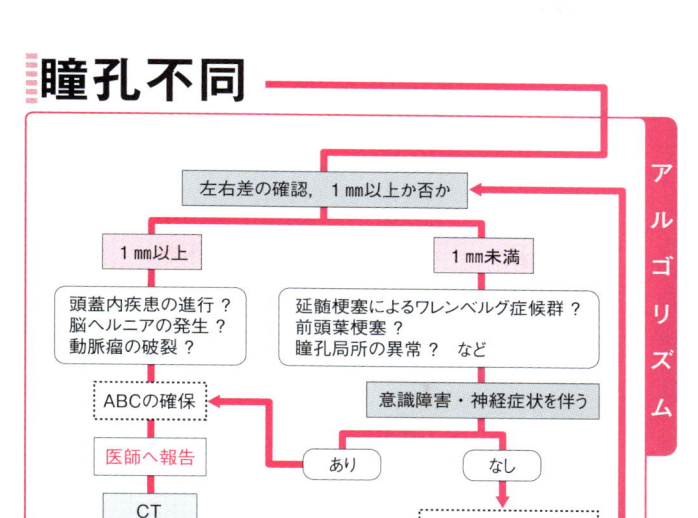

アルゴリズム

```
左右差の確認，1mm以上か否か
├─ 1mm以上
│   頭蓋内疾患の進行？
│   脳ヘルニアの発生？
│   動脈瘤の破裂？
│       ↓
│   ABCの確保
│       ↓
│   医師へ報告
│       ↓
│   CT
│       ↓
│   診断に沿った対応
│
└─ 1mm未満
    延髄梗塞によるワレンベルグ症候群？
    前頭葉梗塞？
    瞳孔局所の異常？　など
        ↓
    意識障害・神経症状を伴う
    ├─ あり → ABCの確保へ
    └─ なし → 1時間後に再チェック
```

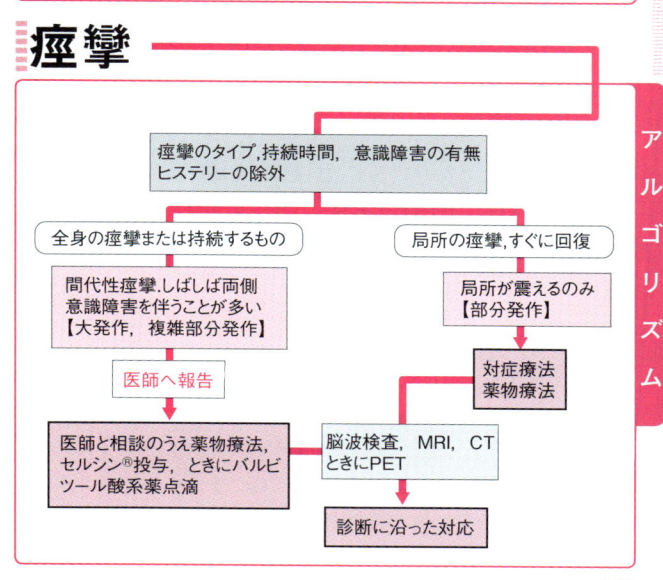

痙攣

アルゴリズム

```
痙攣のタイプ，持続時間，意識障害の有無
ヒステリーの除外
├─ 全身の痙攣または持続するもの
│   間代性痙攣．しばしば両側
│   意識障害を伴うことが多い
│   【大発作，複雑部分発作】
│       ↓
│   医師へ報告
│       ↓
│   医師と相談のうえ薬物療法，
│   セルシン®投与，ときにバルビ
│   ツール酸系薬点滴
│       ↓
│   脳波検査，MRI，CT
│   ときにPET
│       ↓
│   診断に沿った対応
│
└─ 局所の痙攣，すぐに回復
    局所が震えるのみ
    【部分発作】
        ↓
    対症療法
    薬物療法
        ↓
    脳波検査，MRI，CT
    ときにPET
        ↓
    診断に沿った対応
```

■治療後の見逃せない症状
ドレーン管理

ドレーンの種類

- 脳卒中領域で挿入されるドレーンは，①脳室ドレーン，②脳槽ドレーン，③腰椎ドレーン，④硬膜外・皮下ドレーン，⑤硬膜下ドレーンである．
- **①脳室ドレーン**：頭蓋内圧のモニタリングとなる．急性水頭症や脳室内血腫のときに主に挿入される．外耳孔の高さを0点として調節することが多い．時間ごとの排液量と1日の排液量を指標に調節する（ちなみに成人の1日髄液産生量は500mL）．
- **②脳槽ドレーン**：くも膜下出血の手術後に，血性髄液を排出する目的で挿入される．脳槽灌流に使用されることが多い．その際，脳室ドレーンなど，他のドレーンと間違わないことが重要．外耳孔の高さを0点として調節．
- **③腰椎ドレーン**：交通性水頭症やくも膜下出血治療後，髄液漏，髄膜炎治療の際に挿入されることが多い．外耳孔または腸骨稜の高さを0点として調節することが多い．
- **④硬膜外・皮下ドレーン**：術後の貯留する血液や滲出液を排出する目的で挿入される．ベッド上で留置する場合が多いが，髄液が出ているときは高さを調節する．
- **⑤硬膜下ドレーン**：慢性硬膜下血腫術後に挿入されることが多い．

管理上の注意点

- ①②③の各ドレーンでは，排液量を時間ごと・1日量で調節するため高さの調整が重要．
- 重要なポイントは，陰圧をかけすぎないことである．急激な陰圧（＝急激なドレナージ）は頭蓋内圧環境を変え，脳ヘルニアを起こすことがある．
- 排液量の急激な増加は，再出血などの病状の悪化で起こりうるので，時間ごとと全体の排液量をきちんと確認すること．
- ドレーン内容液の色調，拍動の有無（詰まっていないか），感染の有無にも注意する．一般的に2週間までがドレーン留置期間として妥当であり，不潔にならない操作を心がける．
- 何より大事なことは，ドレーンを自己抜去されないようにすることである．

●ドレーン管理の看護のポイント

観察

【①②③の各ドレーン】

- **排液量の増減**：体位変換などにより回路の配置にずれがないか，エアフィルターの目詰まり，チューブの閉塞などが起こっていないか．
- **排液の血性成分増加**：動脈瘤などからの再出血の可能性．
- **髄液液面の拍動の有無**：心拍に従って液面が変動しなければ，チューブが閉塞している可能性．
- **排液の混濁**：髄膜炎（細菌感染）の可能性．
- **ドレーン挿入部**：発赤，腫脹，漏れ（ガーゼについたしみ）などはないか．
- **症状の変化**：意識レベル低下，瞳孔不同，頭痛，悪心・嘔吐など．

【④⑤の各ドレーン】

- 1時間の排液量が20〜30mlを超えた場合：後出血の可能性．
- 血性成分が増加した場合：後出血を疑う．

異常時の対応

【①②③の各ドレーン】

■ 回路の確認（図1）

- **エアフィルター**：閉鎖していれば開放，汚染があれば回路交換．
- **ドレーンチューブ**：屈曲・閉塞がないか．閉塞があればミルキングを行う．その後，髄液液面の拍動がなければ，髄液停滞による頭蓋内圧亢進を疑い，医師へ報告．
- **高さのずれ**：正しい位置に調整．

■ 排液異常

- **急な血性**：急変を意味し，直ちにドクターコールする．バイタルサインや全身状態の観察を行う．
- **混濁**：感染を意味し，医師へ報告する．チューブは医師によりすぐに抜去される．

■ 症状

- **意識レベル低下，瞳孔不同**：頭蓋内圧亢進か頭蓋内出血が考えられる．直ちにドクターコール．
- **頭痛，悪心・嘔吐**：頭蓋内圧亢進か低髄圧症状によって生じる．回路の閉塞があれば頭蓋内圧亢進，エアフィルター閉塞などで生じたオーバードレナージによる排液増加であれば低髄圧症状．
- **ドレーン挿入部の異常**：感染を疑い，医師へ報告．

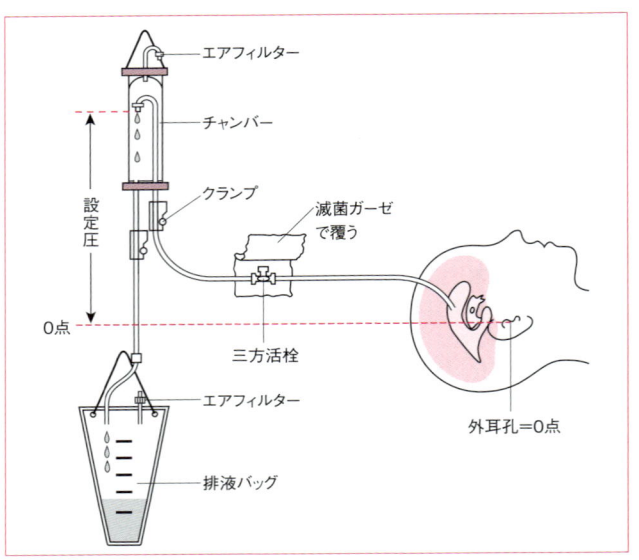

■図1 脳室ドレナージの回路図

図中ラベル: エアフィルター / チャンバー / クランプ / 滅菌ガーゼで覆う / 設定圧 / 0点 / 三方活栓 / エアフィルター / 排液バッグ / 外耳孔＝0点

日常の対応

- 高さのずれが患者による体位変換によって生じる場合がある。体位を変更したいときにはナースコールするよう患者に伝える。
- ④⑤の各ドレーンの座位時，移動時には，逆流を防ぐため，ペアン鉗子でクランプする。臥床した際には鉗子を外して開放する。
- ミルキングを適宜行い，閉塞予防に努める。
- ①②③の各ドレーンでは，排液バッグがいっぱいにならないよう1日1回の交換が望ましい。排液バッグの交換は看護師が行ってよく，不潔操作でもよい。
- ④⑤の各ドレーンでは，ドレーン抜去時まで排液バッグは交換しなくてよい。交換が必要な場合は医師が清潔操作で行う。
- 脳室ドレーン装着患者の移動時には，移動前にドレーン閉鎖・移動後にドレーン開放を忘れずに必ず行う。また，エアフィルターも同様に閉鎖・開放する。

5 脳卒中のリハビリテーション

- ■総論
  - 脳卒中治療におけるリハビリテーションの意義・役割
- ■障害（疾患）とそれに応じたアプローチ
  - 片麻痺
  - 運動失調
  - 構音障害
  - 失語症
  - 高次脳機能障害
  - 嚥下障害
  - 胃瘻
  - 意識障害
- ■日常生活の自立に向けての指導
  - ADL評価・訓練
  - 装具・歩行補助具・車椅子・その他の自助具の適応
  - 自宅復帰・社会復帰に向けての総合リハビリテーション
- ■合併症対策・脳卒中ケア
  - 廃用症候群
  - 肩手症候群
  - ポジショニング
  - 口腔ケア
  - 気管切開患者のケア
  - 呼吸療法・人工呼吸器管理
  - 排泄ケア

総論
脳卒中治療における リハビリテーションの意義・役割

■急性期リハビリテーションの重要性

- 脳卒中のリハビリテーションでは,発症直後から合併症(廃用症候群・肺炎などの二次的障害)の予防を徹底し,損傷された脳が自らの修復する機能(脳の可塑性)を最大限に賦活していくことが重要となる.
- 麻痺や失語などの障害が残れば,その障害を最小限に留め,患者の生活再建に向けた治療を継続していかねばならず,急性期から回復期・維持期・在宅を通じた一貫したアプローチが必要となる.
- 脳卒中リハビリテーションの主な目的を表1に示す.損傷された脳の修復機能が最大限に発揮できるように,発症直後から患者とその周囲を取り巻く環境を整備していく.
- リハビリテーションの開始時期の遅れは,その後の患者の生活再建に大きく影響するので,最大限の注意を払って対処する(表2).
- 表3に,わが国における脳卒中治療ガイドラインにおいて推奨される脳卒中リハビリテーションの主な項目を掲載した.ガイドラインでは,発症早期に開始する運動の重要性が示されている.

■表1 リハビリテーションの主な目的

- 合併症予防
  肺炎・尿路感染・深部静脈血栓症・褥瘡などの予防
- 二次障害の予防
  関節拘縮・筋萎縮・心肺機能低下などの予防
- 脳の可塑性への働きかけ,麻痺の回復促進
- 基本動作の獲得
  起居・座位・移乗動作の早期獲得
- 歩行の獲得
- 日常生活動作の改善
- 自宅復帰・職場復帰に向けての対策・援助

■表2 リハビリテーションの開始時期の遅れによる影響

- 中枢神経系への影響
  麻痺側への意識の低下
  痙縮,痙性固縮
  共同運動・連合反応の亢進(ウェルニッケ・マン肢位)
  活動性の低下
  認知機能(注意・記銘,動作遂行能力など)の低下
- 骨・関節・筋系への影響
  筋萎縮,筋短縮,筋力低下,関節拘縮
- 呼吸・循環器系への影響
  呼吸機能の低下,肺炎の発症
  末梢循環不全,浮腫,起立性低血圧
  下肢深部静脈血栓症
- その他
  意欲の低下,認知症の進行,セルフケアの低下,不穏,不安,不眠,抑うつ

■ **表3　脳卒中ガイドラインで推奨される脳卒中リハビリテーションの主な項目**

①廃用症候群を予防し、早期のADL向上と社会復帰をはかるために、十分なリスク管理のもとに急性期からの積極的なリハビリテーションを行うことが強く勧められる（グレードA）。その内容には、早期座位・立位・装具を用いた早期歩行訓練、摂食・嚥下訓練、セルフケア訓練などが含まれる
②急性期リハビリテーションは、意識レベル、血圧、脈拍、心電図、呼吸状態、神経症候増悪の有無などモニターしながら、医師の監視下で慎重に行うことが勧められる（グレードB）
③急性期リハビリテーションにおいては、高血圧、低栄養、痙攣発作、中枢性高体温、深部静脈血栓症、血圧の変動、不整脈、心不全、誤嚥、麻痺側の無菌性関節炎、褥瘡、消化管出血、尿路感染症などの合併症に注意する（グレードB）
④全身状態不良で、座位が開始できない患者にも、関節可動域訓練、良肢位保持、体位変換を行うことが勧められる（グレードB）

■ 脳卒中の病態とリハビリテーション

- 脳梗塞・脳出血の病型と特徴、その対策を**表4・5**に示す。どちらも脳の損傷部位により特異的な神経症状を呈するため、リハビリテーションを行うにあたっては発症時から障害を予測し、それに応じた適切なプログラムを立てる。
- リハビリテーションを開始するにあたっては、十分なリスク管理が必須となる。脳卒中急性期離床基準の原則を**表6**に示す。
- ➡当院（脳卒中センター）では毎朝カンファレンスをしてスタッフ全員で患者の病態を把握し、訓練開始時期の設定や短期・長期の予後予測、今後の方針などについて検討し早期離床を進めている。
- 脳卒中の治療にかかわる各スタッフの主な役割を**表7**に示す。各スタッフは個々の専門分野を互いにオーバーラップさせながら、患者の疾病や障害のみならず、退院後の家庭や地域での生活を見据えた広い視野からのアプローチを提供する。この専門職の相互連携のあり方がリハビリテーションの力量となる。

■ リハビリテーションの流れ〜急性期から自宅復帰への課題

- **図1**に脳卒中のリハビリテーションの流れを示す。発症後の時期を、急性期・回復期・維持期と区分けして解説する（**表8**）。
- 患者の多くは、急性期→回復期→維持期という経過をとらず、急性期病院で良好な機能回復を遂げ、直接自宅に復帰できる。

> **ココがポイント！** 脳卒中のリハビリテーションは、機を逸せずに早期から最大限の効果を得るよう計画的に進める！

■表4　脳梗塞の病型と特徴，リハビリテーションの概要

脳梗塞	好発部位	主な症状	リハビリテーションの概要
ラクナ梗塞	放線冠 内包後脚 視床 橋底部	● 顔面を含む反対側の麻痺・感覚障害・構音障害・嚥下障害	● 意識障害や皮質症状（高次脳機能障害や痙攣発作）などを随伴しないため，合併症の予防と早期リハビリテーションによって機能予後は良好となる場合が多い ● 診断日より離床開始．ただし，進行性のラクナ梗塞では症状が悪化することもあり，その際は離床を待つ
心原性脳塞栓症アテローム血栓性脳梗塞	皮質や島回，放線冠など広範な梗塞に及ぶことが多い	● 左中大脳動脈の梗塞では右片麻痺・失語症・失行症 ● 右中大脳動脈の梗塞では左片麻痺に加えて左半側無視・注意障害などを伴うことが多い ● 注意障害がみられる場合は，せん妄などを伴い，症状が遷延化してADLの改善に支障をきたす場合あり	● 高次脳機能障害に向けた早期からのアプローチが重要 ● アテローム血栓性は神経症状の増悪がないか数日間は観察し，ベッド上またはベッドサイドでのケアを行いながら，経過がよければ離床 ● 心原性は心機能の評価と心内血栓の有無などを確認．問題がなければ離床を進める
その他（動脈解離など）		● 椎骨脳底動脈の閉塞では脳幹や小脳の梗塞を起こし，脳神経麻痺症状や感覚障害・小脳性失調症などを呈す（例：ワレンベルク症候群）	● 早期からの嚥下障害や失調症状などに対するリハビリテーション，肺炎などの合併症予防が必要

*離床とは立位や歩行へのアプローチを指す．病型のいかんによらず，ベッド上での関節可動域訓練や随意運動の促進に向けた上下肢の運動などは発症直後より開始．

■表5　脳出血の病型と特徴，リハビリテーションの概要

脳出血	特徴	リハビリテーションの概要
被殻出血	● 内包に及べば，反対側の運動麻痺や感覚障害が起こる	● 保存的治療においては，発症後血腫の増大や急性水頭症がなければ，翌日より離床 ● 血腫除去術を施行した場合では術後のCTで問題がなければ，翌日より離床 ● 脳室ドレーン留置中であれば，看護師と連携してドレナージ管理を行いながら離床していく ● 脳出血では出血の部位により特異的な症状がみられるので，その障害に応じた適切なリハビリテーションプログラムを立てていく必要がある ● 病状が不安定であっても，ベッドサイドでの関節可動域訓練など可能なアプローチは継続する
視床出血	● 視床出血では感覚障害が重度となることが多い ● その他，左側では一般に失語や認知機能の障害などを呈することがある	
大脳皮質下出血	● 皮質巣症状としての高次脳機能障害を呈する場合がある	
橋・中脳出血	● 脳神経麻痺症状や感覚障害による失調症状を呈する	
小脳出血	● 失調症状や感覚障害	

■表6 脳卒中急性期離床基準

①意識障害が重篤でないこと（JCS で1桁）
②麻痺などの症状の進行・増悪がないこと
③脳循環病態の評価ができており，重大な問題がないこと
④循環器系の重篤な合併症がないこと
⑤収縮期血圧が，脳梗塞では 200～220 mmHg 以下，脳出血では 160 mmHg 以下にコントロールできていること

■表7 リハビリテーションスタッフの役割

スタッフ	主な役割
医師 （脳外科・ 神経内科・ リハビリ テーション 科・ほか）	①疾患の治療・再発予防，合併症の治療・予防，障害診断，リスク管理 ②リハビリ実施処方，カンファレンスでの方針決定・修正 ③クリティカルパスの作成，家族への説明と同意 ④長期的なフォロー，全身管理，生活支援 ⑤各種診断書・指示書・意見書作成（介護保険，身体障害者手帳，障害年金など）
看護師	①全身管理，ケア，異常の早期発見 ②患者の状況把握（生活歴，生活状況，家族背景，地域背景，家族の希望など） ③ADL の評価・援助，生活行為の実行（リハビリ看護），家族指導 ④退院に向けた援助・家族調整 ⑤各職種間の連携調整
理学療法士 （PT）	①全身状態の把握（麻痺の程度，関節拘縮の有無，下肢体幹機能）と機能改善 ②起居・座位・移乗・歩行などの基本動作の獲得，ADL の改善・拡大 ③下肢装具・車椅子・杖の処方 ④病棟での ADL 指導，看護師との連携 ⑤自宅復帰に向けた生活指導，家屋評価と改造指導，社会参加への援助
作業療法士 （OT）	①上肢・体幹機能の評価・改善 ②ADL（整容，更衣，家事動作など）の評価・改善，生活援助 ③精神機能・高次脳機能障害の評価・改善 ④職場復帰に向けた評価と援助
言語聴覚士 （ST）	①言語機能の評価・改善 ②コミュニケーション能力の評価・治療・援助 ③高次脳機能の評価・改善 ④復学・復職に向けた評価・治療・援助 ⑤摂食嚥下機能の評価・改善，口腔ケアの実践・指導
ソーシャル ワーカー （SW）	①情報収集 ●病前の生活状況・家族状況，家屋および地域環境 ●介護者の有無，介護状態・介護サービスの有無 ●患者の性格，患者と家族・親族の関係，職業・地位・経済状態 ②患者および家族の心理的・経済的・社会的支援 ③退院調整（転院先の検討，退院後の生活支援） ④地域連携（病院や診療所との連携，施設との連携，行政との連携） ⑤各種制度の利用，社会資源の活用

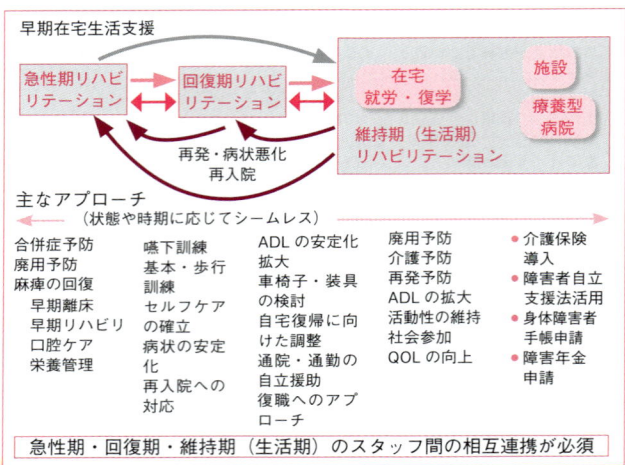

```
早期在宅生活支援
┌─────────┐   ┌─────────┐   ┌─────────────┐  ┌─────┐
│急性期リハビ│→→→│回復期リハビ│→→→│  在宅      │  │ 施設 │
│リテーション│←→ │リテーション│→→→│ 就労・復学  │  │     │
└─────────┘   └─────────┘   │             │  │療養型 │
      ↑            ↑       │維持期（生活期）│  │ 病院 │
      │   再発・病状悪化    │リハビリテーション│  │     │
      │      再入院        └─────────────┘  └─────┘
```

主なアプローチ
←──────（状態や時期に応じてシームレス）──────→

合併症予防	嚥下訓練	ADLの安定化	廃用予防	●介護保険
廃用予防	基本・歩行	拡大	介護予防	導入
麻痺の回復	訓練	車椅子・装具	再発予防	●障害者自立
早期離床	セルフケア	の検討	ADLの拡大	支援法活用
早期リハビリ	の確立	自宅復帰に向	活動性の維持	●身体障害者
口腔ケア	病状の安定	けた調整	社会参加	手帳申請
栄養管理	化	通院・通勤の	QOLの向上	●障害年金
	再入院への	自立援助		申請
	対応	復職へのアプ		
		ローチ		

急性期・回復期・維持期（生活期）のスタッフ間の相互連携が必須

■図1　脳卒中のリハビリテーションの流れ

■表8　発症後の時期で区分けしたリハビリテーションの目標

時期	時期の目安，リハビリテーションの目標
急性期	●急性期は，発症直後から1〜2週間ほどの時期とされる ●病状は不安定でかつ麻痺や障害の変化も大きく，合併症の予防と早期離床がアプローチの要
回復期	●急性期後の時期をさし，一般的な概念としては発症後約半年までの時期 ●病状は比較的安定しており，機能の再獲得と同時にADLの拡大，生活再建・職場復帰に向けてアプローチなどが強化される ●この時期には，保険点数請求の限度などが意識される
維持期	●麻痺の回復がほぼプラトーに達したとみなされた以降の機能維持，生活維持の時期 ●この時期はリハビリテーションプログラムばかりでなく，外出や旅行，趣味仲間との交流などで社会参加を促しQOLを高めることもできる．麻痺があっても生活を広げていくことが可能であり，維持期というより生活期といったほうがふさわしい

＊この区分けには科学的な根拠はなく，一般的な概念としてとらえられているにすぎない．

→当院では患者の約5割が自宅復帰しているが，その中には障害が回復過程にある場合でも，生活がある程度可能になった時点で退院し，外来通院でリハビリテーションを続ける患者もいる（この場合では歩行能力の獲得が重要なポイントとなっている）．

●急性期病院でのリハビリテーションは，回復期のリハビリテーションにつなげることを目的とせず，積極的に自宅復帰・職場復帰を目指したアプローチを充実させる．つまり，急性期では訓練

室でのアプローチに留まらず，病棟での生活行為にも積極的に踏み込んだ実践的なものとし，ここに，病棟看護師とリハビリテーションスタッフとの密な連携が必要となる．
- 退院が予定された患者の生活環境を評価し，在宅生活に向けた具体的な訓練内容を検討すること，家屋改造をはじめ退院後すぐに使えるサービスを事前に確保することなど，在宅生活支援に向けた態勢づくりを行う．

■全身管理

《口へのかかわりはリハビリテーションの要》

- 急性期の脳血管障害では意識障害のある患者が多く，また重度の麻痺や嚥下障害を合併する場合もあり，誤嚥性肺炎のリスクは高く，その予防は重要な課題である．
- 正しい口腔ケア（p.210参照）によって口腔内が清潔に保たれれば，誤嚥性肺炎が予防できる．また，口腔への機械的な刺激は舌や咽頭の動きを促し，嚥下や咀嚼の機能改善につながる．
- 口腔ケアの実施時に患者がとる姿勢（ポジショニング）は非常に大切で，良好なポジショニングは嚥下機能のみでなく，四肢・体幹機能の改善や呼吸機能の改善にもつながっていく．
- 咳が出て誤嚥したものを喀出できるだけの呼吸機能も必要．臥床しがちな患者には座位の時間を増やし，可能なかぎり立位や歩行などを促して全身の筋力や体力を落とさないようにする．

《リハビリテーションと栄養》

- 脳卒中発症直後より，栄養の確保には十分に注意する．良好な栄養状態が確保されてはじめてリハビリテーションが可能となる．
- 食止めの状態となり，末梢からの輸液のみの管理が長期化して低栄養状態に陥ると，患者の体力は低下し廃用が助長され，リハビリテーションに対する意欲もそがれてしまう．
- 急性期から嚥下障害の予防と改善に努め，経口摂取に向けた取り組みを進める．経口摂取が進まない患者では，中心静脈栄養あるいは経鼻胃管や胃瘻からの経腸栄養など，患者の病態や障害の状況に応じた適切な栄養法を確保する．
- 低栄養状態の指標を**表9**に示す．**表10**に投与エネルギー算出法の1つであるハリス・ベネディクトの計算式を提示する．ただし，

> **ココがポイント！** 栄養確保は，リハビリテーションを遂行するうえでの必須条件！

リハの意義・役割

この計算式で算出した値は,日本人の高齢者ではやや過剰になるという意見もあり,1つの目安としてとらえるべきであろう.
- 栄養摂取量の決定には,身長と体重の計測が必要である.立位不能な患者では,体重は車椅子やストレッチャーに乗ったままで測定し,身長は膝下高などで推定する(次頁・MEMO参照).
- 摂取エネルギーと同等に大切なことは水分の摂取である.高齢者は脱水状態に陥ることが多いので十分に注意する.
- 手背の皮膚をつまみ上げて診るツルゴール反応は,脱水状態の有無を調べる有名な検査ではあるが,高齢者の皮膚はしわがあってたるんでいるので判定が難しくなる.脱水の状態を診るには口の中,特に舌の状態を診るほうが正確である.脱水状態であれば舌に潤いがない.必要な水分量の目安を**表11**に示しておく.

■表9 低栄養指標

1 身体計測

body mass index (BMI) =体重 (kg) ÷ [身長 (m)]^2	
18.5 未満	やせ
18.5 〜 25 未満	標準
25 〜 30 未満	肥満
30 以上	高度肥満
% usual body weight (%UBW) =測定時体重 (kg) ÷ 平常時体重 (kg) ×100	
75% 未満	高度栄養障害
75 〜 84%	中等度栄養障害
85 〜 94%	軽度栄養障害
% loss of body weight = (平常時体重−現在の体重)(kg) ÷ 平常時体重 (kg) ×100	
6 か月以内の体重減少が 10% 以上	中等度以上の栄養障害
1 日の体重減少率が 0.2% 以上	中等度以上の栄養障害
triceps skin fold thickness:TSF(上腕三頭筋皮下脂肪厚) midupper arm circumference:AC(上腕周囲長) micupper arm muscle circumference:AMC(上腕筋周囲長) midupper arm muscle area:AMA(上腕筋面積) ＊日本人年齢別標準値を基準とする[1]	
標準値の 60% 未満	高度栄養障害
60 〜 79%	中等度
80 〜 89%	軽度
90% 以上	正常

1) 日本人の身体計測基準 JARD 2001:栄養評価と治療 Vol:19 (suppl.), 2002
AMC=AC−π×TSF AMA=AMC^2÷4π

2 血液データによる PEM(蛋白質・エネルギー低栄養状態)判定

血清アルブミン(半減期:17 〜 23 日)	3.5 g/dℓ未満
プレアルブミン(半減期:1.9 日)	10 mg/dℓ未満
トランスフェリン(半減期:7 〜 10 日)	200 mg/dℓ未満
血清総コレステロール	150 mg/dℓ未満

■表10　栄養確保：投与エネルギーの算出

> １日必要カロリー（kcal／日）
> ＝ 基礎エネルギー消費量（BEE）× 活動係数 × ストレス係数

- 基礎エネルギー消費量（BEE）の推定
  【ハリス・ベネディクトの式】
  - 男性：BEE ＝ 66.47 ＋ 13.75 × Wt ＋ 5.0×Ht － 6.75×A
  - 女性：BEE ＝ 655.1 ＋ 9.56 × Wt ＋ 1.85×Ht － 4.68×A
    （BEE：kcal／日　Wt：体重kg　Ht：身長cm　A：年齢 years）

  【日本人のための簡易式】
  - 男性：BEE ＝ 14.1 × Wt ＋ 620
  - 女性：BEE ＝ 10.8 × Wt ＋ 620

- 活動係数

寝たきり	ベッド安静	トイレ歩行	やや低い	適度	高い
1.0〜1.1	1.2	1.3	1.5	1.7	1.9

- ストレス係数

がん	感染症（軽度）	感染症（中等度）	手術（軽度）	手術（中等度）	手術（重度）	正常時
1.1〜1.3	1.2	1.5	1.1	1.2	1.8	1.0

■表11　１日水分量の目安

> ① 25〜30（mL／日）×現体重（kg）
> ② 1 mL×摂取エネルギー量（kcal／日）
> ③ 尿排泄量（mL／日）＋ 500 mL

- 食事が十分摂取できている場合には，食事に含まれる水分を約1ℓとし，残りを飲料水とする．
- 発熱などで体温が 37℃を超えた場合，1℃上昇ごとに1日 150 mL増加する．

MEMO
身長推定

- 膝下高（KH）による場合
  - 膝関節を直角に曲げた状態で，踵部足底から膝蓋部大腿前面までを測定し（KH），以下の式で身長を求める．

  男性（cm）：64.19 －（0.04 × A）＋（2.02×KH）
  女性（cm）：84.88 －（0.24 × A）＋（1.83×KH）

  A＝年齢

- 両上肢を 180 度広げたときの両手のスパンによる場合
  - 片麻痺がある場合は，胸骨柄の中央（胸骨柄頸切痕）から伸ばせる方（健側上肢）の指尖までの距離を計測して２倍し，それをおおよその身長とする．

■障害（疾患）とそれに応じたアプローチ
片麻痺

特徴
- 脳卒中の運動障害は多くの場合，身体の片側の運動麻痺（片麻痺）であり，中枢性麻痺である．
- 脳卒中の運動麻痺には，以下のような特徴的な現象がみられるので，これを考慮しながら評価する．
- ①共同運動（表1）：脳卒中による片麻痺の質的異常は，原始的な脊髄レベルの運動様式である共同運動パターンとして出現する．麻痺の回復の過程や重度の麻痺が残った場合には，このパターンの中での動きにとどまることが多く，共同運動には，屈曲パターンと伸展パターンの2種類しかない．

■表1　共同運動の基本的運動パターン

		屈筋共同運動	伸筋共同運動
上肢	肩甲帯	挙上と後退	前方突出
	肩関節	屈曲・外転・外旋	伸展・内転・内旋
	肘関節	屈曲	伸展
	前腕	回外	回内
	手関節	掌屈	背屈
	手指	屈曲	伸展
下肢	股関節	屈曲・外転・外旋	伸展・内転・内旋
	膝関節	屈曲	伸展
	足関節	背屈・外反	底屈・内反
	足指	伸展（背屈）	屈曲（底屈）

- ②連合運動：片麻痺患者の患側肢にまったく随意性がみられないときに，健側を動かすと患側の動きが誘発される現象で，同側性連合運動と対側性連合運動がある．

■表2　Brunnstrom test（回復段階：recovery stage）

内容（ステージ）		上肢（ステージⅢ以降は座位で施行）
Ⅰ	・随意運動が認められない	・弛緩性麻痺
Ⅱ	・共同運動が一部出現 ・連合反応が誘発される	・わずかな屈筋共同運動 ・わずかな伸筋共同運動
Ⅲ	・十分な共同運動が出現	・明らかな関節運動を伴う屈筋共同運動 ・明らかな関節運動を伴う伸筋共同運動
Ⅳ	・分離運動が一部出現	・手を腰の後ろに動かせる ・肘伸展位で肩屈曲90度 ・肘屈曲90度で前腕回内外
Ⅴ	・分離運動が全般的に出現	・肘伸展，前腕回内位で肩外転90度 ・肘伸展位で上肢を屈曲して頭上まで挙上 ・肘伸展位で前腕回内・回外
Ⅵ	・分離運動が自由にできる ・やや巧緻性にかける	・ステージⅤまでの課題すべて可能で，健側と同程度にスムーズに動かせる

特徴

③ **姿勢反射**：緊張性頸反射，緊張性迷路反射，緊張性腰反射などがある．

④ **痙縮と固縮**：腱反射や筋緊張の低下や，逆に痙縮と固縮などの亢進した状態もみられる．

片麻痺運動機能評価

【Brunnstrom test（回復段階：recovery stage）】

- 脳卒中では，末梢神経疾患や筋疾患のように「特定の筋だけ」が障害されることはない．また，個々の筋の分離運動ができず，共同運動という質的な変化であるため，Brunnstrom test（表2）で評価する．
- 脳卒中のリハビリテーションにおいては，末梢性麻痺（筋力の量的な変化）を計るMMT（徒手筋力検査，表3）で片麻痺の障害程度を表現することは適切ではないが，多くの急性期病院ではMMTで評価しており，回復期リハビリテーション病院で，健側肢の評価や分離運動ができていても廃用性筋萎縮で動作が困難な場合などにはMMTを用いる．
- 可能ならばBrunnstrom testとMMTの評価を併用するとよい．

【軽度の麻痺のみかた】

■**バレー徴候**（p.52参照）

〈上肢〉

- 不全麻痺をみるのによい方法で，両腕の手掌を上にして前方に水平挙上させ，閉眼させてそのままの位置に保たせる．
- 患側上肢は回内し，次第に落下してくる（バレー徴候あり，錐体路障害では回内筋の緊張が回外筋よりも強くなり，また屈筋が伸筋よりも緊張が強くなるためである）．

片麻痺

検　　査　　課　　題	
手指（姿勢の指定なし）	体幹と下肢
● 弛緩性麻痺	● 弛緩性麻痺
● わずかな指屈曲	● 下肢のわずかな随意運動
● 指の集団屈曲で握ることが可能だが，離すことができない	● 座位・立位：明らかな関節運動を伴う屈筋共同運動
● 横つまみが可能で母指の動きで離すことも可能 ● わずかな指伸展	● 座位：足を床上に滑らせながら膝屈曲90度以上 ● 座位：踵接地での足背屈
● 対向つまみ ● 円筒にぎり，球にぎり ● 指の集団伸展	● 立位：股伸展位にて膝屈曲 ● 立位：膝関節位にて足背屈
● ステージVまでの課題すべてと指の分離運動が可能 ● 指伸展が全可動域で可能	● 立位：股外転 ● 座位：下腿の内外旋（足関節の内外返しを伴う）

片麻痺運動機能評価

- 垂直に落下する場合，むしろヒステリーのようなものを考えたほうがよい．

〈下肢〉

- 下肢筋力の大まかな左右差をみるときには，患者を腹臥位として，両側の下腿を膝関節が約135度くらいに開くような位置に保持させる．
- 患側のほうは自然に落下する（バレー徴候あり，錐体路障害では伸筋の緊張が屈筋のそれより強くなるためである）．
- ヒステリー患者では腹臥位にすると左右を間違えやすく，健側の足を下げる場合がある．

■第5指徴候

- 手掌を下にして，腕と手を水平に前方に提出させると，片麻痺側の小指は外側にそれる．

【四肢の麻痺側の判定】

■ドロップテスト

- 痛み刺激を与えても四肢を動かさないときに実施．昏睡が深いときは判定困難．

〈上肢〉

- 仰臥位にて上肢を垂直に持ち上げて急に離すと，患側上肢は健側上肢よりも速やかに落下する．しばしば顔を打つこともある（p.53, 図10参照）．

〈下肢〉

- 膝の下に検者の腕を入れて支え，下腿をそれぞれ持ち上げて落下させる．患側のほうが健側より速く落ちる．

■表3 MMT（徒手筋力検査）

スコア	基準
段階5（Normal）	最大の抵抗を加えてもそれに抗して最終運動域を保持できる
段階4（Good）	最大抵抗に対し運動到達最終域を多少ながら抗し切れない
段階3（Fair）	重力の抵抗だけに対抗して運動可能範囲を完全に終わりまで動かしうる
段階2（Poor）	重力除去位で運動範囲全体にわたり完全に動かせる
段階1（Trace）	関節運動はないが，ある程度筋収縮活動を視察，触知できる
段階0（Zero）	（触知・視察により）筋収縮が認められない

> ココがポイント！ 急性期のリハビリテーションでは，廃用・過用・誤用による問題が生じないように注意する！

リハビリテーション

- 病棟での急性期リハビリテーションの目的は，廃用症候群の予防，②精神的賦活，③ADLの拡大である．

①ポジショニング（p.208参照）

- 褥瘡，肺炎，浮腫の予防に努める．
- 片麻痺に起こりやすい不良肢位は，肩関節の内転・内旋位，肘関節屈曲・前腕回内位，手関節掌屈・手指屈曲位，股関節屈曲・外転・外旋位，膝関節屈曲位，足関節の内反尖足位．
- 発症直後から良肢位を保持し，関節の変形・拘縮予防が重要．

②関節可動域（ROM）運動（p.203参照）

- 関節拘縮は廃用症候群の1つで，関節の運動制限として認められる．
- 運動制限はADLに支障が生じ，自立阻害要因となりうるため，早期の関節可動域訓練や肢位・姿勢をよく保つこと（ポジショニング）が重要となる．
- 脳卒中による関節拘縮は，中枢神経麻痺による筋緊張に伴う痙直性拘縮と，筋緊張低下に伴う弛緩性拘縮がある．
- その他，疼痛，自発性低下，介護者不足や生活環境の不適切などの要因で，閉じこもり症候群による関節不動が拘縮の増強を招いたり，新たな拘縮を生じることもある．
- 脳卒中では患側の，特に肩，手，手指や足関節などの拘縮がよくみられる．上肢では更衣などの身辺動作の障害が起こり，下肢では運動麻痺や筋力の低下が軽度でも，起立，歩行などの移動動作が困難となり，介助負担も多くなる．
- 関節可動域は角度計を用いて計るのがよいが，各関節の正常可動域に対して可動範囲が「正常，3/4，1/2，1/4，なし」と，目測でおおまかに記録しておくだけでも参考になる．

③自動運動・自動介助運動

- 全身状態が安定していれば，自動運動，自動介助運動を行う→健側手と患側手を組んで挙上運動，ブリッジ運動（図1）など．

④床上動作

- 寝返り，ブリッジ運動，起き上がり練習，四つ這い練習，いざり動作練習など．

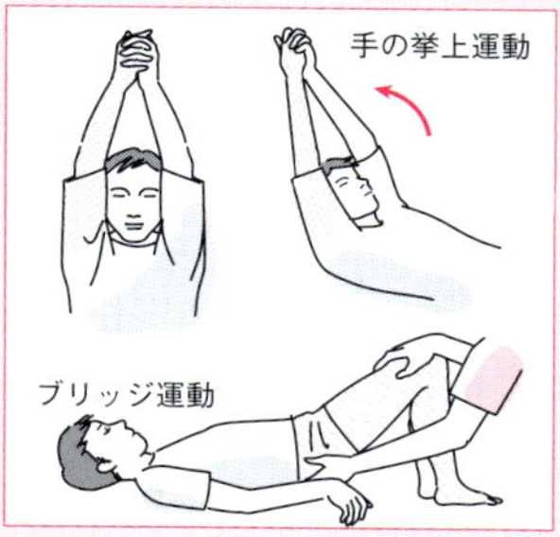

■図1　自動運動・自動介助運動

リハビリテーション

⑤座位（図2）
- 座位練習は嚥下訓練や排泄援助と並び，脳卒中の早期リハビリテーションおよび看護の重要な内容である．
- ベッド端や車椅子で姿勢を正中位に修正しながら座位保持を行う．上体を左右前後に揺らしてバランスを強化する．同時に耐久性をあげるために30分程度の保持が必要．
- 安全性に配慮しながら早期から進めることが重要．
- 発症当日より開始するのが望ましいが，急性期の数日間は再発・進行の恐れがあるため，意識状態，バイタルサインや自覚症状に注意して離床を進めていく．ただし，くも膜下出血後は血管攣縮の危険があるためこの限りではない．

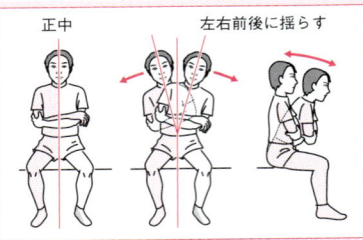

■図2 座位練習

⑥上肢機能訓練
- 食事動作，更衣動作，トイレ動作など，病棟生活に欠かせない動作練習を行う．
- 利き手が重度の麻痺である場合，健側肢への利き手交換も考慮して行う．

⑦起立動作・立位保持（図3）
- ①精神的賦活，②健側筋力の維持・強化，③患側下肢への荷重による抗重力筋の促通*，④車椅子への移乗訓練をかねて，ベッドからの立ち上がりや姿勢に注意して立位を保持する．
- 車椅子やベッド上の端座位から手すりにつかまり，起立→立位保持→着座をゆっくり繰り返す．特に着座時はドスンとならないようにする．
  - 座面の高さ：状態に合わせ，高さを座布団などで調節する．
  - ゆっくりと行う：大腿四頭筋の筋力増強に効果的．

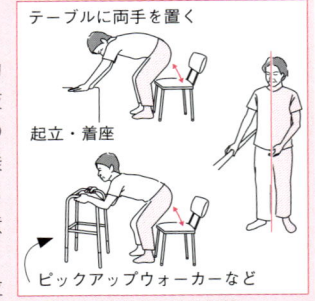

■図3 起立動作・立位保持

＊促通：麻痺があって動かない部分に働きかけ，意識的な動きが出るようにすること．

- 上肢の依存をできるだけ減らす：健側上肢で引っ張る力を利用して起立すると，患側上肢の屈曲パターンを促通する可能性があるため，望ましくない．
- 踵を後ろに引き，十分に体幹・骨盤を前傾させ，重心を足部上に移動させることを指導．
- 両側下肢に荷重：健側優位の起立動作は避け，左右対称を保ち，足底に十分荷重させる．患側の踵を健側より後方へ引くとよい．

⑧ 歩行
〈平行棒内訓練〉
- 踏み出し練習．
- 常時2点歩行→2点1点歩行．

〈杖歩行〉（図4）
- 高度な麻痺，上肢筋力の低下がある場合などはロフストランドクラッチ（p.195参照），四点杖などを用いる．歩行能力向上のために下肢装具がある．

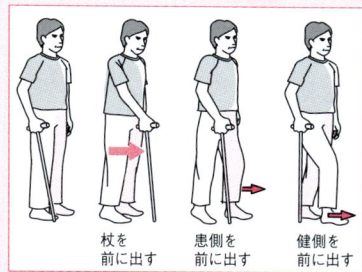

■図4　杖歩行（杖を前に出す／患側を前に出す／健側を前に出す）

- 介助歩行→監視歩行．
- 常時2点歩行→2点1点歩行．
  - 常時2点歩行：杖→患側→健側の順序で歩行．
  - 2点1点歩行：杖＋患側→健側の順序で歩行．

⑨ 階段昇降（図5）
- 手すり→杖のみ→フリーハンド．
- 昇降パターン：2足1段昇降→1足1段昇降．
  - 2足1段昇降の場合：昇りは健側，降りは患側から．

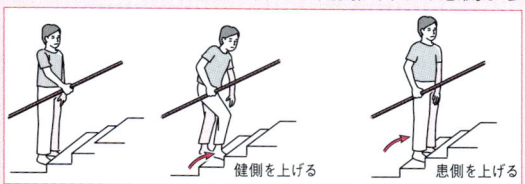

■図5　階段昇降（健側を上げる／患側を上げる）

⑩ ADL練習
- 食事動作，整容動作，入浴動作，更衣動作，移乗動作など，生活するために行う基本的な動作の練習を行う．

リハビリの中止基準

- 意識や反応が鈍くなったとき．
- リハビリ開始前と比べ，血圧低下が 30 mmHg 以上のとき．血圧低下が 30 mmHg 未満のときは，自覚症状やその後の回復で判断．
- 血圧上昇時は，脳梗塞では 200 mmHg 未満で自覚症状なければ続行可．脳出血ではリハビリ開始前と比べ 30 mmHg 以上の上昇，180 mmHg 以上の場合は中止．
- 自覚症状を訴えたときは，他覚症状をみて総合的に判断する．

●片麻痺の看護のポイント

観察・援助

- 麻痺の程度を把握し，悪化の有無を観察して異常の早期発見に努める．
- 個々の状態に応じて，安全かつ不安なく積極的に ADL の拡大が図れるように援助する（食事セッティング，トランスファー〈移乗〉，ウォーカーの使用，排泄，清潔など）．
- 二次障害の予防．
  - 良肢位を保持し，関節の脱臼，拘縮を予防．
  - 循環障害による褥瘡の予防（時間ごとの体位変換，エアマットの使用，清潔保持）．
  - 深部静脈血栓症の予防（弾性ストッキングの活用）．
- 体位変換が自力でできないことによる呼吸器合併症の予防（スクイージングなどの実施，吸引，口腔内の清潔保持）．
- 転倒・転落などの事故防止．
  - ベッドサイドの環境を整える．
  - 個々の状態に応じて対策を立てる（フットコール，体動コールなどの使用）．
  - ナースコールの使い方を指導する．
- 退院指導，精神的援助．
  - 将来の不安などの訴えを傾聴する．
  - 麻痺をもちながら日常生活を安全に送るための知識や動作を習得する．
    ①退院後の ADL の再確認
    ②医師，患者との連絡を密にし，家族を含めた指導をする
    ③試験外泊をする
    ④家庭での生活様式に合わせた訓練をする

■障害（疾患）とそれに応じたアプローチ
運動失調

概念
- 運動課題の遂行に際して，運動が協調性なく拙劣であること．複数の筋肉と関節を時系列的に適切に調節して運動させる協調運動能力が減退するため，姿勢・歩行・言語などが拙劣となる．

分類
- 運動失調には，小脳性，脊髄性（深部感覚性），迷路性，大脳性などがある（表1）．
- 脳卒中における失調症状は，主に小脳性と脊髄性（深部感覚性）とに分類される．脳幹部障害では，小脳性と脊髄性（深部感覚性）が混在した病状を呈することも多い．

【小脳性失調症】
- 小脳出血・梗塞に起因．小脳および小脳に出入りする神経経

■表1 運動失調の分類

分類	ポイント
小脳性	・筋力や深部感覚に異常はない ・立位はワイドベースで両腕を外転して平衡を保とうとするが，ロンベルグ徴候は陰性 ・歩行は酩酊様歩行 ・筋緊張は低下し，腱反射が軽度低下する ・振戦は企図振戦 ・測定障害がある ・発語が爆発的になったり，不明瞭・緩慢であったりする ・眼振がみられる
脊髄性 （深部感覚性）	・深部感覚の障害によって起こる ・ロンベルグ徴候は陽性 ・歩行障害が特徴的で床をみながらパタンパタン歩く ・筋力は低下，後根障害があると腱反射は消失 ・振戦は粗大振戦 ・測定障害がある ・構音障害はない
迷路性	・深部感覚や四肢の随意運動には障害がない ・起立と歩行時の平衡障害が特徴的 ・起立するとワイドベースで不安定．閉眼させると倒れる ・歩行は千鳥足で，左右の足が交差して前に出る ・必ず眼振を伴う．目隠しで台に四つ這いにさせ，急に台を傾けると簡単に滑り落ちる
大脳性	・前頭葉，後頭葉，側頭葉などの障害で起こる ・最もよく知られているのは前頭葉性運動失調で，脳腫瘍により生じることが多い ・小脳性運動失調と似ており鑑別が難しいが，腱反射の亢進や病的反射の出現などがあれば診断は容易

分類

路（脊髄小脳路）の障害が原因で生じ，ロンベルグ徴候（下段参照）が陰性である点が脊髄性失調症との鑑別に重要．
- 視覚の助けを借りてもなお病側に症状が出現する．

【脊髄性（深部感覚性）失調症】
- 大脳皮質（前頭葉）や視床（視床・皮質路）などの病変により，深部感覚障害を呈した際に認める．脊髄の後根・後索の障害により，深部知覚が障害されて生じる．
- 視覚の助けを借りれば深部知覚の障害が代償されるため，視覚の助けがない場合に限って失調症の症状が出現する．

検査・評価

- 運動失調は以下のような所見，検査から評価する（表2）．
  - 動作（立位，座位，歩行），日常生活動作，構音障害
  - ロンベルグ試験
  - 筋緊張，関節可動域訓練
  - 筋力
  - 四肢についての一般試験（鼻指鼻試験，指鼻試験，膝打ち試験，前腕回内回外試験，足趾手指試験，踵膝試験，向こう脛叩打試験など）
  - 深部感覚・協働収縮異常症試験，線引き試験，書字試験など

■表2　よく使われる運動失調検査

検査法	ポイント
ロンベルグ試験	●開眼した状態で両足をそろえてつま先を閉じて立たせ，身体が安定しているかどうかをチェックし，次に閉眼させて同じように身体の安定を診るテスト ●閉眼時に身体の動揺が大きく倒れてしまうようなときをロンベルグ徴候「陽性」とする ●深部知覚障害によって生じる
鼻指鼻試験	●患者の示指を自分の鼻先にあてさせ，次にその指で検者の鼻先と患者の指先を交互に触るように指示するテスト ●示指の動き方，振戦の出現，鼻先に正確に達するかどうかで測定障害，協働収縮障害，振戦の有無を評価できる ●指の振戦が目的地に近づくほど著明になるのを企図振戦と呼び，小脳性振戦の特徴とされている
歩行の観察	●小脳性では酩酊様歩行（酔っ払いのように両側への体幹動揺が大きい） ●脊髄性では床をみながらバタンバタンと歩く ●タンデム歩行（継ぎ足し歩行）：つま先と踵をくっつけながら歩く．失調があればバランスを崩すか足が出ない

運動療法

- 筋力低下を起こす二次的合併症（筋萎縮，関節拘縮，心理的退行など）を予防し，機能障害と能力低下の軽減，あるいは悪化の傾向をできるだけ緩やかにし，社会的不利の予防を図るために行う．
- 小脳性の失調症では，運動失調の補正に際して，固有受容器・体性感覚・視覚・聴覚を介した感覚入力を最大限に利用して動作獲得を図ることが重要．
- 脊髄性（深部感覚性）の失調症では，感覚は低下しているものの運動学習能力は残存しているため，視覚的フィードバックを利用し，動作の獲得を図ることが有効．
- 運動制御の学習効果を狙い，反復してある動作を行うことでその動作獲得も期待できる．重度の失調症状を改善させることは難しいが，歩行能力やADL能力の改善を図ることは可能である．そのためには，①早期離床，②筋力強化，③バランス能力の改善，④歩行能力の獲得・改善，が大切．

①早期離床
- 失調症患者が安定した動作を得るためには，四肢および体幹の十分な筋力が不可欠．
- 病棟でも早期に車椅子乗車・座位・立位をとるなど，早期離床を図ることは廃用による筋力低下予防の第一条件である．

②筋力強化
- 失調症患者にとって，筋力は動作獲得のうえで重要．
- 小脳失調では筋力の不均等がみられ，伸筋が強く屈筋が弱いことが多い．そのため，筋力強化は姿勢保持筋群（主に伸筋群）のみでなく，屈筋の筋力強化を主眼に入れた筋力強化訓練を積極的に行うことも有効．

③バランス能力の改善
- 座位や立位で安定した姿勢を獲得するためには，支持基底面の確保が重要．
- まずは，定められた支持基底面内で安定した立位保持が獲得できることが目標となる．上下への重心移動の学習目的にハーフスクワットや，左右への重心移動目的に，振り子のようにリズミカルに行う足踏み動作などを行う．

> **ココがポイント！** 上肢の失調症状により杖使用は**不安定**．手すり，歩行器，手押し車での歩行が安全！

運動療法

④歩行能力の獲得・改善

- 移動手段としての歩行能力の獲得・改善，安定した歩容の応用性の獲得・改善が目的．前方歩行，方向転換，側方歩行，継ぎ足歩行，屋外歩行，階段昇降などを行う．
- 杖などの歩行補助具が必要な場合は，患者がコントロールしやすく，安定性のよいものを選択する．

注意すること

- **筋緊張の低下**
  小脳虫部の病変では四肢・体幹の筋力が著明に低下していることが多く，支えなしに座位を保つことが困難なことも多い．車椅子，座位でも注意が必要．
- **眼球運動障害**
  視野の狭窄や急激に頭部の位置を変えたり，話しかける方向を変えると，眩暈（めまい），悪心などが出現することがあるため注意が必要．
- **悪心や嘔吐**
  小脳の疾患である場合に出現しやすい．頭部を急に回旋させたり，姿勢を変える際はゆっくり行うなどの注意が必要．
- **姿勢不安定**
  体幹失調をきたす場合では，端座位保持も不安定であることも多い．また，立位も安定しないことが多いため，転倒に注意が必要．
- **易疲労状態**
  耐久性が低下しており，疲れやすいことを考慮し，疲労度を確認しながらこまめに休憩をはさむなどの配慮が必要．

●運動失調の看護のポイント

観察・対応

- テスト：指鼻試験，踵膝試験
- 食事の摂取時の状況
- 歩行時の状況
- 食事：つかめない，口にうまく運べない
  - 吸い飲み，エプロンなどの使用
  - つかみやすい柄のスプーンなどの工夫，利用
- 歩行：まっすぐ歩けない
  - 環境を整えて事故防止
  - つきそい歩行や歩行器の使用による転倒転落防止
- できないことの ADL 介助
  - 片麻痺に準ずる（p.158 参照）

障害（疾患）とそれに応じたアプローチ
構音障害（言語障害）

※構音障害は原因によっていくつかに分かれ，ここでは，脳卒中に伴って生じやすい**運動障害性の構音障害**について述べる．

概念
- 構音障害は，発声発語器官（口唇・頰・舌・声帯）の筋や，筋を司る神経に異常が生じた場合に起こる障害．
- 失語症（p.166 参照）とは異なり，読むことや書くことに障害はなく，障害が発話面に限られているもの．

種類
- 運動障害性の構音障害には，大別して4種類ある（表1）．
  - 脳血管障害などで筋力低下（麻痺）によって起こる麻痺性の構音障害（①②）．
  - パーキンソン病などの大脳基底核病変による錐体外路系の構音障害（③）．
  - 運動コントロールが困難となる失調性の構音障害（④）．

■表1 構音障害の種類

種類	症状，発話の特徴	原因，疾患
①痙性構音障害	・発話速度の低下，努力性嗄声（話すときカんだような発声）となる ・臨床上，最も多くみられる ・舌，顔面下部，口唇に顕著な筋力低下がみられる→舌偏位，口角下垂など	脳血管障害，脳神経外科手術後の外科的外傷，腫瘍，正常圧水頭症
②弛緩性構音障害	・声が小さく，頻回な息つぎにより途切れ途切れになる ・息のもれたような声（気息性嗄声）で，構音では子音が不正確，抑揚のない発話となる ・舌の筋萎縮・線維束攣縮も認められる	脳血管障害のほか，髄膜炎，ギラン・バレー症候群，重症筋無力症など神経内科的疾患が多い
③運動低下性構音障害	・声が小さく，発話が途切れ途切れになり，抑揚のない単調な話し方となる ・文末を繰り返すような反復が生じ，発話速度が徐々に速くなり，発話後半が聞き取りづらくなる ・声はガラガラした声（粗造性嗄声）・気息性嗄声となる	脳血管障害によるパーキンソン症候群，変性疾患であるパーキンソン病が代表的
④失調性構音障害	・全体的に発話速度が遅く，リズムが乱れる ・呼吸面の異常から，吸いながら声を出す（吸気発声）となったり，突然大きな声になる爆発的な発声となったりする ・一音一音が途切れたりする（断綴性発話）	脳血管障害，脳腫瘍，変性疾患などでの小脳や小脳経路の損傷

観察・評価

- **安静時所見**
  - 顔面麻痺の有無(顔面の非対称性,眼瞼下垂,鼻唇溝の深さ,口角下垂など).
- **発声発語器官**
  - 口唇:開閉・突出(図1)・横引きの運動(図2)の非対称性.頬の膨らまし・すぼめの可否(図3),「パパパ……」の発音時の速度・リズム・明瞭度(「ファ」になっていないかなど).

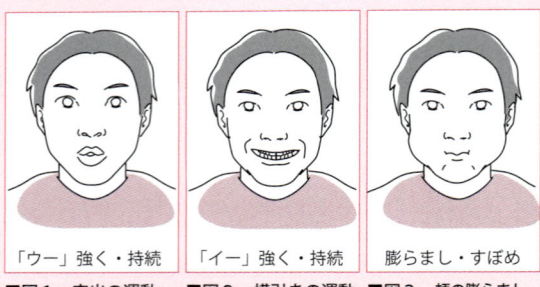

「ウー」強く・持続	「イー」強く・持続	膨らまし・すぼめ
■図1 突出の運動	■図2 横引きの運動	■図3 頬の膨らまし・すぼめ

  - 舌:大きさや形状,挺舌時の偏位(図4),左右口角接触の可否(図5),上唇接触の可否(図6),「タタタ……」「カカカ……」の発音時の速度・リズム・明瞭度.

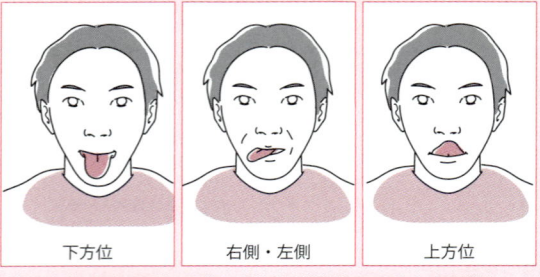

下方位	右側・左側	上方位
■図4 挺舌時の偏位	■図5 左右口角接触	■図6 上唇接触

  - 咽頭:「アー」発声時に麻痺した軟口蓋,咽頭後壁が健側に引かれて左右差があるか.
  - 声質:ガラガラした声となる.かすれた声が聞こえる.弱々しい声となる.力んだような声となる.

観察・評価

- **呼吸,発声持続時間**:呼吸の仕方や1分間の呼吸数.「アー」を何秒発声できるか(男性14秒以下,女性9秒以下だと異常).
- **会話での自発話の発話明瞭度**
  - 発話明瞭度には5段階のレベルがある(**表2**).

■表2　発話明瞭度の種類

重症度	レベル	内　容
軽度	1	すべてわかる
	2	ときどきわからない言葉がある
中等度	3	内容を知っていればわかる
重度	4	ときどきわかる言葉がある
	5	ほとんどわかる言葉がない

対応

- **発話明瞭度別の対応の工夫**
  - **レベル2・3**(口頭でのコミュニケーション)
    ①姿勢を整える
    ②短く,ゆっくり言ってもらう
    ③文字を活用して内容を確認しながら行う
    ④聞き取れない場合はきちんと聞き返す
  - **レベル4・5**(補助・代替コミュニケーションの併用)
    ① Yes-No による質問
    ②筆談
    ③トーキングエイド®
    ④文字盤(50音表,透明盤)
    　瞬きの回数などを決めて書き込む

> **ココがポイント!** 患者は発話に消極的になりがち.自信をなくさないように聞き手の配慮が不可欠!

構音障害

■障害（疾患）とそれに応じたアプローチ
失語症（言語障害）

概念
- 失語症は，後天性の障害，主に左半球の脳損傷（脳血管障害，脳腫瘍，脳炎など）で起こる．利き手が左手だと右半球に言語野がある場合があり，右半球損傷でも起こることがある．
- 「聞く」「話す」（音声言語），「読む」「書く」（文字言語）の4つの言語様式が多かれ少なかれ障害される．
- 失語症状は，大脳皮質だけでなく左の被殻や視床などの損傷でも現れることがある．

症状
- 「聞く」ことの障害：言葉が聞き取れない，言葉の意味がわからない，たくさん言われるとわからない，早口で言われるとわからない
- 「話す」ことの障害：
  - 思い出したい概念ははっきりしているが，言葉が思い浮かばない（**語想起障害**）
  - 別の言葉（**錯語**）になる
    意味性錯語（意味的に似ている）：帽子→靴下／語性錯語（意味的に似ていない）：帽子→コップ／音韻性錯語（音が似ている，目標語が推測できる）：帽子→モーシ／新造語（目標語が推測できない）：ケナロ
  - 言葉は思い浮かんでいるのに発話が努力的で音が歪む：構音器官を動かすための運動プログラミングの障害（**発語失行**）
- 「読む」ことの障害：文字は音読できないが意味はわかる，音読できるが意味が理解できない，漢字／仮名が読めない，意味性・音韻性錯読が多い
- 「書く」ことの障害：漢字が思い出せない，簡単な漢字は書けるが仮名が難しい，文が書けない，助詞を間違える

観察・評価・分類
- **発話**：簡単な会話（情報量，流暢か非流暢かをみる），数個の物品の呼称，それらの復唱，漢字／仮名で書かれた文字の音読
- **理解**：数個の物品を並べて，口頭で言ったものを指さしてもらう（あるいは文字で書いたものを指さしてもらう），動作命令

観察・評価・分類

- **書字**：氏名を漢字と仮名で書く，簡単な単語の書き取り（できれば漢字と仮名で），それに問題がなければ短文の書き取り
- 発話（流暢・非流暢），復唱・理解（良好・不良）のレベルにより，失語症は以下のタイプに分けられる（**表1**）．

■表1　失語タイプの分類と特徴

発話	復唱	理解	失語タイプ	症状の特徴
流暢	良好	良好	健忘失語	軽度の失語症，呼称障害が中核症状
		不良	超皮質性感覚失語	復唱しながら意味理解ができない／音韻性錯語は少なく意味性錯語，語性錯語が多い
	不良	良好	伝導失語	理解はよいが復唱が困難／音韻性錯語が多い
		不良	ウェルニッケ失語	多弁，聞き取りの悪さ，錯語が多い
非流暢	良好	良好	超皮質性運動失語	なかなか自分から話し出さないが復唱は良好
		不良	混合型超皮質性失語	復唱しかできず意味理解が不良
	不良	良好	ブローカ失語	たどたどしい発話（発語失行），仮名の障害
		不良	全失語	良好な言語様式がない

鑑別すべき症状

- 失語症者において数字は錯語となりやすいため，日付や年齢を聞くなどで意識や知能の評価をするのは注意が必要．
- HDS-Rなど言語を用いる評価法も，失語症の影響を受け正当な評価ができないため用いないようにする．
- 失語症は道具としての言語の障害であり，知能障害（認知症）とは異なる．
- 構音障害（p.163参照）は「話す」側面のみの障害であり，理解や書字には問題がない点で失語症と異なる．
- 書字，計算および左右や手指の理解は，失語症があるといずれも低下するので，ゲルストマン症候群との鑑別に注意．
- 意識障害の遷延や注意障害によっても錯語症状や書字障害などが目立つことがあるので，経過を注意深く観察する．

対応

- 早口で長い文章での話しかけは避ける．
- 重度の聴覚的理解障害のある人には，文字（特に漢字単語）や絵を併用する．
- 全く話せない人でもできるだけ話しかけるようにし，刺激を与える．

対応
- なるべく話を聞く時間をとる．
- 言えなくても筆談が可能な場合がある．
- 簡単な言葉での会話が可能な人には，Yes-No質問で済まさずに，言葉が表出しやすくなるよう質問を考えて，できるだけ言葉での表出を促すようにする．
- 錯語が多くても意図が伝われば言い直しは求めない．
- 失語症では言葉が思い浮かばないことが主症状であるため，50音表はコミュニケーションの助けにはならない（語想起できていないと使えない）．そればかりか，簡単なことがわからないことで患者自身を傷つけることにもなるので用いないようにする．
- 重度の失語症患者にも感情はよく伝わるので，傷つけるような発言をしない．
- 認知症ではないので，子どもに対するような言葉遣いはしない．

> **ココがポイント！** 言語だけでなく，表情や身振りなど，それぞれの患者に合ったコミュニケーションの方法を探る．まずは症状の理解を！

●失語症の看護のポイント

対応
- 間違った言葉を使ったり，うまく言葉が出なかったりするが，気持ちを理解するよう心がける．
- 人格を尊重する．
- 急がせない（できるだけ待って聴くようにする）．
- 緊張をほぐす（話しかけるときは落ち着き，リラックスした気分で話しかける）．
- 理解力に合わせて短い簡単な言葉でゆっくり話す（簡単，具体的，語数の少ない単語を繰り返す）．
- 言い間違いを矯正しない．
- よい刺激を与える（テレビ，音楽など好きなことや興味のある，身近な話などをする）．
- 能力以上の要求をしない（焦らせない）．
- 過剰な手出し口出しをせず見守る．
- 患者自身のプライドを大切にする．

■障害（疾患）とそれに応じたアプローチ
高次脳機能障害

概念
- 高次脳機能とは，図1に示すように注意・遂行・人格，言語などの機能を含み，これらに障害がある場合を高次脳機能障害という．
- 個々の機能は実際には重なりあっており，臨床上互いに影響を受ける．
- 右利きでは優位半球の左側損傷によって失語症が，また右半球損傷では半側空間無視などの症状が多くみられる．

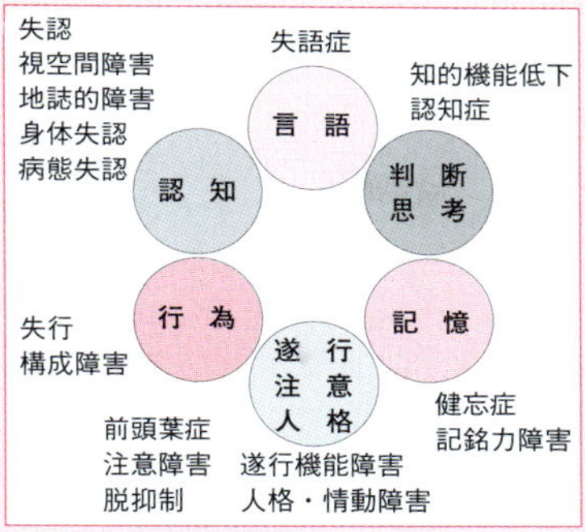

■図1　高次脳機能の構造

観察・評価
- 覚醒度や表情，会話の有無や内容，動作時の様子などを取りこぼさず観察することが重要．
- 注意：急性期は意識障害が背景症状（前面に出てくる症状）としてみられることも多く，症状の変化にも注意していくこと．
- 高次脳機能の評価は，表1に示す検査によって行う．

■表1　主な高次脳機能評価に用いられる検査

認知機能の種類	主な神経心理学的検査
全般的知能検査	WAIS-Ⅲ（R），HDS-R，MMSE，RCPM
注意機能	Cancellation Test，TMT，PASAT，Stroop Test，CAT（標準注意検査法）
記憶	WMS-R，リバーミード行動記憶検査（RBMT），三宅式記銘力検査，ベントン視覚記銘力検査，レイ複雑図形
視覚認知機能	BIT，VPTA（標準高次視知覚機能検査）
遂行機能	慶應版WCST，BADS，ハノイの塔
構成能力	Kohs立方体組み合わせテスト
行為	SPTA（標準高次動作性検査）

> **ココがポイント！** 高次脳機能障害の症状は多彩．症状を正確に観察し，どのような障害から現れるのかを包括的に考えることが大切！

観察・評価

- **HDS-R・MMSE**：ベッドサイドでも簡便に施行可能．見当識・記憶・注意・遂行機能などを評価．MMSEでは文章完成や図形の模写など視覚的課題を含む（p.244, 245参照）．
- **WAIS-Ⅲ**：WAIS-Rの改訂版．14の言語性・動作性下位検査より，言語性IQ（VIQ），視覚性IQ（PIQ），全検査IQ（FIQ）の他，言語理解，知覚統合，作動記憶，処理速度の群指数が求められる．
- **RCPM（レーブン色彩マトリックス検査）**：言語を介さない動作性知能検査．短時間で施行可能．半側空間無視など，空間認知面の影響を受ける．1セット12点，計36点満点．

注意：点数のみにとらわれず，背景症状にはどのような問題点があるのかまでしっかり考えること．

主な高次脳機能障害の概念・症状・介入法

【注意障害】

概念・症状

- 注意機能には以下の特徴がある．①覚醒度，②持続性，③選択性，④転導性．覚醒度を基盤にそれぞれが独立した機能ではなく，お互いに密接な関係がある．
- 臨床上，ぼんやりしている，反応が遅い，落ち着きがなくそわそわする，周囲の動きや音に気が散りやすいなど多彩な症状を認める．
- 注意障害を基盤に，遂行機能や記銘力など，より高次な認知機能にも大きな影響を及ぼす．

介入法

- **環境設定**：食事中や話しかける際はテレビを消す，カーテンを閉めるなど集中しやすい環境にする．ベッドや座席の配置にも留意（人の動きが多い場所や出入口付近を避けるなど）．
- **声かけ**：作業中に他のことに注意が向きやすい場合は，適宜声かけを行う．
- **休息を入れる**：たわいない会話でも疲労を感じることがある．長時間の作業や会話は避ける．

【遂行機能障害】

概念・症状

- 遂行機能とは以下の4つの要素が含まれる．①目標の設定，

> **ココがポイント！** 注意障害の症状はさまざま．患者に合った働きかけを常に心がけること！

主な高次脳機能障害の概念・症状・介入法

②計画の立案，③計画の実行，④効果的な行動．記憶，知覚，行為，言語などの要素的な認知機能を統合・制御する，より高次の認知機能．

- 段取りが悪い，その場の思いつきで行動してしまう，1つの行動から次の行動へすぐ切り替えられない，自分の行動をモニターできないなどの症状を認める．

介入法

- **外言語化**：行動の開始時に，これからなすべき内容，手順，方法などを患者自身に言語化させ，作業を意識・確認させる．
  【例】ⓐこれから入浴をする．
  　　　ⓑ必要な物の確認・用意．
  　　　ⓒ浴室への行き方を手順通り言葉にしてもらう．困難な場合は介助者も声かけを行う．
- **作業の視覚提示**：1つひとつの手順や注意事項を視覚提示することも重要．提示だけでなく，実際にその通りに実行できるよう確認を行いながら，時に行動を誘導していく．
- **開始と終わりを明確に**：行動や思考の切り替えが難しいため，作業開始時や終了時には声をかけて介助する．

注意

- 急性期には見逃されやすい障害．細かな行動の観察が重要．

【半側空間無視】

概念・症状

- 半側空間無視とは，運動や感覚の障害によらない，損傷された脳の対側の空間への反応に気づかないもの．その多くが，右半球損傷による左半側空間無視．
- ADL 上では左手の使用頻度が少ない，食事で左側を残す，左側の障害物にぶつかる，車椅子の左側のブレーキを解除せず操作しようとする，左側の着衣が困難などの症状がみられる．

介入法

- **環境設定**：気づきやすいように右側に食器をセッティングする，患者の注意が部屋全体に及ぶように，ベッドは左側を壁につけて配置する（無視する左側への注意を促すため，あえて右側を壁につけて配置することもある）など．

注意

- 重症度にかかわらず，直接 ADL にかかわる障害．日々の徹底した環境設定が重要．

主な高次脳機能障害の概念・症状・介入法

【失行】

概念・症状

- 失行とは，運動障害や感覚障害などに問題がないのに，行為に失敗すること．
- 道具の使い方がわからなくなる，誤った使い方をする（観念失行），バイバイやジェスチャーがうまくできない（観念運動失行），ボタンをかけるなどの習熟した行為がぎこちなくなる（肢節運動失行）などが主要な失行症である．

介入法

- どのような場面で失行がみられるか，日常生活を観察することが大切．
- 目標の動作に対して，周囲が同一の手順を指示・模倣させる．
  【例】「櫛で髪をとかす」行為を目標に，患者にジェスチャーや，それが困難な場合は介助者の模倣をさせる．

【記憶障害】

概念・症状

- 記憶にはいくつかの分類の仕方がある．
  - 発症時点から過去を逆行健忘，発症以後を前向健忘．
  - 記憶の把持時間により，即時記憶，近時記憶，遠隔記憶．
  - 記憶の質により，言語性記憶，視覚性記憶．
- 臨床上は，日付や場所が覚えられない，病室で迷う，新しいことが覚えられない，同じことを繰り返し聞いてしまう，1日の出来事を思い出せないなどの症状がみられる．

介入法

- **誤りをさせない**：日付がわからない患者に「今日は何日？」と質問すると，患者自身の誤答により誤った情報が入力されてしまう．まずは介助者と一緒にカレンダーを確認するなど，正しい答えが得られる行動だけを何度も強化していく．
- **代償手段の獲得**：食事内容や1日の予定など，メモに取ることを習慣づけ，視覚的手がかりをつくる．

ココがポイント！

- **失行は失語症を合併する症例が多いため，介助時は言語理解の程度を把握しておくことも重要！**
- **記憶障害の患者にはむやみに難しい質問をしない．統一した対応を反復していくことが重要！**

●高次脳機能障害の看護のポイント

観察・援助

【遂行機能障害】
- 障害の程度を把握する．
- できないことの ADL 介助．
- 重度の場合は注意散漫などがあるため環境を整え，転倒・転落などの事故防止に努める．
- 外言語化など，社会生活に適応できるような援助を行う．
- うまく行動できない理由を説明して不満や不安を軽減する．
- 障害された能力がある一方で保存された能力もあるため，これらを見極め，保存された能力を活用できるよう援助する．
- 家族や周囲の人が対応方法を十分に理解するよう助言する．
- 障害の回復が困難なときもあるため，有意義な生活スタイルを見出せるよう，本人，家族，医療スタッフ，地域が協力して取り組む（ソーシャルワーカーに依頼）．

【半側空間無視】
- 見えない側の品物に手を出させないようにするため，食事は見える側に寄せてセッティングする．
- 車椅子のブレーキ操作や自分の足も，見えない側を無視するため，車椅子へのトランスファー（移乗）時や乗車時は転倒・転落の事故防止に努める．
- 歩行時は障害物があっても気づかないため，柱や壁にぶつかることも多い．廊下やベッドサイドの環境を整え，衝突や転倒などの事故防止に努める．
- 麻痺を伴う場合，ベッド上では麻痺側を下敷きにする恐れがあるため，脱臼や循環障害の防止に努める．
- 見えない側から話しかけると気づかない場合があるため，障害されていない側から話しかける．
- 本人も症状に気づかない場合が多いため，退院後の社会生活への不安に対し援助する．

【失行】
- 今まで使っていた道具が使えず，箸を渡しても食べる動作ができない，シャツに足を通してしまい，服を着ることができないため，"できないことの ADL 介助"を行う．
- 周りから問題行動と思われがちなため，精神的なフォローが必要．

■障害（疾患）とそれに応じたアプローチ
嚥下障害

概念
- 「嚥下」とは「飲み込むこと」（英語は swallow）．
- 脳卒中患者では嚥下障害を合併する頻度が高く，「脳卒中患者を見たら嚥下障害を疑え！」の意識が大切．
- 患者をよく見て・聞いて・触って，嚥下障害に注意する．

理解
- 嚥下は，以下の5期から成る．
  - ①**認知期**：食べ物の認知，食べることの理解
  - ②**準備期**：口への取り込み，咀嚼・食塊形成など
  - ③**口腔期**：食塊が舌尖から咽頭まで送り込まれるまで（**図1**）
  - ④**咽頭期**：嚥下反射（ごっくん）が起こり，食塊を食道に移送する（**図2**）
  - ⑤**食道期**：食道の蠕動運動で食塊を胃に移送する

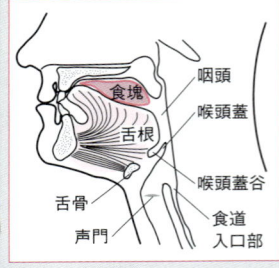

■図1 口腔期

■図2 嚥下反射（ごっくん）

- 意識障害や認知障害により①②が障害され，脳の障害部位によって③④がさまざまな程度で障害される．
- 嚥下中枢（嚥下運動をつかさどる部位）は延髄．
- 延髄より上位が障害された場合を仮性球麻痺（偽性球麻痺）といい，③＞④で障害される．
- 延髄が障害された場合を球麻痺といい，④が中心に障害される．
- 複数病変や広範囲病変・浮腫などの影響で，障害はさまざま．

ポイント
- 「ごっくん」の確認には，のどぼとけ（喉頭の甲状軟骨）を触るとよい．喉頭が前方挙上運動をする．
- 1回の「ごっくん」は0.5秒以下が正常．

理解

> **禁忌**
> ● 意識障害のある患者に無理に食べさせるのは危険！　意識障害≒認知期・準備期の障害．摂食してもよいかの評価が必須．

観察項目

● 観察は，食前・食事中・食後ごとに行う（表1～3）．

■表1　食前の観察項目

	観察事項	観察ポイント	考えられること
見て	意識レベル・認知	意識レベル低下・認知力低下	認知期・準備期障害あり，誤嚥に注意
	鼻腔と口腔の状態	鼻腔と口腔の乾燥や貯留物・感染	誤嚥によって肺炎の危険あり
	顔面の機能	顔面神経麻痺・表情・開口状態など	準備期・口腔期の障害
	喉頭（のどぼとけ）の位置	喉頭が下がっているか	喉頭挙上制限の可能性，水分で誤嚥の可能性
	排痰力	咽頭・喉頭貯留物の喀出は可能か	排痰障害で誤嚥性肺炎のリスクが増大
	体幹の状態	体幹保持不可・頸部後屈	嚥下障害のリスクが増大
聞いて	声	気息性嗄声（息漏れ声）	声帯麻痺→誤嚥しやすい 呼気力低下→排痰困難
	舌	可動性の低下の有無	口腔期障害あり，食物の保持・送り込みなどが困難
	頸部聴診	呼吸時に湿性音	咽頭・喉頭貯留物の存在
	胸部聴診	異常音の有無	肺炎や痰の貯留
触って	喉頭挙上運動	挙上の高さ・スピード・連続性	咽頭残留や誤嚥の可能性あり
	発熱や発汗		炎症の存在（肺炎など）

■表2　食事中の観察項目

	観察事項	観察ポイント	考えられること・対応
見て	口腔の運動	咀嚼・舌運動・流涎の有無	食塊形成不良・保持や送り込み低下→準備期・口腔期障害
	口腔内	食物残留の有無	咽頭期障害
	むせ	食事前	自分の唾液や痰でむせている→食事により誤嚥する可能性
		食事中	挙上期型誤嚥…水分で起こりやすい→とろみの調整・量の調整
			下降期型誤嚥など→①1口量の調整，②1口につき空嚥下を数回
		食事後・嚥下後	下降期型誤嚥…咽頭残留したものを遅れて誤嚥→上記①②を行う
	呼吸状態	SpO₂	SpO_2 の低下→誤嚥の可能性あり
聞いて	声	食事中の声の変化	湿性声→咽頭残留→量の調節・スピード調節・複数回嚥下（1口につき空嚥下を数回）
触って	喉頭挙上運動	食前との変化・疲労度の確認	疲労により喉頭挙上運動が低下，誤嚥のリスクを増大

嚥下障害

観察項目

■表3　食後の観察項目

	観察事項	観察ポイント	考えられること
見て	口腔内	食物残留の有無	準備期・口腔期障害
	むせ	むせの有無	下降期型誤嚥（咽頭残留物を遅れて誤嚥）→食後の吸引を！
	呼吸状態	SpO₂	SpO₂の低下→誤嚥の可能性あり
聞いて	声	食後の声の変化	湿性声→咽頭残留→吸引を行う
触って	体幹	食前との変化・疲労度の確認	疲労が強い場合，摂食方法や形態の工夫が必要

推測・評価

- 嚥下障害を推測・評価する能力が看護師に求められている．
- 表4は筆者が作成し，NTT東日本関東病院で導入している嚥下障害スクリーニングの流れ．Ａ→Ｂ→Ｃの順で評価する．

■表4　嚥下障害スクリーニング

Ａ 意識レベル		
JCS：0または1桁 GCS：E4以上	○ Yes　○ No ＊Yesの場合のみ下記実施	

Ｂ 前段階評価事項　＊嚥下の準備運動をかねて行う	
指示に従える	○ Yes　○ No
口腔内衛生	○良好　○不良　（　　　　　　　　　　）
口腔ケア自立度	○自立　○要介助　（　　　　　　　　　　）
嗄声	○なし　○あり［□湿性　□気息性（両方チェック可）］
開口制限（開口・閉口ができるか）	○なし　○あり　（　　　　　　　　　　）
口唇閉鎖不全	○なし　○あり　（　　　　　　　　　　）
頬膨らませ	○可　○不可　（　　　　　　　　　　）
舌運動（挺舌）（舌を前に出せるか）	○可　○不可　（　　　　　　　　　　）
舌運動（口角なめ）	○可［□右　□左（両方チェック可）］　○不可
咀嚼運動	○可　○不可　（　　　　　　　　　　）

Ｃ 嚥下障害スクリーニング

① RSST（反復唾液嚥下テスト）……30秒間に何回，空嚥下できるか

3回以上	○可	↓	○不可［○0回　○1回　○2回］

＊口腔内が乾燥しているとできないため，施行前に口腔ケアを行う
＊2回以下の場合は注意が必要

② 飲水テスト……体位（0度, 30度, 45度, 60度, 座位）

1回目	3mℓ	正常な人でもむせることあり		
2回目	3mℓ	むせなし	↓ むせあり→	飲水テスト中止，主治医に報告
3回目	5mℓ	むせなし	↓ むせあり→	飲水テスト中止，主治医に報告
4回目	30mℓ	むせなし	↓ むせあり→	飲水テスト中止，主治医に報告

経口摂取開始 ←　　　　　→ 耳鼻咽喉科・リハビリテーション科へコンサルト

チェック項目：①飲水前後の声の変化　②咽頭残留感
　　　　　　　③頸部聴診で飲水前後の呼吸音の変化

推測・評価

ポイント
- 前段階評価では，口腔内の様子や嚥下動作に必要な最低限の状況を観察．動きを評価するだけでなく，準備運動もかねている．評価時の状況記録であり，当然変動しうる項目．
- 飲水テストの欠点は，不顕性誤嚥（誤嚥しているのに咳が出ないこと）には有用でないこと．飲水テスト4回目30mℓと量が増えることで，潜在的な誤嚥を見落としにくくなる．
- チェック項目を確認することで，患者の嚥下障害の状態を推測できるようになる．

> **さらにレベルアップ** 評価力・看護力がついたらゼリーテストを行う．飲水テストでむせを認めた場合でもスライスゼリー2～3gで数回テストし，むせや湿性声がなければとろみ食がとれる可能性がある！

検査

- 嚥下障害が疑われたら，耳鼻咽喉科やリハビリテーション科で嚥下機能検査を行う．嚥下障害を認めた場合は，どのようなリハビリテーションを行うべきかを判断．

①嚥下内視鏡検査（videoendoscopic examination：VE）
- 鼻腔より喉頭ファイバースコープを挿入し，咽頭・喉頭に異常所見がないかを確認．
- 次いで，着色水（とろみつき・なし）やゼリーを用いて嚥下機能評価や誤嚥の有無を検査（図3，4）．
- 放射線被曝がなく，ベッドサイドでも行うことができるので，急性期脳卒中患者には最適．
- 喉頭知覚の検査ができるため，不顕性誤嚥の評価が可能．

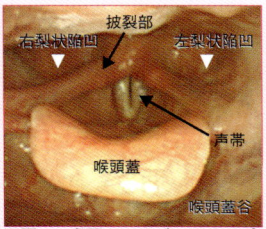

■図3 喉頭ファイバースコープ 正常所見

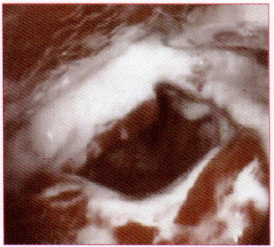

■図4 VE所見（重度嚥下障害例）

検査

②嚥下造影検査（videofluoroscopic examination：VF）
- X線透視下で，造影剤や造影剤入りの検査物を嚥下させ，嚥下状態や誤嚥・咽頭残留などを検査．
- 口腔期から食道期までの一連の動作が検査可能．喉頭知覚は検査できない．

<u>ポイント</u>
- VEやVFで，嚥下のどの状態が障害されているかを看護師も理解しておく．
- 障害状況により必要なリハビリテーションが異なるため，検査に同席して実際に見ることが最も望ましい．

嚥下訓練（リハビリテーション）

- 嚥下訓練は，以下の流れで行う．
  ①ポジショニング
  ②口腔ケア
  ③頸部・肩・口腔器官の運動（嚥下の準備体操）
  ④間接訓練（食物を用いない）
  ⑤直接訓練（食物を用いる）
- ①〜④までは急性期であっても，病状の許す範囲で訓練を行うことが可能．言い換えると，**可能な範囲で早期より嚥下訓練を行うべきである．**
- 直接訓練は医師の指示のもとに開始．

①ポジショニング
- 「**30度仰臥位・頸部前屈**」とする．食道は気管の後方にあるため，リクライニングした方が座位より誤嚥しにくい．
- 頸部前屈により，食塊の通過面が広がること，嚥下反射が惹起しやすくなることなどから誤嚥しにくくなる．
- 患者の状態に応じてリクライニングを緩め，垂直に近づけていく．

<u>禁忌</u>
- 仰臥位・**頸部伸展（後屈）**は喉頭挙上運動を制限し，嚥下反射が起こりにくくなることなどから，かえって誤嚥のリスクを高めるため，絶対にしてはならない．

②口腔ケア（p.210参照）
③頸部・肩・口腔器官の運動（嚥下の準備体操，表5）
- 経口摂取の準備せずに摂食すると，誤嚥の危険が高まる．
- 嚥下の準備体操として頸部・肩・口腔器官の運動を行い，筋肉をリラックスさせることは非常に大切で，誤嚥予防に有効．

嚥下訓練（リハビリテーション）

■表5　嚥下の準備体操

> ①深呼吸……鼻から吸って，ゆっくり口から吐く
> ②首の運動……回旋，屈曲しリラックス
> ③肩・背中の運動……回旋，伸展しリラックス
> ④顔の運動……笑顔，怒った顔など表情をつくる
> ⑤舌の運動……舌を出す，左右の口角を触る
> ⑥「パパパ」「タタタ」「カカカ」「ラララ」とはっきり，ゆっくり発音する

④間接訓練

- 食物を用いずに行い，嚥下に関連する器官の機能改善が目的．
- 嚥下障害のある患者全例が対象となり，ICUや病棟で看護師やST（言語聴覚士）が行う訓練．
- 非常に多岐にわたるため，詳細は専門書を参照．本書ではその中から3項目を紹介する．

ⓐアイスマッサージ（図5）

- アイス棒で口唇，頬の内側（左右）を触る．
- どのくらい冷たいかを伝え，唾液腺を刺激する．
- 舌尖に触れた後，奥舌・口蓋弓を刺激．
- アイス棒を口腔内から出して，空嚥下（つばのみ）を指示．その際，喉頭挙上運動を確認する．

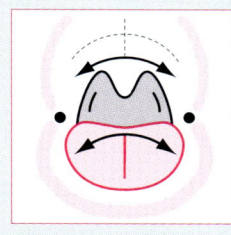

■図5　アイスマッサージ
●はK-point．刺激すると開口しやすくなる．矢印はアイスマッサージの範囲

禁忌

- 必ず口腔ケアを行ってから訓練する．
- 湿ったアイス棒で行ってはいけない．間違って溶けた水を誤嚥する可能性がある．
- いきなり口腔の奥に触れたり，強く押しつけてはいけない．

ⓑ息こらえ嚥下

- 飲み込むタイミングが合わない患者が対象．
- 「鼻から息を吸って止める→空嚥下→息を吐く」の一連の動作を行う．
- 呼吸と嚥下のパターンを調節することが目的．

禁忌

- 血圧や脈拍が変動する危険があるので，息こらえで力を入れすぎないよう指導．

嚥下訓練（リハビリテーション）

ⓒ メンデルゾーン手技

- 咽頭残留が多い患者，食道入口部の開きが悪い患者が対象．
- 「嚥下（ごっくん）を指示→のどぼとけが一番高い場所で喉頭（甲状軟骨）を挙上したまま数秒間保持する（患者本人または介助者）→数秒後に手を離す」の訓練を繰り返し行う．

> **注意**
> - 甲状軟骨が挙上した状態では呼吸ができないので注意．苦しい場合，協力が得られない場合は行ってはいけない．

⑤ 直接訓練

- 誤嚥や気道狭窄の可能性があるため，医師による適切な判断のもと，実際に食物を用いて看護師やSTが行う訓練．詳細は専門書に譲り，ここでは直接訓練の注意点を述べる．
  - 1口量：1口量は，初めは2〜3g程度から開始．ゼリーではスライス法を推奨（図6）．スライスゼリーだと，スムーズに食道へと入っていきやすい．
  - 使用するスプーンの種類：1口量を考慮すると，底が浅く，幅の狭い，ティースプーン程度の大きさがよい．奥舌に入りやすく，スプーンをひっくり返しやすい．
  - 摂取物の粘性：粘性が強すぎると，咽頭残留が増えて誤嚥・窒息の危険がある．
  - 訓練中のバイタルチェック（特にSpO_2や湿性嗄声など）
  - 直接訓練の前後は吸引をしっかりしておくこと．

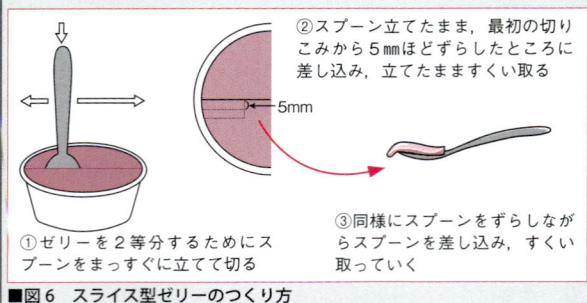

① ゼリーを2等分するためにスプーンをまっすぐに立てて切る

② スプーン立てたまま，最初の切りこみから5mmほどずらしたところに差し込み，立てたまますくい取る

③ 同様にスプーンをずらしながらスプーンを差し込み，すくい取っていく

■図6 スライス型ゼリーのつくり方

手術治療

- 嚥下リハビリテーションは有効であるが，改善困難な場合には手術治療・リハビリテーション併用で改善できることがある．適切な時期に耳鼻咽喉科のコンサルトが望ましい．

●嚥下障害の看護のポイント

観察・援助

- 嚥下障害の程度,現時点での嚥下に関するセルフケア能力を把握する.
- 耳鼻咽喉科,リハビリテーション科と情報交換を行い,チーム医療でかかわる.
- 摂取前には,口腔内が清潔か否かを必ず確認する.
- 嚥下障害は,固形物よりも流動物(水分)で著明となる.
- 高齢者の場合,入れ歯の不具合を抱えている場合もあり,嚥下訓練に支障をきたすため,早急に解決する.
- 経口訓練が可能な場合は,ゼラチン質,ゼリーなどの食形態から開始する.
- 摂食が可能ならば,徐々に食形態をアップさせて再評価していく(半固形物・ゼリー→ペースト食→全粥軟菜きざみ食→全粥軟菜→常食…など,個々に合わせる).適宜,水分にとろみをつけて介助する.
- **嚥下訓練時の姿勢**:30度仰臥位・頸部前屈が最も誤嚥しにくい.後屈位をとると呼吸は楽になるが誤嚥しやすい.介助する場合,健側に食物を入れる.
- 誤嚥が起こったとき,すぐに対処できるように吸引器を準備し,安全に行えるような環境を整備しておく.
- 比較的意識状態のよい患者にとっては,食べられないことに対する苦痛,ストレスははかり知れない.経口摂取ができない理由を説明し,理解を深めてもらい励ましていくなどの精神的援助が大切である.
- 摂食不可と判断された場合,経管栄養法を選択し開始.間接訓練(アイスマッサージ・舌運動・顔面体操・発声練習・嚥下練習・咳の練習など)は続行する.
- むせの有無,流延の有無,食物が口腔内に残留していないか,観察しながら介助する.
- **合併症:誤嚥性肺炎**
  - 摂食開始後もリスクがあることを念頭におく.
  - 重度の場合,誤嚥してもむせないことがある.
  - 肺炎も重症化しうるため,注意が必要.発熱の有無,呼吸状態,呼吸音,痰の量と性状,胸部X線撮影などを評価する.

■障害（疾患）とそれに応じたアプローチ

胃瘻

概念

- 胃瘻造設とは，口から食事がとれない患者に対して，直接胃に栄養を入れるために，腹壁表皮と胃の内腔間に筒状の出し入れ口（瘻孔）をつくることである．
- この瘻孔をつくる手術を経皮内視鏡的胃瘻造設術（PEG：percutaneous endoscopic gastrostomy）という（**図1**）.
- PEGは本来，胃瘻をつくるための術式のことだが，最近は胃瘻そのものをPEGと呼ぶようにもなっている．
- PEGはあくまで嚥下障害（p.174参照）を改善するための一手段と位置づけ，PEGにより栄養状態を改善させながら嚥下訓練を続けることで，経口摂取が可能となるケースは多い．

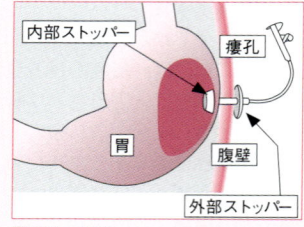

■図1　PEG

適応と禁忌

- PEGの適応を**表1**に，禁忌を**表2**に示す．
- PEGの適応に関しては，栄養状態や嚥下障害の程度を十分に評価し，今後の予測をもとに慎重に判断する．
- 胃全摘出術を受けた患者や胃がん合併の患者，腹水が多量に溜まった患者などではPEGが困難となり，食道に瘻孔をつくる経皮経食道胃管挿入術（PTEG）を行うこともある．

■表1　PEGの適応

- 経腸栄養のアクセス
  - 脳血管障害，認知症などのため，自発的に摂取できない例
  - 神経筋疾患などのため，嚥下不能または困難な例
  - 頭部，顔面外傷のため，摂取困難な例
  - 喉咽頭，食道，胃噴門部狭窄例　　　●食道穿孔例
  - 長期成分栄養を必要とするクローン病症例
- 誤嚥性肺炎を繰り返す例
  - 摂取できてもしばしば誤嚥する例　　●経鼻胃管留置に伴う誤嚥
- 減圧治療
  - 幽門狭窄　　●上部小腸狭窄
- その他の特殊治療

（日本消化器内視鏡学会監：消化器内視鏡ガイドライン．医学書院，2006；310-323．より）

適応と禁忌

- 食道がんの合併や胃-食道逆流が問題となるケースでは，腸瘻を造設する場合もある．

■表2　PEGの禁忌

- 絶対禁忌
  - 通常の内視鏡検査の絶対禁忌
  - 内視鏡が通過不可能な咽頭・食道狭窄
  - 胃前壁を腹壁に近接できない状況
  - 補正できない出血傾向
  - 消化管閉塞（減圧ドレナージ目的以外の場合）
- 相対禁忌
  - 腹水貯留
  - 極度の肥満
  - 著明な肝腫大
  - 胃の腫瘤性病変や急性胃粘膜病変
  - 胃手術，その他の上腹部手術の既往
  - 横隔膜ヘルニア
  - 出血傾向
  - 妊娠
  - 門脈圧亢進
  - 腹膜透析
  - がん性腹膜炎
  - 全身状態不良例
  - 生命予後不良例
  - 非協力的な患者と家族

（日本消化器内視鏡学会監：消化器内視鏡ガイドライン．医学書院，2006；310-323．より）

造設法

■術式

- **Push法**：腹壁から胃に穿刺した中空の針（14G）にガイドワイヤーを挿入して口腔外まで引き出し，このガイドワイヤーをたよりに胃瘻チューブを口腔から食道，胃へと押し込み胃壁に固定する．
- **Pull法**：Push法同様，ガイドワイヤーを口腔外に引き出し，これと胃瘻チューブの尖端のループとをつないで，ガイドワイヤーを腹壁側から引き上げて固定する．
- **Introducer法**：内視鏡で確認しながら，胃壁固定具で胃壁と腹壁とを固定し，腹壁から直接胃内にトロカー針を穿刺し，トロカー針の外筒のシースを残して内筒を抜き，そこにバルーンカテーテルを挿入して固定する．

■カテーテル

- 胃瘻カテーテルは，胃の中の内部ストッパーの種類により「バンパー型」と「バルーン型」に，体表の外部ストッパーの形状によって「ボタン型」と「チューブ型」に分けられ，それぞれの組み合わせで，個々の特徴をもっている．
- 患者の状態・療養の形態などに応じて，適切な胃瘻カテーテルを選択していく．
- カテーテルの交換は，バンパー型が4〜6か月，バルーン型は1〜2か月を目安とする．

造設上の注意

■造設前の主な注意

- 抗血小板薬や抗凝固薬は，出血予防のために数日前より休止する．
- Push 法や Pull 法では，胃瘻チューブが口から胃へ引き込まれて造設されるため，チューブが口腔内の雑菌に汚染されるのは必至となる．造設後の感染を防ぐための術前の口腔ケアは必須であるのみでなく，内視鏡操作による誤嚥性肺炎の予防のためにも重要．
- 高度な便秘や腸管ガスの貯留が多い場合では，大腸が胃の前にせり出すことがあり，造設中に誤って大腸を穿刺してしまう危険がある．
- 術前には排便を促し，腸管ガスを少なくする．
- 術直前の腹部のＸ線撮影などは，腸管の状態を知るうえで欠かせない．
- 患者・家族の理解を促し，不安を除去する．

■造設後の主な注意

- 造設後，1日に1回は瘻孔や周囲の皮膚の状態（発赤・湿疹・びらんなど）を観察する．
- 出血の有無や感染徴候（発赤・腫脹・疼痛・排膿など）に十分注意する．
- 造設直後はカテーテルのコネクターの栓を開放し，胃内の除圧をはかると同時に，そこからの排液の状態（出血の有無など）もチェックする．
- 造設直後は，胃壁と腹壁とが密着するように内部ストッパーと外部ストッパーはきつめに締めつけて固定されている．同部の阻血を防ぐために，術後1日目には外部ストッパーを 0.5 〜 1.0 cm，術後3〜4日目には 1.0 〜 2.0 cm と緩める．
- カテーテルが回転可能かどうかを確かめることは，締めつけすぎや内部ストッパーの胃壁への埋没がないことを知るうえでも欠かせない．
- 瘻孔は造設後2週間で完成するといわれているが，患者の栄養状態や年齢，感染の有無などで異なり，より長い期間を要すると考え，その間の注意を怠らないようにする．
- 瘻孔が完成した後は瘻孔周囲のスキンケアが重要．「瘻孔は傷ではない」という意識をもち，消毒やカットガーゼの使用は避け，入浴やシャワーで皮膚の清潔を心がける．

造設上の注意

- 長期になると，胃-食道逆流，便秘，下痢，瘻孔からの栄養剤の漏れなど種々のトラブルが発生することがある．投与時の体位や投与時間の調整，使用する栄養剤の種類や性状の変更，消化管の蠕動を促す薬剤や整腸剤の使用など，状態に応じた対策が必要になる．
- その他，微量元素の欠乏や電解質の異常，低栄養や栄養過多などにも注意していく．

事故抜去

- 瘻孔が完成されていない時期の事故抜去は，胃内容物が腹腔内に漏れて腹膜炎などを起こすため非常に危険で，緊急的な処置が必要となる．
- 瘻孔が完成している場合では，抜けたままで5～6時間も経過すると瘻孔は縮小してしまうため，迅速な再挿入が必要となる．
- **在宅などで事故抜去した場合**：「すぐに来院できないときは，抜けたチューブを鋏などで斜めに切って先端を差し込みやすい形状にして，ひとまず瘻孔に差し込んでテープなどで固定するように」と家族に指導する．その後，来院してもらい（あるいは往診を頼んで）新しいカテーテルと交換する．

●胃瘻の看護のポイント

観察・対応

■胃瘻周囲の皮膚
- 胃瘻造設1～2週間（瘻孔が完成するまで）は必要な消毒と洗浄を行い，ガーゼで保護する．胃瘻が安定したら消毒は必要ない．
- 出血や滲出液の有無，性状．
- 感染徴候（発赤・腫脹・熱感・痛みなど）の有無．

■腹部症状
- 便秘，下痢の有無を観察し，整腸剤の調整や栄養剤の種類などの変更を行う．

■栄養剤の注入
- 体位は30度以上ヘッドアップし，仰臥位または右下側臥位とする．
- 注入速度は1時間に200～400 mℓ程度とするが，症状に応じて変更していく．
- 注入終了後は20～30 mℓの水で流してカテーテル内を洗浄し，4～10倍に希釈した酢水を流す．

■障害(疾患)とそれに応じたアプローチ
意識障害

評価法

- 意識障害に対しては再現性のある方法で評価し,その結果を正確に記載することが大切.
- 意識レベルを数値化した評価法の代表的なものに,JCS(p.251,表1)とGCS(p.252,表2)がある.また,米国のメイヨークリニックの分類(表1)が使われることもある.

■表1　メイヨークリニックの分類

①昏睡	深部反射・角膜反射消失,痛み刺激反応なし
②半昏睡	逃避反射あり,自発運動わずかにあり
③昏迷	逃避反射あり,自発運動はときどきあり,見当識不良
④傾眠	自発運動・自発言語あり,刺激にて覚醒し,刺激がないと眠ってしまう
⑤覚醒	正常

リハビリのポイント

- 意識障害時のリハビリは,急性期および昏睡状態より開始.
- ポイントは,①刺激(声,音楽,においなど)を与える,②ROM-ex(拘縮予防)の実施,③バイタルが安定していれば,ファウラー位,座位,立位を実施し,自律神経系の活性化を図る,④温浴(入浴)も自律神経系の活性化による,⑤座位や立位での上下運動や音楽に合わせての運動療法は,脳幹部を刺激し覚醒を促す.

注意事項

■軽度の意識障害(見落としがちなので要注意)
- 名前,年齢や時,場所,見当識を調べる.
- 問診や診察を,本人をよく知る人と一緒に行うと,いつもと違うことに気づき,軽度の意識障害を診断できることがある.

■意識障害と間違えやすいもの(意識障害との要鑑別)
- 健忘症候群,失語,脳器質的疾患による認知障害,精神病(統合失調症,うつ病)などは軽度意識障害と間違えやすい.
- 閉じ込め症候群(locked-in syndrome)は,発語や四肢の随意運動は不能であるが,脳幹網様体の異常はなく意識は保たれているため,意識障害ではない.
- 高齢者は,認知症や難聴,義歯などでコミュニケーション障害をもっていることも多いため要注意.

■失語症状を呈する場合
- 言語での指示が困難な場合,傾眠やあくびの有無,検査に集中しているかを観察して意識障害の有無を推定する.
- 重度の失語でも,「起きる」「座る」といった動作は理解しや

注意事項

すいとされており，これらの指示に従えば意識障害はないか，あっても軽微と判断してよい．

特殊な意識障害（遷延性意識障害）
- 外界からの刺激にほとんど反応せず，自発運動や発語がなく，眼球運動のみがみられる．睡眠・覚醒のリズムはある状態．

●意識障害の看護のポイント

観察・援助

■急性期リハビリテーション
- JCS・GCSなど統一した評価法を用いて正確に評価する．
- 救命のための治療，急性期であっても，臥床に伴う二次的障害（廃用症候群）を防ぐことが重要．急性期のリハビリはできるだけ早くベッド上から始める．
- 発症後2〜4日でリハビリ開始という見解が多い．
- 急性期の不用意な頭部挙上は起立性低血圧を起こし，脳障害を悪化させることになるため，注意が必要．
- 急性期のリハビリは症状が変化しやすいため，バイタルサインの変化を観察，表情や訴えを聞きながら進める．
- 廃用症候群の予防（p.202も参照）
  - 褥瘡，肺炎予防→体位変換（2〜3時間ごと）．
  - 関節変形・拘縮防止→ベッド上での関節可動域訓練（ROM），良肢位の保持．
  - 呼吸器合併症の予防→排痰の促し，吸引，ネブライザー実施，体位ドレナージ．気管切開部の管理．誤嚥に注意．
  - 尿路感染症の予防→清潔保持，尿道カテーテルの早期抜去．
  - 起立性低血圧→過度の安静は逆効果．離床訓練を注意して行う．
  - その他→全身の衛生管理，排便処置，消化管出血に留意．

■慢性期リハビリテーション
- 廃用症候群予防策の継続．
- 理解力低下，判断力低下，自発性の低下などでリハビリが進まない患者には，看護師の促し，誘導が大切．
- 看護師は過度に援助せず，患者に合った介助を行い，患者の自立を促すようにかかわる．
- 退院，転院後の生活を考慮し，障害に合わせた介護技術の指導，環境づくりの継続ケアを患者および家族に指導する．

> **ココがポイント！** 病棟での生活動作を細かく観察することで，GCSなどでは表現できない異常が発見できる！

意識障害

日常生活の自立に向けての指導
ADL評価・訓練

概念
- ADL（activity of daily living）とは「日常生活動作」または「日常生活活動」を意味する．
- ADLは急性期からの脳血管障害の治療と併行し，早期介入を図ることで予後の生活自立度を左右する重要な目的意識的動作である．
- 脳血管障害や器質的脳障害を抱えた患者は，ADL動作遂行が困難となる．

評価法
- 数量化・標準化された機能評価スケールとして，以下の2つが汎用されている．
① BI（Barthel index＝機能的評価）：患者の能力（ability）を評定する．最高得点は100点．10項目から構成され，介護に要する時間・量に基づき各項目の得点（5点から15点，5点刻み）を合計して評価（p.247参照）．
② FIM（functional independence measure＝機能的自立度評価表）：最高得点は126点．6大項目のもとに計18小項目があり，7段階で評価（p.246参照）．

訓練の対象者・種類

■病棟ADL訓練の対象者および介入開始時期
- 主治医より安静度解除の許可がおりている人．
- 超急性期を過ぎ，血圧をはじめとするバイタルサインが安定している人．
- 覚醒レベルが保たれている人．JCS（Japan coma scale＝意識障害度）1～2程度．
- 自己認識および状況理解がある程度可能な人．

■ADL訓練の種類
①基本動作の獲得
- 基本動作とはADLの基本となる動作．ADL獲得の前提．
- 離床，起座，車椅子座位，座位保持，立位の獲得．

②身辺動作（セルフケア）の獲得
- 身辺動作とはADLの構成要素のうち，食事・整容・更衣・排泄・入浴を示す．
- これらの能力発揮には，座位保持・起立・移乗能力・歩行能力が必要となる．

訓練の種類

③生活場面でのADL指導・訓練
- 入院期間中は病室や病棟が主体となるため，入院患者のADL訓練は実生活外の場が訓練の中心となる．
- リハビリテーションでは，実際の生活環境に赴き，具体的な訓練を実施していくことがADL獲得の早道につながる．

訓練のポイント

■ ADL訓練時の指導順序
① **自己評価期**：患者にできない動作部分を理解させる．
② **プログラミング期**：現状の機能でどうしたらよくなるかを患者とともに考える．
③ **訓練開始期**：指導者の介助や誘導で実際に行う．
④ **口頭介助期**：口頭指示のみで患者に練習させる．
⑤ **監視・精神的介助期**：監視のみで患者に練習させる．
⑥ **自立期**：患者のみで行う．

■ ADL要素別アプローチ

【食事】
- 体幹や頸部の安定性から食事姿勢を検討していく．
- 使用する手の機能に応じて適宜自助具の使用を検討する．
- 摂食，嚥下障害を合併している場合は，誤嚥予防のために，食形態や食事姿勢に十分配慮する．
- 高次脳機能障害の中でも失行がある場合は，食道具の誤った使用方法，誤動作を起こさないよう一工程ずつ介助する．
- 空間認知に問題が生じている場合は，食器類の配置も工夫していく．

【整容】
- 食事動作と同様に，左右どちらかの上肢機能・座位保持能力が良好であれば，早期自立が期待できる動作といえる．
- 整容動作に用いられる客体を認識し，問題なく操作が行えるか否かは重要な評価項目となる．
- 整容動作は両手動作が多いため，介助しながら麻痺側上肢の使用を促すことも重要．
- 可能なかぎり洗面所など，実用的な環境設定をすることでADLの般化の機会となる．

【更衣】（図1，2）
- 動的座位バランス，立位バランスが必要となるため，体幹の支持性を高めながら更衣動作時の重心移動に耐えられるバラ

訓練のポイント

- ンスを獲得するための訓練が必要.
- 自立を目標にする場合, 片麻痺患者では衣類の着脱しやすいパターンを獲得していくことが重要.
- 麻痺が中等度〜重度の場合, 片麻痺更衣動作を指導していく. ただし, 必ずしも片麻痺更衣動作のパターンにあてはめなくとも, 患者の病態に合った着脱方法を構築していくことも必要となる.
- 右頭頂葉病変では, 着衣失行の有無を確認し, 失行に対するアプローチを行っていく.

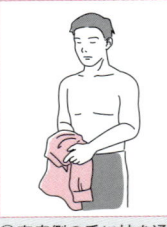

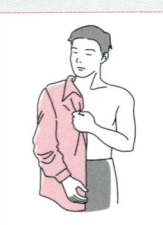

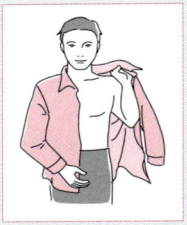

①麻痺側の手に袖を通す

②肩まで十分に服を引き上げる. これが重要なポイント

③麻痺のない側の手を後ろに回し, 袖を通して着る

■図1　前開き上着の着方

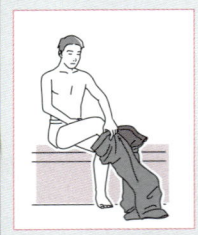

①麻痺側の脚を上にして膝を組み, 麻痺側の脚を通す

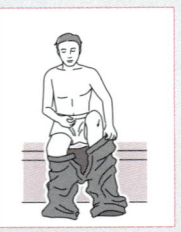

②麻痺のない側に通す

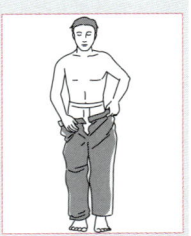

③立って引き上げ, 再び座ってベルトを締め, ジッパーを引き上げる (立つのが不安定な場合はベッドに横になって行う)

■図2　ズボンのはき方
  ＊図1・2とも脱ぐときは逆に行う

【排泄】

- 排泄動作は, 起立→移乗→動的バランス→下衣操作→着座といった, 多くのプロセスを必要とする一連動作であり, 自立困難な場合は介護負担の増大につながる.

訓練のポイント
- まずは各動作の獲得が必要であり，アプローチも諸動作ごとに行った後は，実際に使用するトイレ環境での訓練も必要となる．
- 排泄動作の自立は，脳血管障害患者（特に男性）の第1目標に掲げられる場合が多い．
- 介助を要する場合は，介助方法の統一理解を図るなどの配慮をしていく．

【入浴】
- 排泄動作同様，連続した動作獲得が必要．
- 介助を要する患者が，自宅で入浴をする場合は介護負担を増大する恐れがあるため，退院前の家屋訪問において浴室評価を行い，改修の必要性を検討することが望ましい．
- 入浴動作の自立が困難な患者は，浴室内での転倒の危険を考慮し，適宜シャワーチェアや滑り止めマットなどの福祉用具の導入が不可欠となる．

【移乗（トランスファー）】
- 排泄動作をはじめ，移乗（乗り移り，トランスファー）動作は日常生活において欠くことのできない動作である．
- ベッドから車椅子，車椅子からベッドへは，健側乗り・健側降りが一般的とされている．
- 乗り移りの際は，目的位置の高さを乗り移る前の位置と同等の高さに設定することが望ましい．
- 患者の自立度に適した介助量となるよう，あらかじめ自立度を確認しておく必要がある．
- 認知症や高次脳機能障害を有している患者の移乗動作は，必ずスタッフが見守りながら実施する．

> **ココがポイント！** 訓練の前に①どんなことができて，②何ができないか，③必要な動作は何か，を把握する！

■日常生活の自立に向けての指導

装具・歩行補助具・車椅子・その他の自助具の適応

装具
- 装具とは，四肢体幹の機能障害の軽減を目的として使用する補助器具のこと．
- さまざまな用途があるが，中枢疾患では主に変形の予防・矯正，病的組織の保護，異常運動の抑制，失われた機能の代償または補助を目的に処方される．
- **表1・図1**に主な下肢装具の種類と適応を示す．

■表1 主な下肢装具の種類と適応

種 類		利 点	問題点	適 応
金属製下肢装具	・長下肢装具（図1-①） ・短下肢装具（図1-②）	・強度が強く破損しにくい ・継手には種々あり，背屈・底屈可動域を容易にコントロールできる ・ストラップやパッドによる内・外反変形の矯正が行いやすい ・仮合わせや完成時の修正，破損時の修理，部分交換が比較的容易 ・通気性が良好	・重い ・外見が悪い ・金属が錆びたり，皮革が不潔になりやすい ・使用中に足継手およびあぶみが摩耗して底・背屈角度が変化することがある ・使用時に雑音が生じることがある	・重度の麻痺残存ケース ・早期の立位歩行練習 ・痙性麻痺 ・反張膝 ・膝折れ ・内反尖足
プラスチック製下肢装具	・短下肢装具（図1-③） ・オルトップAFO（図1-④）	・軽量 ・外見がよい ・経費が比較的安い ・清潔で汚れにくい，汚れても洗浄が楽 ・錆びない ・使用時の雑音がない ・正確な形が得られやすい ・可撓性（曲げられる）があり，強靭でもある ・加熱により形の調整がある程度可 ・装具の上から靴が履きやすい	・継手部の耐久性に問題あり ・痙性・変形が高度の場合は矯正困難 ・破損した場合の修理が困難 ・製作技術高度，設備を要する ・汗を通さず多くは通気性が悪い ・褥瘡や擦り傷を作ることがある ・皮膚疾患がある場合は使用不可 ・股継手・膝継手に満足できるものがまだない	・中等度の麻痺残存ケース ・膝折れ ・下垂足 ・内反 ・尖足

次のページへつづく

■表1のつづき

	種 類	利 点	問題点	適 応
軟性装具	● プロフッター（図1−⑤）	● 軽量，ゴムバンド製 ● 外見がよい ● 洗濯が可能で清潔が保てる ● 装具の上から靴が履きやすい ● 経費が安い	● 矯正力が弱い	● 軽度の麻痺残存ケース ● 下垂足 ● 内反 ● 尖足

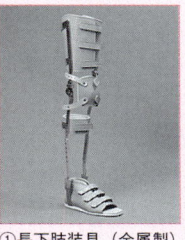

①長下肢装具（金属製）
〈澤村義肢製作所〉

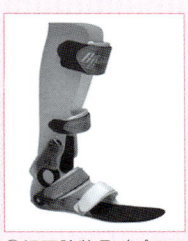

③短下肢装具（プラスチック製）
〈パシフィックサプライ〉

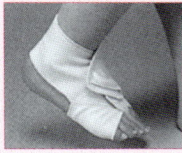

⑤プロフッター
〈中村ブレイス〉

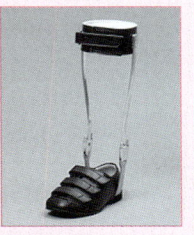

②短下肢装具・靴型装具付（金属製）
〈澤村義肢製作所〉

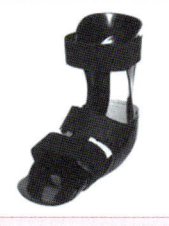

④オルトップAFO（プラスチック製）
〈パシフィックサプライ〉

■図1　主な下肢装具

> **ココがポイント！** 自助具の導入は，障害の固定状況，精神・心理面の受け入れなどを十分に見極めて行う！

歩行補助具

- 歩行補助具は，杖・クラッチ・歩行器に大別される．
- いずれも①免荷，②バランスの調整，③歩行パターンの改善，④歩行効率の改善，⑤心理的効果などを目的に使用される．
- **図2**に歩行補助具の安定性・起動性を，**表2・図3**に主な歩行補助具の種類と適応を示す．

高←		安定性		→低
平行棒	歩行器		クラッチ	杖
低←		起動性		→高

■**図2** 歩行補助具の安定性・起動性

■**表2** 主な歩行補助具の種類と適応

種 類	特 徴	適 応
T字杖・ステッキ (図3-①)	●握りの部分と1脚の支柱からなり，前腕部の支持はない ●握り手の部分はT字またはC型をしたものが多い ●軽量（400～500 g）で操作性に優れる	●立位バランスが安定していて，健側上肢の筋力に問題ないケース ●上肢に失調があるケースは困難であることが多い
ロフストランドクラッチ (図3-②)	●握りの部分と1脚の支柱に前腕部を支えるカフがある ●前腕部と手部の2点で上肢が固定されるため安定感がある	●立位バランスは安定しているが，健側上肢の筋力に問題があってT字杖が使用できないケース
多脚杖 (図3-③)	●1つの握り手と支柱の下部が3～5点に分岐した脚がある ●脚が多いことで支持基底面が広く安定感がある ●平面でないところでは使用しにくい ●ウォーカーケーン，サイドステッパーもこれに含まれる（図3-⑥）	●杖歩行開始ケース，重度麻痺ケース
歩行器 (図3-④)	●左右のフレームを中央部のパイプでつなぎ，四角形で組んだもの ●左右のフレームが可動するものと固定式のものがある	●両上肢が使えることが原則
歩行車 (図3-⑤)	●歩行器の左右のフレームの下に車輪・キャスターがついたもの ●畳，カーペット上での取り回しが難しい ●広い場所でないと使用できない ●シルバーカーもこれに含まれる	●両上肢が使えることが原則

歩行補助具

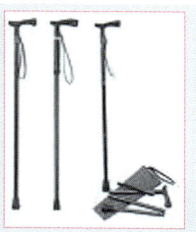

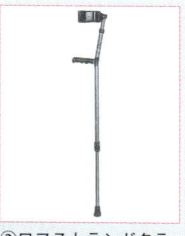

①T字杖〈日新医療器〉　②ロフストランドクラッチ〈日新医療器〉　③多脚杖〈イーストアイ〉

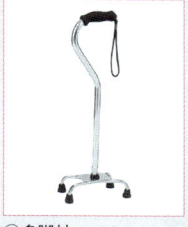

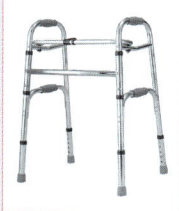

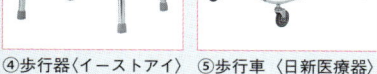

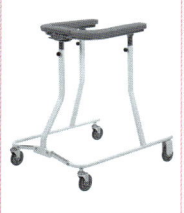

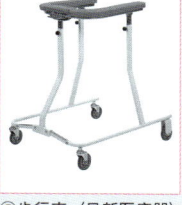

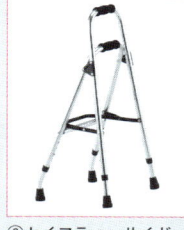

④歩行器〈イーストアイ〉　⑤歩行車〈日新医療器〉　⑥セイフティーサイドケーン〈イーストアイ〉

■図3　主な歩行補助具

車椅子

- 車椅子は自操型と他操型に大別され，自操型はさらに自走自動型と電動型に分類される．他操型は介助型ともいう．
- **自操型**
  - 標準型：後輪駆動式．一般に使用されているタイプ．
  - リクライニング型：バックレストの角度が調節できるタイプ．起立性低血圧や重度麻痺により座位保持困難なケースが適応．
  - 片手操作型：片麻痺患者が自操しやすいよう工夫されたタイプ（図4）．
- **他操型**
  - 介助用のため，ハンドリムなどが省略されたタイプ．

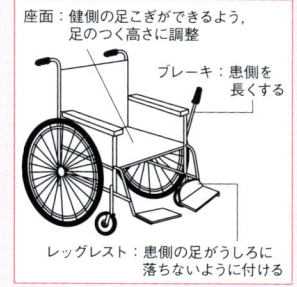

座面：健側の足こぎができるよう，足のつく高さに調整
ブレーキ：患側を長くする
レッグレスト：患側の足がうしろに落ちないように付ける

■図4　片手操作型車椅子

装具・歩行補助具ほか

自助具

- 自助具(self-help device)とは,機能障害に伴う ADL を中心とした能力低下を代償するために用いられる道具の総称.前述した歩行補助具や車椅子も自助具の一種.
- 図5・表3に主な自助具の種類と適応を示す.

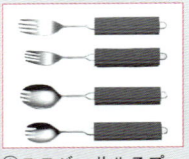

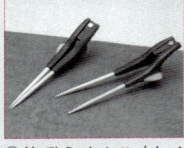

①ユニバーサルスプーン〈大野産業〉
②箸ぞうくんⅡ〈ウインド〉
③すくいやすい皿 F501〈アビリティーズ・ケアネット〉
④らくらく台付爪切り〈ウカイ利器〉
⑤らくラクパートナー全開介護用パジャマ〈ワコール〉
⑥シャワーチェアUタイプ 背無〈哲商事〉

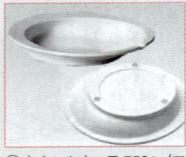

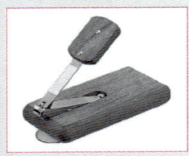

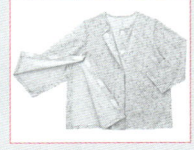

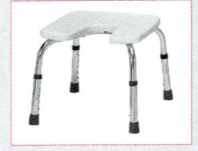

■図5 主な自助具

■表3 主な自助具の種類と適応

	種類	特徴	適応
食事	太柄のスプーン・フォーク	●握りを容易にするための食事器具	●利き手が軽度の運動麻痺 ●非利き手の筋力・巧緻性低下 ●細いものを握って保持できない場合
	曲がりスプーン(図5-①)	●柄が基部で手前に曲がっているので,手の位置が口から遠くてもスプーンは届く ●握りの部分はやや太め	●手首や腕の力・コントロール不十分で,手が口に届かない場合
	箸ぞうくん(図5-②)ピンセットつき箸	●手指の簡単な握り・離しで箸の使用ができる	●利き手の手指が軽度の運動麻痺 ●非利き手の筋力・巧緻性低下
	ゴム板・すべり止めのついたトレイ	●器が動かないよう補助する(ふきんをぬらして敷くことでも代用可)	●片手で食事をする際に食器を動かしてしまう場合 ●手首や腕の力が不十分ですくえない場合
	プレートガード 縁の高い皿(図5-③)	●食べ物が逃げないように皿に簡単な壁をつくり,スプーンやフォークですくう動作を助ける	●スプーンで食べ物がすくいづらい場合

次のページへつづく

■表3のつづき

		種類	特徴	適応
自助具	整容	ハンドブラシ	●吸盤で洗面台や浴室のタイルなどに固定し、片手で使用が可能	●健側の手を洗う、爪の手入れをする、入れ歯を洗う場合
		爪切り（図5-④）	●台がついており操作部分を長くすることで、患側の肘や前腕を押して操作する	●運動麻痺により爪切りが持てない・握れない場合（ただし、患側上肢のコントロールが保たれている）
	更衣	衣服へのマジックテープの使用（図5-⑤）	●ボタン・ホックの代わり	●巧緻性低下によりボタンの留めはずしが困難な場合（特に利き手に麻痺がある場合）
		簡易ネクタイ	●結ぶ必要がなくスナップ・マジックテープでとめる	●片手でネクタイをする場合 ●両手で巧緻性低下がある場合
	入浴	耳つきタオル	●タオルの両端にループがついており、そのループに手や足を引っ掛けてあらう（片麻痺の場合、麻痺側の手にループをひっかけて背中を洗えることがある）	●片手で背中を洗う際、背中まで手が届きにくい場合
		長柄ブラシ	●柄を長くすることで背中までタワシが届く ●角度が変えられるものあり	
		シャワーチェア（図5-⑥）	●シャワーを浴びたり、洗体、洗髪の際に座る椅子	●立ち上がり能力が低い場合 ●座位の保持能力が低い場合
		①浴槽台	①浴槽の内側に置き、椅子として使う	●浴槽内での座位保持が不安定な場合
		②バスボード	②浴槽の上に置き、腰掛けながら浴槽へ出入りする動作を補助する板	●浴槽への出入りが困難な場合 ●洗い場内移動、起立、浴槽への出入りが不安定な場合
		③入浴台	③洗い場にて浴槽に密着させて設置し、腰掛けながら浴槽へ出入りする動作を補助する台	
		④滑り止めマット	④洗い場の床や浴槽の底に敷くなどして、安全を確保するためのマットやテープ類	
		⑤手すり	⑤横手すり、縦手すり、L字型手すりなどがある	

■日常生活の自立に向けての指導

自宅復帰・社会復帰に向けての総合リハビリテーション

概念
- 急性期病院からの退院先は，病態別に**図1**のようになる．
- 自宅復帰とは，入院生活を経て患者が自宅へ戻ることを指し，退院後の生活状況は対象者の障害レベルにより異なる．
- 社会復帰とは比較的広義にとらえられている言葉であり，この項では脳血管疾患治療後の復職や復学，カルチャースクールなどの社会参加活動への復帰を意味するものとする．

```
急性期病院 ⇒ 介護保険施設（特別養護老人ホーム，老人保健施設など）
         ⇒ 回復期病院（リハビリテーション専門病院）
         ⇒ 療養型病院
         ⇒ 自宅復帰 ⇒ 社会復帰（種々のゴール）
```
■図1　病態別退院先

自宅復帰

■**自宅復帰を可能にする条件**
- 入院治療の継続を要しない程度に，医学的に安定している．
- 起居動作，移乗動作が自立しているほうが有利．
- 起居・移乗動作が全介助の場合は，常時介護者1人に加え補助的介護者（夜間や非常時に介護可能）1人の確保が可能．
- 訪問診療，訪問看護，ヘルパー派遣などの在宅療養支援システムの諸サービスが利用可能．

■**自宅復帰後の方向づけ（社会的背景）**
- 家族と同居
  - 起居・移乗動作自立は有利条件
  - 起居・移乗動作全介助→常時介護者1人＋補助的介護者（夜間・非常時）
  - 在宅療養支援システムの諸サービスを利用（介護保険など）
  - 必要に応じて住宅改修
- 独居
  - 杖歩行または独歩自立・ADL動作自立
  - 家事
    ①可能　②要介助
    - 在宅療養支援システムの諸サービスを利用（介護保険な

どで配食サービス，ヘルパー導入，デイケア・デイサービスの利用など）
- 必要に応じて住宅改修

■自宅復帰のための評価
- 原疾患，合併症と医学的管理状況
- 身体機能評価（麻痺の有無，基本動作能力，移動能力など）
- 高次脳機能評価（高次脳機能障害の有無，認知症の有無など）
- ADL遂行能力（"できるADL"と"しているADL"）
- 精神機能面（QOL，抑うつ傾向の有無，障害受容状況など）
- 経済的状況
- 社会的背景（家族・環境面の状況，介護状況，社会資源の有無）
- 家屋評価（退院先の家屋状況，改修の有無）

■自宅復帰支援の実際
- 家屋評価と住宅改修～介助を要する対象者の場合（表1）
  〈住宅改修で考慮すべき因子〉
  - 患者の問題
    ①疾病の予後，機能障害の予後　②起居動作能力，日常生活動作能力　③障害受容レベル，生活への意欲
  - 家族の問題
    ①介護能力　②改造の家族生活への影響　③改造そのものの受容
  - 患者と家族の人間関係
  - 経済的・社会的問題
    ①経済力　②社会資源の利用可能性　③家屋条件：持ち家または借家，大きさ，可変性の有無

■表1　家屋評価と改修方法

評価項目	具体的状況の確認	改修方法
①階段	・階段がある	・滑り止めの設置，必要であれば階段昇降機設置の検討
	・手すりの有無	・手すり位置の再検討（新設置，両側設置，高さ調整など）
	・階段数と1段分の高さ	・段鼻への目印テープの設置
	・形状（直線・螺旋）	・段鼻への目印テープの設置，手すり位置の再検討
②段差	・玄関かまちの高さ	・段差解消（台，椅子，スロープ設置など）の検討，玄関マットの固定もしくは除去
	・室内段差（敷居など）	・段差解消の検討
	・手すりの有無	・手すりの設置

次のページへつづく

■表1のつづき

自宅復帰

評価項目	具体的状況の確認	改修方法
③浴室	●浴槽形式（埋込み・据え置き）	●浴槽内のすべり止め設置，必要であれば業者による浴槽改修工事の検討
	●浴槽の高さ	●適切箇所への手すりの設置，必要であれば業者による浴室改修工事の検討
	●手すりの有無と位置	●適切箇所への手すりの設置
	●シャワーチェアの有無	●シャワーチェア設置の検討
	●浴室床面の性状	●浴室床面のすべり止め設置
④トイレ	●便座の形式（和式・洋式・据え置き）	●和式便座は洋式へ（工事もしくは据え置き洋式便座の導入）
	●ペーパーホルダーの位置	●ペーパーホルダーの適切箇所への変更検討
	●手すりの有無	●適切箇所への手すりの設置
	●便座の高さ	●便座補高台の導入
	●ポータブルトイレ使用の有無	●ポータブルトイレ使用の検討
⑤寝具・寝室	●使用している寝具（ベッド，敷布団）	●可能であればベッドへ移行
	●ベッドであれば電動か否か	●起居動作が困難であれば，電動ベッドの導入検討
	●寝室の所在階	●介助量の多い場合は，寝室を1階へ
⑥主な居住空間	●部屋の所在	●階段昇降が必要な場合は，できるだけ1階へ移行
	●洋室か和室か，座位姿勢状況（座位，椅子座位）	●洋式生活（椅子座位）への移行
	●室内環境	●生活しやすい室内動線の確保
⑦その他	●その他の手すりの有無	●廊下や移動頻度の多い空間は手すりの設置を検討
	●廊下幅（車椅子が通行できるか否か）	●車椅子使用の場合は，弊害となるものを片づける
	●台所環境（コンロ，作業台の高さなど）	●炊事作業用の椅子の導入を検討
	●各部屋の扉形式（引き戸，押し戸）と扉幅	●不要な扉の除去（間口を広くとる場合など），扉形式変更の検討
	●マンション居住の対象者は，エントランス状況，エレベーター使用の有無など	●他人との共用スペースについては，スロープ設置などマンション管理人と要相談

社会復帰

■さまざまな社会復帰形態（図2）

- **病院・施設内自立**：老人保健施設，養護施設などで維持的リハビリテーションを行い，趣味，レクリエーション，交友などの活動を通じて生きがいのある生活を構築していく．
- **家庭内自立**：家族の一員としての役割を果たしつつ，地域社会活動に参加していく．
- **在宅作業**：家事，その他，在宅自営業（文筆業，会計士，小

売店など),内職など.

- ● **職業復帰**
  - ● **保護雇用**:福祉工場,授産施設,福祉作業所などでの雇用.寮や通勤バスがあることが多く,職種も機能に応じたものが選択可能だが,給与は低額である場合が多い.
  - ● **一般雇用**:病前の職場への復帰,もしくはそれが困難ならば同社内の職場転換,やむを得ず退職した場合には職業安定所(ハローワーク),または障害者職業センターを通じて新しい職場または職業訓練へとつなげる.

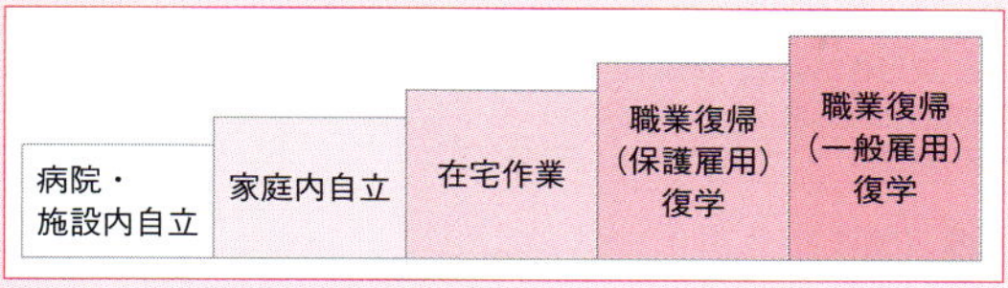

| 病院・施設内自立 | 家庭内自立 | 在宅作業 | 職業復帰(保護雇用)復学 | 職業復帰(一般雇用)復学 |

■図2 さまざまな社会復帰形態

■ **復職・復学に有利な条件**
- 高齢でないこと
- 障害が軽度:麻痺側上肢機能が実用手(日常生活で活用できる),歩行自立,高次脳機能障害や失語症などによるコミュニケーション障害がない,もしくはあっても軽度
- 雇用者側の受け入れがよい
- 本人,家族の復職・復学の願望が強い

■ **復職(一般雇用)するための因子群**
- 通勤手段の確保:電車,バス,自家用車,自転車,徒歩
- 移動手段の確保:独歩,杖歩行,車椅子
- コミュニケーション:脳血管性認知症,失語症,その他の高次脳機能障害の有無
- 物的環境(職場,学校,カルチャースクールなど):階段,エレベーター,洋式トイレ
- 人的環境(職場,学校,カルチャースクールなど):自身の障害受容の程度,雇用者の理解と受容

> **ココがポイント!** 復職とは一般雇用や自営業へ復帰すること.一般雇用が不可能な障害者には福祉就労があり,これには「生きがい」的な意味合いが大きい!

合併症対策・脳卒中ケア
廃用症候群

概念
- 廃用症候群とは，心身の不使用・不活発によって機能低下をきたした病態の総称．
- 一度廃用を引き起こすと，「廃用→体力低下→易疲労性→安静臥床→いっそうの臥床⇒**寝たきり・機能改善長期化**」というような悪循環が生じる．
- 病態はさまざまであり，以下の3つに分けられる（**表1**）．

■表1　廃用症候群の分類

局所的	廃用性筋萎縮，骨萎縮，関節拘縮，褥瘡など
全身的	起立性低血圧，廃用性心機能低下など
精神的	意欲低下，感情の鈍麻，知的低下など

主な病態と予防法

■拘縮（図1）
- 皮膚，皮下組織，筋，神経など軟部組織の変化によって生じるROM（関節可動域）制限で，運動機能やADLを低下させ，疼痛の原因ともなる．
- 片麻痺の場合，筋緊張亢進による動的拘縮と習慣的姿勢による静的拘縮が複合する．
- 脳卒中による片麻痺では，肩・肘・手・指・股・足関節に起こりやすく，肩は発症後3日から1週間で強い痛みを伴う拘縮が出現する．
- 股関節の屈曲拘縮，足関節内反拘縮は，歩行の大きな阻害因子になる．

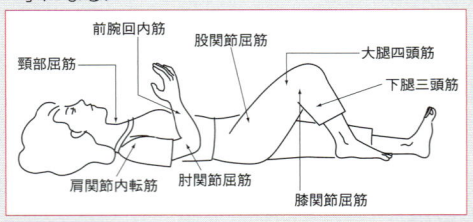

■図1　拘縮が起こりやすい場所

【ナースサイドで行える予防法】
- ポジショニング（p.208参照）
- ROM-ex（関節可動域の訓練）を行う（**図2**，**表2**）．
- 大きく関節を動かしながら介助動作を行い，可動域を確保．

- 可能な限り頻回に患者自身で動かす運動を勧める．意識障害などで自立して行えない場合は他動的に行う．

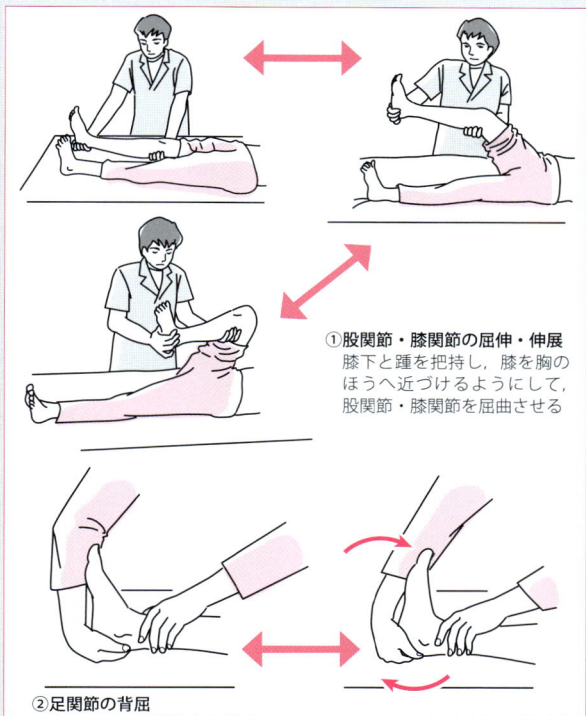

①股関節・膝関節の屈伸・伸展
膝下と踵を把持し，膝を胸のほうへ近づけるようにして，股関節・膝関節を屈曲させる

②足関節の背屈
片方の手で足関節を把持する．もう一方の手で踵を把持し，前腕部を足底にあてる．踵を引きながら前腕部で足底を押して足関節を背屈させる

■図2　ROM-ex の例
■表2　ROM-ex のポイント

- 触り方：動かす四肢の下から，接触面を多く把持する
- 回数：1つの関節で5～10回，1日に最低1～2回．筋緊張亢進している部位は多めに行う
- 力・スピード：愛護的にゆっくりと動かす．反動をつけない
- 動かす範囲：正常可動域を把握し，抵抗感があるところまで
- 注意：疼痛を引き起こさない．疼痛の有無は訴え，表情，抵抗感で判断する
- その他：意識障害の有無にかかわらず，声掛けをする．リハビリスタッフと協同して回数を増やし効率的に行う

主な病態と予防法

■ **筋力低下**
- 筋力の維持には，最大筋力の20〜30%の筋収縮が必要とされる．
- 安静臥床では，初期に1日1〜1.5%，1週間で10〜15%の筋力低下をきたす．
- 荷重がかかる負荷は筋活動が効率的であり，移乗を含めた座位や立位は，ベッド上での筋力トレーニングよりも効果がある（**図3**）．

〈荷重負荷のメリット〉
- 荷重時の筋収縮が多い：主動作筋・拮抗筋がともに働く．
- 筋ストレッチ効果：柔軟性を得ると，さらに筋がつきやすい．
- 骨萎縮予防

【ナースサイドで行える予防法】
- **安静度範囲内で最大限の離床！** 無用の安静は早期リハビリテーションを遅らせ，機能回復の機会を逃すだけでなく，多くの廃用症状をつくり出す．リスクを把握し，安静度に合わせて可能な限り早期離床を促すことが大切．

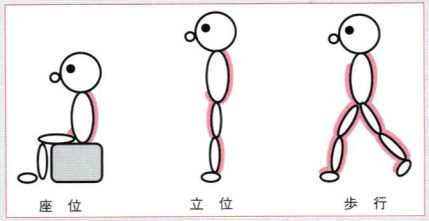

■ 図3 各姿勢・動作で活躍する筋群

■ **褥瘡**
〈症状〉
- 1〜2時間の短時間の圧迫でも皮膚の血行は阻害される．麻痺がある場合は不動とともに感覚障害が伴うため，褥瘡が起こりやすい．
- 仙骨・大転子・肩甲骨背面・踵・後頭部などは好発部位として要注意．また円背があれば脊柱の棘突起の部分にも起こりやすい．

> **ココがポイント！** 安全の範囲内で最大限の日中活動量を確保し，未然に廃用症候群を防ぐことが大切！

【ナースサイドで行える予防法】
- 日常のケアの中で全身の皮膚の観察を怠らないこと.
- できる限り臥床した状態にさせないこと.
- 座位がとれない場合には, 2～3時間おきに体位変換を行い, 同時に拘縮予防を行う.
- ベッドアップの際には足部から先に上げてからヘッドアップし, 患者が足もとのほうにすべり落ちないようにする（ポジショニング, p.208参照）.
- 車椅子乗車時は臀部や背部にクッションを使用する, テーブルを利用して上体を支えるなど, 局所の皮膚の圧迫を予防する. また, 足を床につけて座位の姿勢を安定させることも重要（図4）.

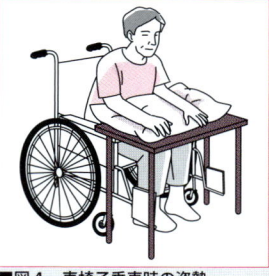

■図4　車椅子乗車時の姿勢

■深部静脈血栓症
- 以下の症状・徴候があり, 見逃さないようにする.
  - 腫脹, 疼痛, 紅斑, 熱感, 発熱, 頻脈
  - ホーマンズ徴候：足関節を強度に背屈すると腓腹筋に疼痛
  - ローウェンベルグ徴候：腓腹筋の圧痛

【ナースサイドで行える予防法】
- 長期臥床を避け, 自動運動を促す.
- 弾性ストッキングなどで静脈血の戻りを助ける.
- 脱水予防のためバランスのチェックを行い, 水分摂取を勧める.

■起立性低血圧
- 長期臥床による姿勢性血圧調節機構の破綻などにより起こる.

【ナースサイドで行える予防法】
- 予防には, 1日少なくとも4時間以上の立位・座位が必要.

> **ココがポイント！**
> - 食事や排泄, 入浴や整容など基本的な日常生活をきちんと行うこと. それに応じて繰り返し体を動かすよう援助する！
> - 生活行為につなげるかたちで患者の体の動きを促す！

合併症対策・脳卒中ケア
肩手症候群

概念
- 脳卒中後に麻痺側の上肢に強い痛みと腫脹，血管運動異常を呈する病態．RSD*の1つとして分類されている．
- RSDの病態である「痛み反射の悪循環（交感神経活動の亢進・血管収縮による）」が病因の1つと考えられるが，この悪循環の発生・持続・治療抵抗性は，諸説あるがいまだ不明．

症状
- 上肢の痛みと腫脹が主症状であり，運動制限を伴う．
- 痛みが持続性かつ高度であり，手部の腫脹を伴い血管運動異常を認める．
- 脳卒中後は麻痺側肩関節の亜脱臼を伴いやすい．

臨床的経過
- 肩手症候群の経過は，**表1**のように3期に分けられる．

■表1　肩手症候群の臨床的経過

	第1期 急性期：3か月	第2期 亜急性期：3～9か月	第3期 慢性期：9か月～
肩	自発痛，運動痛，圧痛，運動制限	痛みが和らぐ，または持続する関節拘縮，骨萎縮	痛みが和らぐ，拘縮は和らぐこともあれば残ることもある
手指	痛み，腫脹，熱感，圧痛，知覚過敏，発汗異常，運動制限	痛みが和らぐことも持続することもある	痛みの改善，皮膚・皮下・筋肉の萎縮，爪の変形，関節拘縮
X線	上腕骨頭と手指関節近くの斑点状の骨萎縮	先の変化がより明確になる	すりガラス状の全体的な骨萎縮

発症様式
- 原疾患の発病から肩手症候群発現まで時間的関係で3つに分けられる→①急性発症：手または腕の軽外傷に引き続く，②遅延性発症：心筋梗塞6～8週，脳卒中後2～6週，③潜伏性発症：糖尿病性ニューロパチー，頸椎変形変性症など
- 頻度：心筋梗塞と脳血管障害には，20％前後で合併する．

治療
- 上記の症状をチェックし，**早期発見・早期治療**が大事！
- 浮腫の軽減，拘縮予防（弾性包帯，麻痺側上肢挙上，ROM-exなど）（図1）．

＊ RSD（reflex sympathetic dystrophy，反射性交感神経性ジストロフィー）は，現在CRPS（complex regional pain syndrome，複合性局所疼痛症候群）のなかのtype I として分類されている．RSDとは，上肢の外傷・手術・脳卒中などの後に，想像されるよりはるかに強い痛み（風が吹いても痛いなど）や腫脹を生じる病態であり，種々の治療に抵抗し難治性であるものをさす．

治療
- 交感神経ブロック，交感神経切除．
- 薬物投与（ステロイドなど）．

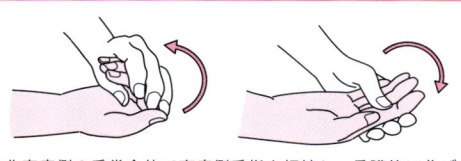

非麻痺側の手掌全体で麻痺側手指を把持し，愛護的に曲げ伸ばしする

■図1　手指の自動介助

ナースサイドで行える対処法

麻痺側上下肢に患者の注意が向きにくくなる（身体失認や重度感覚障害など）ことも多く，また脳卒中後は麻痺側肩関節の亜脱臼を伴いやすい．症状の増悪にもつながりかねないため，患者の姿勢・手の位置に注意する．

【例】
- **仰臥位**：麻痺側肩が後ろに引かれないよう肩の下に枕を置き，肘・手も枕上に置く（図2）．

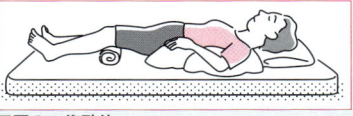

■図2　仰臥位

- **車椅子座位**：麻痺側上肢は備えつけのテーブルにのせる，または大腿上あるいはその上に枕を置き，その上に手掌を下にしてのせる（図3）．
- **抗重力位（座位・立位など）**：麻痺側上肢を三角巾やアームスリングで固定する（長時間着用は逆に苦痛を増す場合があるので注意）．

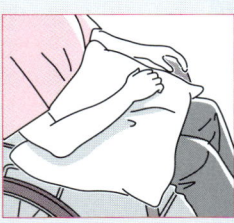

■図3　車椅子座位（右片麻痺の場合）

- **体位変換**：麻痺側肩が後ろに引かれたり，麻痺側上肢が体の下（背部）に入ることのないよう腹部に麻痺側手を置いて行う．

肩手症候群

ココがポイント！ 発見が遅れると増悪・長期化する恐れがあるのでケアをする中で症状の早期発見に努める！

■合併症対策・脳卒中ケア
ポジショニング

概念
- ポジショニングとは，身体を保持し，動きを支持して患者にとって最も安楽な姿勢・体位をつくること．
- 麻痺が生じた患者の場合，筋緊張が亢進することで筋肉が短縮し，拘縮を起こしやすくなる．
- 急性期における拘縮予防の基本は，良肢位保持，早期離床，関節可動域運動であり，筋の緊張が低下している状態の時期には過度なストレッチや誤用（間違った身体の動かし方）を防ぐ必要がある．
- 片麻痺患者で起こりやすい関節拘縮は，肩関節屈曲，外転・外旋，肘関節屈曲，手関節・手指屈曲，股関節外転・外旋・伸展，膝関節屈曲，足関節底屈であり，これらの動きに対して注意深く評価する．
- 不安定な関節である肩関節は特に疼痛を起こしやすいため，より慎重に扱う．

対応

■よい姿勢とは
- 安定していること（支持基底面と重心）
- 疲れにくいこと（筋緊張）
- 医学的にみて適切であること（拘縮予防など）

■よい姿勢のためのポイント
- ベッド面と体の間の隙間を埋めていくこと
- 力みのない姿勢（不自然な姿勢になっていないか）

【仰臥位】
- 枕の高さ：頸部の過伸展・過屈曲，円背
- 両上肢：肩甲帯への負担
- 肩甲骨面・腰椎：体幹のカーブに合わせた補正
- 膝窩部：痛みのない程度の屈曲位，拘縮注意

【側臥位（図1）】
- 枕の高さ：頸部の過伸展・過屈曲，円背
- 両上肢：下の上肢は支持基底面を意識，上の上肢は肩・肩甲帯への負担を軽減
- 体幹：体幹のカーブに合わせ

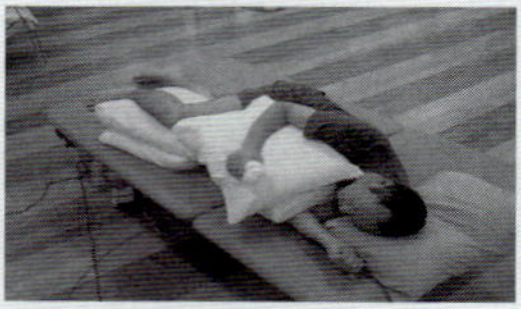

■図1　側臥位

対応

た補正，回旋が不自然ではないか
- 膝窩部：下の下肢は支持基底面を意識し，上の下肢はその重さによって不自然な回旋が生じないように

■**ベッドアップのポイント**（図2，図3）
- 枕の高さ：頸部の過伸展・過屈曲，円背
- 体幹：垂直になっているか頭の重さを坐骨に逃がせるか
- 骨盤の位置：仙骨座りになってないか
- 両上肢：肩への負担，体幹の傾き
- 膝窩部：骨盤が滑らないように臥位よりも屈曲させる

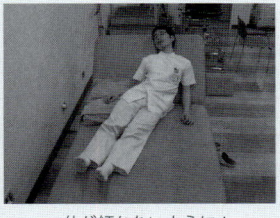

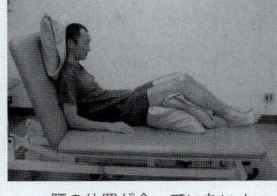

×体が傾かないように！　　　×腰の位置が合っていない！

■**図2　よくないベッドアップ肢位**

[注意]
- 麻痺と半側空間無視が重度の患者や同名半盲の患者は，頸部の関節可動域制限をきたしていることが多いため，これらの対象者には無視側に頸部を回旋させることが必要．
- ベッド臥床時や車椅子座位時に無視側にテレビを配置するなど，患者への頭部の回旋を多く体験させるような配置が求められる．

[ポイント]
- PT・OT・STの活動時間枠だけがリハビリテーションではない．トイレ・食堂・洗面所へ移動するなどの生活場面を利用し，患者の状況に応じて立位や歩行の機会を増やし，膝・股関節を伸展させることが下肢の拘縮予防や改善につながる！

ポジショニング

> **ココがポイント！**　関節可動域運動のみならず，病棟での生活で活動性を上げ，関節不動を予防する視点が重要！

■合併症対策・脳卒中ケア
口腔ケア

目的

■嚥下障害
- 脳血管障害の急性期には30〜40%，発症後1〜2週間後には22%の患者に嚥下障害が認められる．
- 不顕性誤嚥の発症は，大脳基底核の片側梗塞で66%以上，両側梗塞で90%以上あるといわれている．

■脳血管障害患者の口腔内への影響
- 顔面の麻痺（口唇閉鎖不全，咀嚼機能の低下）
- 舌の麻痺（舌の偏位）
- 軟口蓋の麻痺（唾液の咽頭部への流れ込み，誤嚥）

■口腔ケアの目的
- 脳血管障害患者にみられる口腔・咽頭領域の運動麻痺や感覚障害などの後遺症は，口腔機能の廃用を引き起こす．
- 廃用が起こると，口腔内の自浄作用が低下して衛生状態が不良になり，誤嚥性肺炎のリスクが増加する．
- 口腔ケアを行うことにより，食機能を回復し，食べる喜びを実感してもらいながら，生活の質の向上を図る．

ケアの実際

■口腔ケア用品（図1）
- 歯ブラシ（ヘッドのサイズは小さめ）
- コップ
- 手袋
- 吸引用具
- 洗浄用シリンジ
- タオル
- スポンジブラシ
- 歯間ブラシ
- 舌苔ブラシ
- ガーグルベースン

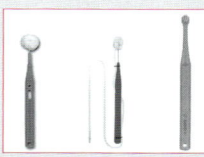

■図1 モアブラシ，吸引ブラシ，todo10〈オーラルケア〉

■便利な用品
- 保湿ジェル
- ドライマウス用歯磨き粉
- マウスウォッシュ（図2）
- 粘膜用ブラシ
- 口腔用ウェットティッシュ（図3）

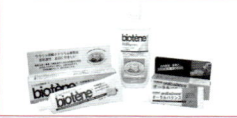

■図2 マウスウォッシュほかバイオティーン®シリーズ〈ティーアンドケー〉

> **ココがポイント！** 口腔ケアは，経口摂取を目標とした口腔リハビリテーションである！

ケアの実際

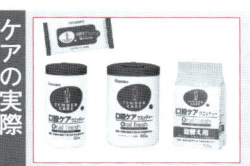

■図3 口腔ケアウエッティー〈WAKODO〉

注意

- 麻痺側の口腔前庭，歯の唇側，頬側に食物残渣が認められる．
- 口唇閉鎖不全のため流涎しやすい（誤嚥に注意）．
- 患者本人のブラッシングは，柄を太くする，ゴムバンドを使用するなど，歯ブラシの把持をしやすいように工夫する．

チェック

- 麻痺側に食物残渣がないか
- 義歯の不適合がないか（粘膜の傷）
- 口腔乾燥はないか
- 口腔カンジダ菌などの感染がないか（図4）
- 顎関節の脱臼がないか（開口状態のため脱臼を見落としやすい）

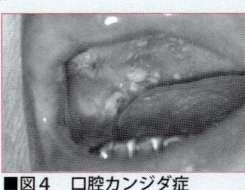

■図4 口腔カンジダ症

●口腔ケアの看護のポイント

援助

- 歯磨きが可能な患者にはリハビリテーションを兼ねて，自立を目指すよう指導する．
- 意識障害がある患者に対して実施する場合：
  - 1日3～4回行い，口腔内の乾燥を予防する．乾燥予防を行うことで菌の繁殖が抑えられる．
  - K-pointなどを刺激して開口させる．バイトブロックなどを使用し（手指を歯間に入れない），口腔ケアと観察を行う．
  - 必ずすぐに吸引できるよう準備をしておく．
- 口腔内乾燥予防に専用のジェルやワセリンなどを塗布する．
- 歯のみではなく，歯茎や舌も専用ブラシでケアする．
- 挿管中の患者の口腔ケアは必ず2人で行い，吸引をしながら実施する．
- 嚥下訓練中の患者は，日中，義歯を装着するのが望ましい．

合併症対策・脳卒中ケア
気管切開患者のケア

気管切開

■**目的**
- 気道の閉塞を防ぐための気道確保
  →気管より上の部分の閉塞（咽頭腫瘍，異物など）
- 気道分泌物による換気障害
  →分泌物が喀出困難な患者
- 呼吸不全により人工呼吸補助が必要
  → COPD（慢性閉塞性肺疾患），ALS（筋萎縮性側索硬化症）などの疾患

■**利点・欠点**
- 利点
  ①患者にとって安楽
  ②吸引が容易にできる
  ③場合によっては発声や食事が可能
- 欠点
  ①気管切開術後出血の可能性
  ②気道感染の可能性

■**気管カニューレの種類**
- 気管カニューレの種類は多種多様
  →患者の意識レベルや呼吸状態，気管切開をしている理由などを考慮し選択する．
  - カフの有無   ・サイドラインチューブの有無
  - 発声の可・不可   ・単管か複管か

ケア

■**呼吸状態の観察**
- 呼吸数は？   ・呼吸音は？   ・深さは？
- SpO_2 は？   ・痰の量，性状は？

■**感染予防**
- 気管切開を行っている人は感染する可能性が高い．
  - 気管切開部のように外科的侵襲を受けているところは感染への抵抗力が低くなっている．そこからの菌の侵入や十分な加湿が行われないために繊毛運動が低下して感染する．
  - 以下の①〜④のケアを十分に行う．
- ①**気道管理**
  - 分泌物の除去

ケア

- 排痰援助（ネブライザーの使用，スクイージング，吸引）
- 気道の乾燥を防ぐ
  - 普段，鼻から吸った空気は咽頭で十分に加湿され肺へ送られるが，気管切開患者は切開部から吸い込まれた空気がまっすぐに肺へと送り込まれるため，気管の繊毛運動の低下や痰が固くなって喀出困難となり，肺炎などを起こしやすい．
  - 人工鼻の使用，またはエプロンガーゼの使用

  注意：人工鼻のフィルターは汚染されると目詰まりとなり，呼吸困難となる．特に意識レベルの悪い患者で排痰が多い患者は注意！

②**口腔ケアの徹底**

③**気管カニューレの交換：1回／2週**
- カニューレ交換前はサイドラインチューブからの吸引を確実に行い，肺への流出を予防する．

④**気切部の消毒，Yガーゼの交換：1回／日**
- Yガーゼに汚染は？ ● 汚染の性状

■**気管切開部の観察**
- 肉芽の形成はないか？
  - 肉芽形成により気管孔の狭窄，出血などが起こりうる．
    →専門医に診察してもらい硝酸銀で除去してもらう．

■**カフ圧の管理**
- カフつきのカニューレを使用する場合は1日1回必ずカフ圧の確認が必要．
  - カフ圧の正常→だいたい20〜30 mmHg．
  - カフ圧が低ければリーク（漏れ）の原因にもなり，口腔内分泌物の垂れ込みにもなる．
  - カフ圧が高すぎれば，気道粘膜の障害が起こり，気道浮腫や壊死などを引き起こす可能性がある．

■**緊急時に備える**
- 特にカフなしのカニューレの場合は，咳嗽反射などで抜けてしまう可能性がある．
  - 近くに予備のカニューレの準備が必要．

■**精神面の援助**
- 声が出ないことへのストレスや不安が強い．
- コミュニケーションの工夫をする．

合併症対策・脳卒中ケア
呼吸療法・人工呼吸器管理

概念

- 脳卒中患者の呼吸障害は意識障害や中枢性呼吸障害から引き起こされることが多く，低酸素血症や高炭酸ガス血症を招く恐れがある（表1）．
- 適正な血液ガス濃度を維持するために気道確保・酸素療法・人工呼吸・排痰手技（ネブライザー・吸引・理学療法）を組み合わせて行う．
- 血液ガスは，PaO_2 が 80〜120 mmHg，$PaCO_2$ が 35〜45 mmHg を目標とする．

■表1 血液ガス濃度による脳血管への影響

【血中酸素濃度】
50 mmHg 以下 → 脳血流量が著明に低下

【血中 CO_2 濃度】
上昇 → 脳血管が拡張，頭蓋内圧亢進
低下 → 脳血管が収縮，脳血流低下

呼吸理学療法（呼吸療法）

■目的
- 体位変換や徒手的な呼吸介助により，肺に貯留した分泌物を中枢側へ移動させて排痰を促し，酸素化能改善・呼吸仕事量の軽減を図る．

■評価
- 聴診・打診にて痰の貯留した肺葉・肺区域を特定する（図1）．
- 分泌物の粘度が高いときは実施前にネブライザーを用いる．
- 気管まで移動した痰の自己喀出が困難な場合には吸引によって痰を除去する．

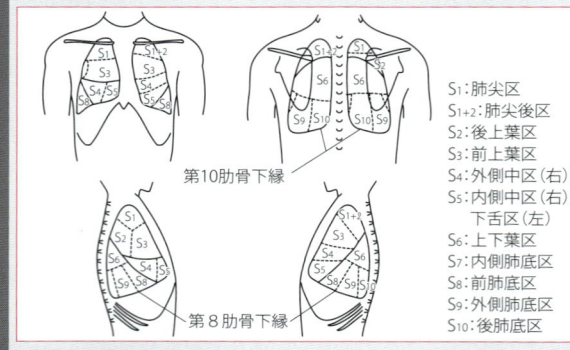

第10肋骨下縁

S_1：肺尖区
S_{1+2}：肺尖後区
S_2：後上葉区
S_3：前上葉区
S_4：外側中区（右）
S_5：内側中区（右）
　　　下舌区（左）
S_6：上下葉区
S_7：内側肺底区
S_8：前肺底区
S_9：外側肺底区
S_{10}：後肺底区

第8肋骨下縁

■図1 肺区域とその位置
（細田多穂ほか編．理学療法ハンドブック改訂第3版．協同医書，2000より）

呼吸理学療法（呼吸療法）

■アプローチ
①**体位ドレナージ**（表2，図2〜3）
- 貯留した肺区域を上側にして5〜15分保持する．
- 脳圧管理下では可能な体位について医師に確認すること．

②**用手的呼吸介助**（図4〜6）
- 呼気に合わせ胸郭（肺葉）を手指・手掌全体で圧迫する．
- 上部胸郭は下方に，下部胸郭は側方から臍部方向に胸郭の運動方向に沿って介助する．
- 体位ドレナージと組み合わせて行う．

■表2　修正体位ドレナージ

仰臥位	: 肺尖区（S1） 前上葉区（S3） 前肺底区（S8）
腹臥位	: 上・下葉区（S6） 後肺底区（S10）
側臥位 前傾側臥位 後傾側臥位	: 外側肺底区（S9） : 後上葉区（S2） : 中葉区（S4） 　舌区（S5）

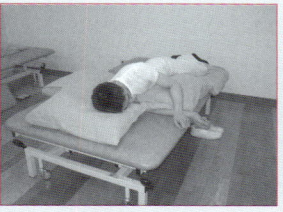

■図2　前傾側臥位

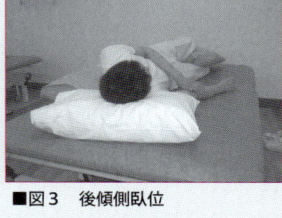

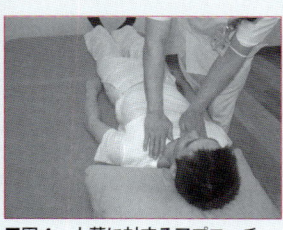

■図3　後傾側臥位

■図4　上葉に対するアプローチ

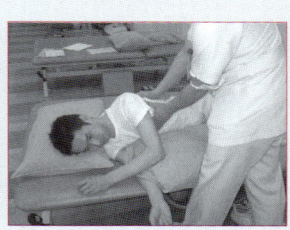

■図5　中葉に対するアプローチ

やってはダメ！　胸郭の圧迫は血圧を高めやすいので，脳外科手術後・頭蓋内圧亢進時には行わないこと！　高齢・ステロイド内服患者への施行も要注意！

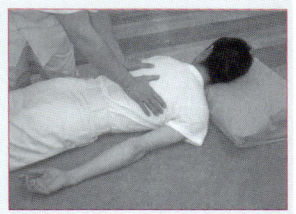

■図6　下葉に対するアプローチ

●人工呼吸器管理の看護のポイント

目的
- 必要な肺胞換気量を維持し，PaO₂，PaCO₂を改善する．
- 換気仕事量を減らし，酸素やエネルギーの消費を少なくする．
- 肺機能の改善，少なくとも肺機能の低下を防ぐ．

人工呼吸の適応
- 酸素化能の障害，換気能の障害
  - PaO₂：60Torr以下（SpO₂：90％以下），PaCO₂：60Torr以上
- 中枢抑制による呼吸不全：脳腫瘍などの頭蓋内病変など
- 無呼吸や高度な呼吸抑制がある場合
- 呼吸筋麻痺が生じている神経，筋疾患：重症筋無力症，脊髄損傷など
- 胸郭の異常：開胸手術後，胸部外傷など

人工呼吸器のモード

■表1　人工呼吸器のモードの選択

人工呼吸器装着	自発呼吸なし	IPPV，CMV，IMV	
		CPPV（IPPVにPEEPをつけている）	
	自発呼吸あり	自発呼吸はわずか，または浅い	SIMV＋PS
		自発呼吸はほぼあり	CPAP＋PS →離脱

CMV（continuous mandatory ventilation；持続的強制換気），IMV（intermittent mandatory ventilation；間欠的強制換気），PEEP（positive end-expiratory pressure；呼気終末陽圧），PS（pressure support；プレッシャーサポート）

- 1回の呼吸に対しての換気方法として
  - 1回の呼吸量を設定する方法：従量式（VCV，VSV）
  - 1回の呼吸圧を設定する方法：従圧式（PCV，PSV）

① IPPV（間欠的陽圧換気），CPPV（持続的陽圧換気）
- すべてが器械の呼吸モード
  - 設定された呼吸回数，換気量（または圧）どおりに呼吸がある．もし，自発呼吸がみられて設定された以外の呼吸が起こるとファイティングが起こりアラームが鳴る→モードの変更を考慮．

② SIMV（同期式間欠的強制換気）
- 患者の呼吸と器械の呼吸が混在しているモード
  - 設定されたトリガーウインドウ内での自発呼吸（吸気努力）に同期して強制換気が行われる．
  - トリガーウインドウ外で自発呼吸（吸気努力）が起こっても補助換気はされない．
  - トリガーウインドウ内で自発呼吸がみられない場合は強制換気が起こる→SIMV回数を設定．たとえ1分間自発呼吸

がなくても，最低，設定された SIMV 回数の呼吸が起こる．

【例】SIMV 回数 12 回／分の場合
- 自発呼吸がない→ 12 回の強制換気
- 5 回自発呼吸があるときも 12 回の強制換気は行われる
  → トリガーウインドウ内の自発呼吸に対しては，自発呼吸に合わせて（同期して）強制換気が行われる．
  → トリガーウインドウ外の自発呼吸に対しては，強制換気はされない．この場合の呼吸に対して補助したいときはPSの設定をする．
- 20 回の自発呼吸あり→ SIMV 回数を減らす．または CPAP ＋ PS モードを検討する．

③ CPAP（持続的気道陽圧法）
- 呼吸のほとんどが患者の自発呼吸による
  - 呼吸回数や換気量，吸気時間などは患者により異なる．
  - 持続的に PEEP をかけているため，呼吸をしやすい状態をつくっており，肺の仕事量を少なくできる．

装着中の看護

- **全身状態の観察**
  - バイタルサイン，ABG（動脈血ガス分析）値，採血データ，X線画像，呼吸状態の観察など
- **気道管理**
  - 気道内圧の観察，排痰援助
  - カニューレのカフ圧の確認→高い圧は気道粘膜血流障害，低い圧はリークの原因
  - 閉鎖式吸引カテーテルの使用（高濃度酸素投与時，高い PEEP 設定時）
- **人工呼吸器の設定と実測値の観察**
  - アラームの内容，頻度などから呼吸器の設定と患者の状態が適切かアセスメントする
- **精神面のフォロー**
- **緊急事態に備える**
  - 必ずベッドサイドにバッグバルブマスク・ジャクソンリースの準備，非常コンセントの使用
- **感染予防**
  - VAP（人工呼吸器関連肺炎）の予防→口腔ケアの徹底，スタンダードプリコーション（標準予防策）の徹底

■合併症対策・脳卒中ケア
排泄ケア

尿道留置カテーテル挿入中

- 尿道留置カテーテル挿入中は，清潔保持のため，毎日石鹸と温水を用いて陰部洗浄を行う．
- 管は引っ張られないようテープで固定する．テープは毎日交換し，固定位置も毎日変更する．
- 尿道留置カテーテルのバッグ部分は，逆流による感染予防のため，膀胱より高い位置にならないよう注意する．検査などで移動する場合は特に注意．
- バッグは床につかないようにベッドの高さを調整する．
- バッグから尿を破棄する場合，排出口が回りに触れないよう注意し，破棄後に排出口を消毒綿で消毒する．
- バッグ内がいっぱいにならないよう半分程度貯まったら破棄する．
- 感染のリスクが高くなるため膀胱洗浄，膀胱訓練は行わない．
- 尿路感染の徴候（尿混濁の有無や体温の上昇など）がないか毎日観察する．
- 尿路感染が著明でないかぎり，基本的に尿道留置カテーテルの交換は行わない．
- 神経因性膀胱や尿路感染症予防のため，尿道留置カテーテルはなるべく早く抜去する．
- 尿道留置カテーテル抜去後，自尿の流出がない場合はすぐに再挿入せず，一定時間ごとに導尿を行ったり，泌尿器科の診察を受け内服薬を開始するなどの処置を行って排尿を促す．

オムツ着用中

- 毎日石鹸と温水を用いて陰部洗浄を行う．
- 下痢や軟便などが続いている患者も，石鹸による陰部洗浄は1日1回とし，それ以外は温水のみの洗浄を行う．
- 陰部洗浄後は水分を確実に拭き取り乾燥させる．
- 患者の体に合ったサイズのオムツを使用する．
- 失禁のある患者も，トイレやポータブルトイレに座ることができる患者は2〜3時間ごとにトイレ誘導を行う．

排便コントロール・ケア

- コンスタントに排便があるか観察を行う.
- 便秘によって血圧の変動の引き起こす恐れがあるため,便秘にならないよう2〜3日に1回は排便があるよう,適宜下剤を使用する.
- 飲水できる患者には水分摂取を促し,経管栄養の患者には,付加水を入れる.
- 下痢が続く場合には経管栄養の種類を変更したり,ポンプを使用したりして経管栄養を時間をかけて注入する.
- 便の性状を観察し,適宜,緩下薬や止痢薬の内服を医師に相談する.
- 下痢が続く場合は,サニーナ®やリモイスバリア®などを使用し,皮膚を保護する.

排泄ケア

6 退院支援と地域連携

- 連携パス
- ソーシャルワーカーの役割
- 在宅療養への退院支援
- 脳卒中の再発予防

連携パス

脳卒中連携パスの目的と種類

- 脳卒中は，わが国の死亡原因の第3位，寝たきり患者の原因の第1位を占め，大きな社会問題となっている．
- 脳卒中の発症（新規発症と再発）を抑え，万一，発症した場合に後遺症を最小限に食い止めるためには，かかりつけ医・急性期病院・回復期リハビリテーション病院・療養型病院が連携し，協力することが不可欠．この連携を確実かつ効率的に運営するための手段として，脳卒中連携パスが使用される．
- パスには，①急性期病院⇒回復期病院⇒維持期療養型病院をつなぐ一方向型パス（連携）と，②急性期病院⇔かかりつけ医をつなぐ循環型パス（連携）がある（図1）．

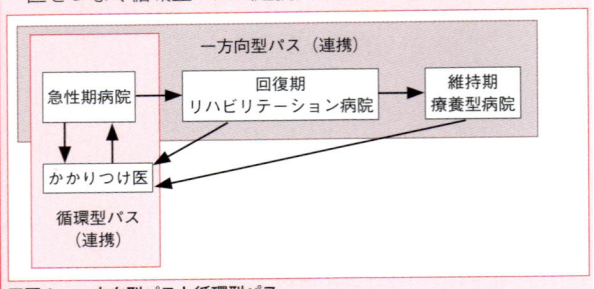

■図1　一方向型パスと循環型パス

脳卒中診療におけるそれぞれの役割

■かかりつけ医
- 脳卒中の危険因子（高血圧，糖尿病，脂質異常症，慢性腎臓病）の治療と患者の啓発，患者指導．
- 脳卒中発症時の速やかな急性期病院への紹介．
- 脳卒中慢性期の再発予防（抗血栓療法と危険因子管理）と合併症の予防・管理．
- 在宅療養支援（胃管・尿道カテーテルの交換や訪問看護指示書作成）．
- 慢性期の急変時初期対応．

■急性期病院
- 脳卒中急性期の治療・検査と再発予防方針の決定．
- 急性期リハビリテーション：脳卒中後遺症の軽減目的で，原則的には入院日から開始．

脳卒中診療におけるそれぞれの役割

- 退院・転院に関する方針の決定と紹介状の作成.
- 慢性期患者の定期的診察・検査:かかりつけ医師との循環型連携.
- 慢性期患者急変時の受け入れ.
- かかりつけ医や検診センターから紹介された脳卒中発症リスクの高い患者の評価(診察・検査)と治療方針決定・患者指導.

■回復期リハビリテーション病院
- 後遺症軽減をめざす積極的リハビリテーション.
- 脳卒中再発予防(抗血栓療法と危険因子管理)の継続.

■維持期療養型病院
- 維持期リハビリテーション.
- 在宅療養困難患者に療養の場を提供.
- 脳卒中再発予防の継続.

連携パスの内容

- 各診療機関で共有される情報を以下にまとめる.
- 主症状と脳卒中発症に至る病歴および発症後の経過や検査所見.
- 既往歴と脳卒中危険因子の管理状況.
- 脳卒中再発予防方針(抗血栓療法,ワルファリンや危険因子のコントロール目標値など).
- 脳卒中発症後に生じた身体機能障害やADL低下に関する評価:FIM(p.246参照),BI(p.247参照),高次脳機能,嚥下機能など.
- 合併症や療養上の問題点に関する情報.
- 処方・処置内容.
- 社会的状況や療養環境に関する情報,本人・家族の希望,キーパーソン.

看護師の役割

- 脳卒中患者の治療・検査・療養の現場において,患者・家族と最も近いところにいるため,患者の身体的・心理的状態を把握しながら直接援助することや他職種との調整役になるなど,重要な役割を担っている.
- 各施設の看護師間で伝達が必要な項目を**表1**にまとめる.

■病院看護師の役割
- 患者のバイタルサインや神経学的所見の観察を行い,神経所見・身体所見の悪化を察知した場合は,速やかに主治医(または当直医)に知らせ,検査・治療の援助を行う.

看護師の役割

- 身元不明,家族不明,保険証不明などで搬送された救急の患者に対し,ソーシャルワーカーと連携して家族を探すなどの調整を行う.
- 診察や検査だけではわからない,患者のADLに即した問題点,家族が抱えている問題点(介護者の有無など)について相談にのり,主治医・リハビリ担当者・ソーシャルワーカーに情報提供する.
- 退院に前向きに取り組めるよう,患者・家族の抱える問題点について上記担当者または看護師間で協議し,解決に向けた直接的援助を行う.
- 在宅療養へ移行する場合には,退院後の生活状況や介護力を的確にアセスメントし,利用できる公的社会資源や民間サービスを念頭に,退院後必要な処置(内服,経管栄養,体位交換,清潔援助)について,患者・家族を指導する.
- 退院に向けた療養環境整備を行う.
- 退院・転院時の看護評価と情報(看護サマリー)をまとめて,次の看護担当者に伝達する.

■診療所看護師・訪問看護師

- 個々の患者に即した療養指導を行う.
- 脳卒中の再発予防と再発が疑われた場合の対応に関して,患者・家族に指導する.
- 患者のバイタルサインや神経学的所見の観察を行い,各所見の悪化を察知した場合は,速やかに主治医に知らせる.
- 療養中に患者・家族がかかえる問題について相談にのり,主治医と協議する.問題解決に向けた直接的援助を行う.

■表1　各施設の看護師間で伝達が必要な項目

項目	内容
診断名	□脳梗塞（ラクナ梗塞・アテローム血栓性脳梗塞・心原性脳塞栓症） □脳出血　□くも膜下出血　□その他
主症状・後遺症	□意識清明　□開眼しているが清明ではない　□傾眠　□昏睡 ＊JCS：　　　　　　　＊GCS： □右・左片麻痺　□右・左単麻痺　□知覚障害　□嚥下・構音障害 □運動性・感覚性失語　□右・左視野欠損　□右・左半側空間無視 □その他：
主な既往症	□狭心症・心筋梗塞　□整形外科疾患（　　　　　　　　　　　） □その他：
療養に影響を 与える周辺症状	□認知症　□不穏　□昼夜逆転　□暴力・暴言 □抑うつ・引きこもり □徘徊　□転倒・転落 □付属物自己抜去　□その他：
付属物	□経鼻胃管・胃瘻（　　　Fr　最終交換日　　/　　） □尿道留置カテーテル（　　Fr　最終交換日　　/　　） □気管切開（種類：　　　　　サイズ：　　最終交換日　/　） □抑制帯　　　　　　　　　　　　　□その他：
退院時ADL	移動・移乗　□独歩　□付き添い歩行　□歩行器　□車椅子自立 　　　　　　□車椅子介助　□ストレッチャー 栄養・食事　□自立　□見守り・セッティング　□介助 　　　　　　□経管流動　□TNP　□その他： 排泄　　　　□自立　□トイレ介助　□オムツ　□尿道カテーテル 整容・更衣　□自立　□見守り・軽介助　□全介助　□口腔清拭 清潔　　　　□自立　□見守り・軽介助　□全介助入浴　□清拭
食形態 流動食メニュー	□常食　□制限食（　　　kcal、塩分　　　g、蛋白　　　g/日） □米飯　□全粥　□五分粥　□三分粥　□とろみ付き □常菜　□きざみ　□みじん　□ペースト　□ゼリー □経管流動（種類・量）
排泄に 関する対応	□自立　□下剤内服（　　　　　　　　）　□浣腸（　　　　　　） ＊最終排便：　/ ＊最終排尿：　　/　　,　　時頃
看護・観察上の 注意点／予想さ れる合併症	□脳卒中再発　□消化管出血　□低栄養・脱水　□誤嚥 □感染症　□血糖値異常　□褥瘡 □その他：
脳卒中危険因子	□高血圧　□糖尿病　□脂質異常症　□喫煙　□（発作性）心房細動 □大量飲酒
脳卒中再発予防 上の注意点	■脱水予防　■確実な服薬 □禁煙の継続　□納豆・青汁・クロレラの禁止
抗血栓療法	□アスピリン（81mg・100mg/日） □プラビックス®（50mg・75mg/日） □プレタール®（100mg・200mg/日） □ワルファリン（　　　mg/日） □その他の抗血栓薬：　　　　　　　　□なし
その他の薬物療 法	□内服薬（　　　　　　　　　　　　　　　　　　　　　　　） □インスリン注射
キーパーソン	□配偶者　□子供（　　　　　　　）　□その他 ＊氏名 ＊連絡先
社会資源	介護保険　□未申請　□申請中　□取得済み（　　　　　　　） □生活保護　□身体障害者手帳（区分：　　　　　・　　級） その他：

ソーシャルワーカーの役割

SWの役割

- ソーシャルワーカー（SW）とは，病気によって生じた心理・社会的な問題を抱えた患者・家族の相談・支援（サポート）を行う専門職である．急性期の病院においては，急性期後の療養継続を必要とする患者に対して「退院支援」を行う（退院支援には，転院する患者への支援も含む）．
- 近年，在宅ケアを必要とする患者に対して，相談を担当する看護師（退院調整看護師）を配置する病院もあり，ソーシャルワーカーと連携して患者支援を行っている．

退院支援の対象者と転院支援のプロセス

- 脳卒中の患者は，急性期治療後に障害の状態により，①自立して退院，②在宅支援サービスを利用して退院，③回復期リハビリテーション病棟のある病院へ転院，④療養型病棟のある病院へ転院することが必要．
- ソーシャルワーカーや退院調整看護師は，②から④の患者・家族に退院支援を行う．ここでは特に転院支援について述べる（**表1**）．

■表1　転院の形態と対象者

回復期リハビリテーション病棟のある病院	ADLの向上による寝たきり防止と家庭復帰を目的としたリハビリテーションを行う病棟．発症から2か月以内に転院できることが条件．おおむね2，3か月の入院期間
療養型病棟のある病院	療養目的で入院できる病棟．脳卒中の場合には，意識障害があり，重症度が高い患者を紹介することになる．病院により受け入れ条件が異なる

- 患者の退院の方向性は，診断・治療決定と同時に決定され，ソーシャルワーカーは，患者・家族への退院支援を開始する．
- 支援対象者の治療・方針決定の確認のため，ソーシャルワーカーも診療科カンファレンスへ参加することが望ましい．
- 患者のなかには，抱えている問題を自ら言えない患者もいるため，看護師も含めチームスタッフは，支援ケースの発見に努める．アナムネーゼの際などのかかわりにおいて，介護者はいるか，入院前からの問題はないかのスクリーニングを行うことが重要である．
- 退院の方向性が決定された後，ソーシャルワーカーは，患者

退院支援の対象者と転院支援のプロセス

の状態を確認し，患者・家族と面接する．
- 患者・家族は，回復の不安と個々の生活事情により，経済的な心配，職場復帰，介護の心配などを抱えているため，まずは，患者・家族の心配なことや退院の方向性の希望などを尋ね，転院先について情報提供を行っていく．
- 軽症で，リハビリテーション後にほぼ自立が見込まれる患者は，転院に向けてスムーズに準備していける．
- 食事が食べられない，車椅子レベル，意識が戻らないといった状態の患者や家族は，転院した後の将来的な不安も抱えている．
  - 患者・家族の不安や悲嘆を受け止め，抱えている問題に対する具体的な解決方法を助言する．
  - 患者・家族が療養していく方向を選定していけるように，患者の回復過程に応じた医療機関や施設，在宅療養の方法などの情報を提供する．
- 若年の場合や，高齢で介護の必要な患者など，医療費や療養費の心配を抱えている場合が多い．70歳以下の患者には高額療養費限度額認定証について，70歳以上の患者には高齢者医療などについて情報提供する．
- 患者・家族から「回復の見込みの評価が聞きたい」「転院ではなく，退院したい」などの希望があった場合には，担当医に連絡またはカンファレンスで報告し，方向性の再検討などを行う．
- 患者・家族が転院相談先を選定できた後，ソーシャルワーカーは転院相談先へ紹介し，転院相談から転院までのプロセスにおいて院内外の調整を行う．患者・家族が安心して転院できるよう転院するまでサポートしていく．

地域との連携

- 患者が急性期から慢性期の医療機関へ転院し，その後，地域の支援を受けていくために，切れ目のない医療と支援が必要．
- そのためには，転院先や地域との連携が重要であり，ソーシャルワーカーはこの連携構築のために，訪問活動などにより，情報交換の場を設けるなどのコーディネートを行う．
- この際に行われる，チームスタッフ相互の情報交換という連携が，地域での患者支援につながるため，地域との会合へのチームスタッフの積極的な参加が望まれる．

在宅療養への退院支援

退院支援のポイント

■ **情報の共有化とチームアプローチ**
- 病棟看護師はリハビリスタッフ，ソーシャルワーカー，退院調整看護師など，患者を取り巻く院内のさまざまな職種と情報交換しながら，患者や家族が具体的に在宅生活をイメージできるようサポートしていく．
- 可能であれば，退院前に外出や外泊，退院前訪問などを行って，在宅移行に向けた問題点を患者や家族と共有し，病棟でのリハビリメニューや介護指導に反映させることで，より個別性のある退院支援が可能となる．

■ **地域連携**
- 医療依存度が高いケースや重介護度のケースにおいては，退院後サポートしてくれるケアマネジャー，訪問看護ステーション，訪問診療医などを交えて退院前カンファレンスを開催し，安心して在宅療養に移行できるよう地域関係機関と顔の見える連携をとる．
- 退院前カンファレンスでは，院内の関係者と地域関係機関（訪問看護師，ケアマネジャー，訪問診療医，訪問介護士など）が一堂に会し，退院後の問題点や目標の共有化，ケア内容の引継ぎなどを行うことで，患者や家族が安心して退院できる．
- 必要なケースにおいては積極的に退院前カンファレンスを開催し，シームレス（継ぎ目のない）なケアを提供する．

■ **適切な情報提供**
- 患者が退院後に利用できる地域の在宅サービスや社会資源について，適切な情報提供ができるように知識を得ておく．
- 退院後，利用できる公的サービスとして，一般には介護保険があるので，利用可能なケースにおいては情報提供する．
- 患者の住んでいる地域によって，申請の窓口など多少の違いがあるため，詳細かつ適切な情報提供をするにはソーシャルワーカーや退院調整看護師に相談し，ナビゲートすることも大切．

訪問看護を利用する場合

- 介護保険による場合はケアプランに基づいて実施するが,介護認定を受けていなくても医療保険で利用可能.
- 病棟看護師は,指導したケア内容や家族の介護習得状況について記載された看護サマリーを患者の退院時に訪問看護師に渡すこと.
- 訪問看護師は,訪問看護指示書がないと訪問看護を提供できないので,病院または訪問診療の主治医に必ず記載してもらうこと.

【主な訪問看護の対象】

- 退院後も継続した医療処置が必要(吸引処置,褥瘡処置など).
- 寝たきりなどで合併症予防が心配.
- ADL拡大(または維持)のためのリハビリテーションが必要.

介護保険利用可能な対象者

- 65歳以上の第1号被保険者のうち,介護が必要であると認定された人.
- 40歳から64歳の第2号被保険者のうち,老化が原因とされる病気(表1)により介護が必要であると認定された人.

■表1 老化が原因とされる16の特定疾病

● がん末期 ● 関節リウマチ ● 筋萎縮性側索硬化症 ● 後縦靱帯骨化症 ● 初老期における認知症 ● パーキンソン病関連疾患 ● 脊髄小脳変性症 ● 多系統萎縮症 ● 脊柱管狭窄症 ● 早老症 ● 糖尿病性の神経障害・腎症・網膜症 ● 脳血管疾患・閉塞性動脈硬化症・慢性閉塞性肺疾患 ● 両側の膝関節または股関節に著しい変形を伴う変形性関節症

介護保険利用者へのアドバイス

- 表2に,介護保険で利用できる主なサービスを示す.
- 気管切開があり常時吸引が必要な患者や,経管栄養施行中の患者など,医療処置が多く,家族の不安が大きい場合は訪問看護の利用を勧める.
- 身体に麻痺があり自宅で寝たきりにならないためには,訪問リハビリテーションやデイケア(通所リハビリテーション)の利用を勧める.
- 嚥下機能の向上や言語療法が継続して必要な患者に対しては,言語療法士(ST)も訪問リハビリテーションを行っている事業所もあるので,患者や家族のニーズ,リハビリスタッフの意見など総合的に評価したうえで利用を勧める.
- 独居や高齢者の2人暮らしの場合は,買い物や掃除,洗濯など身の回りの家事をしてもらう生活援助のヘルパーを勧める.

介護保険利用者へのアドバイス

- 日中独居の患者や他人との交わりが少ない患者の場合には，食事やレクリエーション，入浴などが受けられるデイサービスを勧める．
- 身体に何らかの麻痺がある場合は，福祉用具のレンタルもあり，車椅子，介護用ベッド，エアマットなどが対象品目となる．
- 特殊尿器，簡易浴槽など排泄や入浴に使う用具類はレンタルでなく，年度ごとに購入費(上限10万円)の支給が受けられる．
- 手すりの取りつけや段差解消，洋式トイレへの変更など住宅改修が必要な患者には，住宅改修費の支給が20万円を限度に受けられる．
- 介護度により受けられるサービスと受けられないサービスがあるので，担当のケアマネジャーなどに相談するようアドバイスする．
- 介護保険のサービスだけでは不安が大きく，もっと多くのサービスを利用したい場合などは，自費でのサービスをあわせて使うことも可能．

■表2 介護保険で利用できる主なサービス

訪問系	訪問看護
	訪問介護
	訪問入浴介護
	訪問リハビリテーション
通所系	デイサービス（通所介護）
	デイケア（通所リハビリ）
	ショートステイ
その他	福祉用具のレンタル
	住宅改修

身体障害者手帳について

- 39歳以下で脳血管障害などを発症し，身体に麻痺が生じた場合は，肢体不自由の「身体障害者手帳」を取得することにより，介護用ベッドや車椅子などの日常生活用具の給付やタクシー券の交付などが利用できる場合がある．
- 球麻痺などで気管切開をした患者の場合は，音声・言語・咀嚼機能の「身体障害者手帳」が利用でき，吸引器のレンタルなども受けられる．
- 脳血管障害などの場合は，発症から6か月後，症状が固定したと医師から判断されないと申請できないが，情報提供をしておくことで，患者や家族が退院後の生活に見通しが立てられ安心できる．

脳卒中の再発予防

※この項では脳卒中疾患の再発予防について述べる．再発予防といってもいくつかのアプローチがあるため，順番に説明する．
※脳卒中の予防（脳卒中が初めて生じるのを防ぐ）と脳卒中の再発予防（2回目の脳卒中を防ぐ）とでは意味合いが違うので注意．

① 脳梗塞の危険因子の管理と再発予防

- **高血圧**：収縮期血圧が 160 mmHg 以上の場合，脳卒中の発症が高率となる．このため，降圧が大切．脳梗塞では高血圧が最も危険因子である．
  - **内服**：当院（NTT東日本関東病院）では標準治療としてエビデンスに基づき，ARB（ディオバン®など）やカルシウム拮抗薬（アムロジン®OD錠など）から開始することが多い．
  - **外来での血圧管理**：患者に必ず血圧手帳をつけてもらう．血圧は朝昼夕が望ましいが，無理であれば朝夕に計測する．血圧測定は安静で座位で行う．
- **脂質異常症**：脂質異常症をもつ脳梗塞の再発予防として，スタチン製剤（リバロ®やリピトール®）の内服治療により再発率が下がる．スタチン製剤は夕方に内服すること．これはコレステロール合成が夜間に亢進するためである．
- **喫煙**：禁煙は，脳卒中の罹患率および死亡率の低下に有効とされる．喫煙は，脳梗塞発症のリスクを2～4倍にする危険因子である．

② 脳梗塞の内服薬による再発予防

- 当院における脳梗塞の内服薬による再発予防を各病型に分けて示す．

MEMO

脳卒中予防にはなるが，再発の予防にはならない危険因子

- 糖尿病：脳梗塞発症のリスクを2～3倍にする危険因子．一方，再発には2009年6月現在，関連は指摘されていない．
- 飲酒や肥満：2009年6月現在，エビデンスはない．

脳梗塞の再発予防

- **ラクナ梗塞**：シロスタゾール（プレタール®など），クロピドグレル（プラビックス®）を第一選択とする
- **アテローム血栓性脳梗塞**：プラビックス®を第一選択とする
- **心原性脳塞栓症**：ワルファリンカリウム（ワーファリン®など）を第一選択とする

＊上記の内服は当院における標準治療であり，個々の症例によっては後治療がアスピリン（バイアスピリン®など）になることも多々ある．また，施設間，主治医間によっても異なる．

■後治療中に留意すべき患者の訴える症状

- **便が黒い**：アスピリンなどの抗血小板薬を内服していれば，胃潰瘍を疑う．テステープなどで便潜血反応をみる．
- **動悸**：プレタール®を内服していないか？
- **頻脈**：プレタール®を内服していないか？
- **尿が赤い**：スタチン製剤を内服していないか？
- **筋肉痛**：スタチン製剤を内服していないか？

脳出血の再発予防

① 脳出血の危険因子の管理
- **飲酒**：飲酒量と脳出血のリスクは比例する．このため大量飲酒は避ける．

② 脳出血の内服薬による予防
- 降圧療法がメインとなる．当院での標準治療としては，アムロジン®OD錠＋ARB（ディオバン®）から開始する．

＊アムロジン®OD錠は口腔内崩壊錠であり，誤嚥のリスクを低減する．

> **ココがポイント！**
> - 血液をサラサラにするのが脳梗塞の再発予防に一番よいという考えは間違い！
> - 脳梗塞の再発予防の主は，危険因子管理と薬物療法！

●付録　略語・英単語一覧

略語・英語	読み	日本語・意味
A AC, ACA (anterior cerebral artery)	エーシー, エーシーエー	前大脳動脈
ACAS (asymptomatic carotid atherosclerosis study)	アーカス, エーキャス	CEAの有効性に関する大規模調査
ACE blocker (ACE = angiotensin converting enzyme)	エースブロッカー	降圧薬の種類の1つ（アンジオテンシン変換酵素阻害薬）．一般名カプトプリル，エナラプリルマイレン酸塩など
Acom (anterior communicating artery)	エイコム, エーコム	前交通動脈
Af (atrial fibrillation)	エーエフ	心房細動．脳塞栓症の原因となる
AG, angio (angiography)	アンギオ（アンギオグラフィー）	カテーテル血管撮影．特に脳血管撮影を指す
AHA (American Heart Association)	エーエイチエー	米国心臓協会
AICA (anterior inferior cerebellar artery)	アイカ	前下小脳動脈
amyloid	アミロイド	病的環境下で沈着する糖タンパク
amyloid angiopathy	アミロイド アンギオパシー	アミロイドが血管に沈着することで脳出血などを起こす病態
anterior choroidal artery	アンコロ, アンチョロ, アンテリアー コロイダル	前脈絡叢動脈
anterior clinoidectomy	アンテリアー クリノイデクトミー	前床突起切除．脳外科の手術手技の1つ
apo (apoplexy)	アポ	脳卒中．特に脳出血を指すこともある
apoptosis	アポトーシス	細胞のプログラムされた自然死
aPTT (activated partial thromboplastin time)	エーピーティーティー	活性化部分トロンボプラスチン時間．凝固能の指標．ヘパリンの効き具合の判定に用いる

略語・英語	読み	日本語・意味
A ARB (angiotensin II receptor blocker)	エーアールビー, アーブ	降圧薬の種類の1つ（アンジオテンシンII受容体拮抗薬）．一般名ロサンタンカリウム，バルサルタンなど
argatroban	アルガトロバン	脳梗塞急性期に用いる薬剤．スロンノン®，ノバスタン®などの一般名
ASAP (as soon as possible)	エイエスエイピー	大至急.
aspirin	アスピリン	代表的な抗血小板薬．(バイアスピリン®など)
atheroma	アテローマ	(動脈硬化の) 粥腫
atherosclerosis	アテロスクレローシス	動脈血栓症
A to A (embolism) (artery to artery)	エーツーエー	中枢側の動脈硬化からの塞栓
AVM (arteriovenous malformation)	エーヴィエム	動静脈奇形
B BA (basilar artery)	ビーエー	脳底動脈
Bathel Index	バーセル インデックス	ADLの評価スケールの1つ
brain attack	ブレイン アタック	脳卒中
bypass	バイパス	脳外科では通常，浅側頭動脈中大脳動脈吻合術を指す．STA-MCA バイパス
C Ca blocker (calcium blocker)	カルシウム ブロッカー	降圧薬の種類の1つ（Ca拮抗薬）．CCBと同じ．ニルバジピン，アムロジピンベシル酸塩など
cardioversion	カルディオバージョン	電気的除細動
CAS (carotid artery stenting)	キャス	内頸動脈ステント留置術
cavernoma (cavernous malformation)	キャバノーマ，カベルノーマ，キャバナス マルフォーメーション	海綿状血管腫
cavernous sinus	キャバナス (カバナス) サイナス	海綿静脈洞

	略語・英語	読み	日本語・意味
C	CBF (cerebral blood flow)	シービーエフ	脳血流量
	CBV (cerebral blood volume)	シービーヴイ	脳血液量
	CC (chief complaint)	シーシー	主訴
	CCA (common carotid artery)	シーシーエー	総頸動脈
	CCB (calcium channel blocker)	シーシービー	降圧薬の種類の1つ．Ca blocker 参照
	CEA (carotid endarterectomy)	シーイーエー	内頸動脈内膜剥離術
	chance drinking	チャンス ドリンキング	機会飲酒．ときどき飲む程度ということ
	cilostazol	シロスタゾール	代表的な抗血小板薬．プレタール®などの一般名
	clopidogrel	クロピドグレル	代表的な抗血小板薬．プラビックス®の一般名
	CMRGlu (cerebral metabolic rate of glucose)	シーエムアールグル	脳ブドウ糖消費量
	CMRO$_2$ (cerebral metabolic rate of oxygen)	シーエムアールオーツー	脳酸素消費量
	CPAP (continuous positive airway pressure)	シーパップ	持続的気道内陽圧換気．人工呼吸器の設定の1つ
	CPPV (continuous positive pressure ventilation)	シーピーピーブイ	持続的陽圧換気
	CT (computed tomography)	シーティー	コンピュータ断層撮影．特に頭部 CT を指す
	CTA (computed tomographic angiography)	シーティーエー，シーティーアンギオ	CT を用いた血管撮影
D	d-AVF (dural arteriovenous fistula)	デュラルエーヴイエフ	硬膜動静脈瘻
	diamox	ダイアモックス®	SPECT などで脳循環予備脳を調べるのに用いる薬剤．または diamox 負荷 SPECT の略
	diaschisis	ディアスキシス	遠隔部での血流・代謝の低下
	diffusion WI, DWI (diffusion-weighted imaging)	ディフュージョン，ディーダブリューアイ	MRI の拡散強調画像．急性期脳梗塞を描出する

	略語・英語	読み	日本語・意味
D	DINDs (delayed ischemic neurological deficits)	ディンズ	くも膜下出血後の遅発性神経症状
	dissecting aneurysm	ディセクティングアニューリズム	解離性動脈瘤
	dissection	ディセクション	解離．特に動脈解離を指す
	distal ACA (distal anterior cerebral artery)	ディスタルエーシーエー	前大脳動脈遠位部．特にそこにできた動脈瘤を指す
	DL (dyslipidemia)	ディーエル	脂質異常症．かつての高脂血症
	DM (diabetes mellitus)	ディーエム	糖尿病
	doppler (doppler echocardiography)	ドップラー	ドップラーエコー検査．血管の確認に用いる
E	EAS (encephalo arterio synangiosis)	イーエーエス	もやもや病に対する手術術式の1つ
	EBM (evidence based medicine)	イービーエム	科学的根拠に基づいた医療
	ECA (external carotid artery)	イーシーエー	外頸動脈
	ECST (european carotid surgery trial)	エクスト，イーシーエスティー	CEAの有効性に関する大規模調査
	EDAMS (encephalo-duro-arterio -myo-synangiosis)	イーダムス	もやもや病に対する手術術式の1つ
	edaravone	エダラボン	脳梗塞急性期に用いる薬剤．ラジカット®の一般名
	EDS (encephalo duro synangiosis)	イーディーエス	もやもや病に対する手術術式の1つ
	EMS (encephalo myo synangiosis)	イーエムエス	もやもや病に対する手術術式の1つ
	evidence	エビデンス	証拠，科学的根拠
F	FH (family history)	エフエイチ	家族歴
	FIM (functional independence measure)	フィム	機能的自立度評価表
	Fisher 分類	フィッシャー	CT上の血腫によるくも膜下出血の分類
	f/u (follow up)	エフユー	経過観察
	free radical	フリー ラジカル	虚血などにより生じる不安定な化学物質．周囲の組織を障害するとされる

略語・英語	読み	日本語・意味
G GCS (Glasgow coma scale)	ジーシーエス	グラスゴーコーマスケール．意識障害の急性期の評価スケール．満点はE4V5M6 で 15 点，最低はE1V1M1 で 3 点
H HDS-R (hasegawa dementia scale-revised)	エイチディーエスアール	改訂長谷川式簡易知能評価スケール．30 点満点
hematoma	ヘマトーマ	血腫
hemorrhage	ヘモレッジ	出血
heparin	ヘパリン	抗凝固療法に用いる薬剤．一般名はヘパリンナトリウムおよびヘパリンカルシウム
Heubner's artery	ホイブナー	前大脳動脈から分岐する動脈
HITS (high intensity transient signals)	ヒッツ	エコーを用いて塞栓子を検出する検査
HOPI (history of present illness)	エイチオーピーアイ	現病歴
HT，HTN (hypertension)	エイチティー，エイチティーエヌ	高血圧
Hunt & Hess 分類	ハントアンドヘス	くも膜下出血の重症度分類
Hunt & Kosnik 分類	ハントアンドコスニック	くも膜下出血の重症度分類
I IC，ICA (internal carotid artery)	アイシー，アイシーエー	内頸動脈
impending	インペンディング	ヘルニアなどがまさに起こりかけている状態
IMV (intermittent mandatory ventilation)	アイエムブイ	間欠的強制換気．人工呼吸器の設定の 1 つ
infarction	インファークション	梗塞，特に脳梗塞
inhemi (interhemispheric approach)	インヘミ	半球間裂アプローチ．基本的な手術アプローチの 1 つ
INR (international normalized ratio)	アイエヌアール	PT-INR（プロトロンビン時間－国際標準比化）を指す

	略語・英語	読み	日本語・意味
I	IPPV (intermittent positive pressure ventilation)	アイピーピーブイ	間欠的陽圧換気
	IPS (inferior petrosal sinus)	アイピーエス	下錐体静脈洞
	ISAT (international subarachnoid aneurysm trial)	アイサット	くも膜下出血に関する大規模調査
	ISUIA (international study of unruptured intracranial aneurysms)	イスイア, アイエスユーアイエー	未破裂脳動脈瘤に関する大規模調査
J	JCS (Japan coma scale)	ジェイシーエス	ジャパンコーマスケール. 最良はⅠ-0, 最重症はⅢ-300
	JET study (Japanese EC-IC bypass trial)	ジェット, ジェットスタディー	STA-MCA吻合術に関するエビデンス
M	MC, MCA (middle cerebral artery)	エムシー, エムシーエー	中大脳動脈
	MEG (magnetoencephaloglaphy)	エムイージー	脳磁図
	meta-analysis	メタアナリシス	複数の調査を分析して得られた成績
	metabolic syndrome	メタボリックシンドローム, メタボ	内臓脂肪症候群
	misery perfusion	ミザリーパーフュージョン	貧困灌流
	MMA (middle meningeal artery)	エムエムエー	中硬膜動脈
	MMSE (mini-mental state examination)	エムエムエスイー	ミニメンタルステート法. 認知症の評価スケール. 30点満点
	modified Rankin, mRS (modified Rankin Scale)	モディファイドランキン, エムアールエス	ADLの評価スケールの1つ
	MRA (magnetic resonance angiography)	エムアールエー, エムアールアンギオ	MRIを用いた血管撮影
	MRI (magnetic resonance imaging)	エムアールアイ	磁気共鳴画像
	MTT (mean transit time)	エムティーティー, ミーントランジットタイム	脳組織の血流の平均通過時間

略語・英語	読み	日本語・意味
N NIHSS (national institutes of health stroke scale)	エヌアイエイチエスエス	NIH脳卒中スケール．脳卒中急性期の重症度評価スケール
NVAF (non-valvular atrial fibrillation)	エヌバフ	非弁膜症性心房細動
O OA (occipital artery)	オーエー	後頭動脈
OEF (oxygen extraction fraction)	オーイーエフ	脳酸素摂取率
OT (occupational therapy [therapist])	オーティー	作業療法，あるいは作業療法士
ozagrel	オザグレル	脳梗塞急性期に用いる薬剤．カタクロット®，キサンボン®などの一般名（オザグレルナトリウム）
P paf (paroxysmal atrial fibrillation)	パフ	発作性心房細動．脳塞栓症の原因となる
PC, PCA (posterior cerebral artery)	ピーシー，ピーシーエー	後大脳動脈
Pcom (posterior communicating artery)	ピーコム	後交通動脈
penumbra	ペナンブラ	虚血になっているが梗塞にはなっていない領域．ischemic penumbra（虚血ペナンブラ）
PET (positoron emission tomography)	ペット	脳循環を調べる検査の1つ
petrosal vein	ペトローザルベイン	錐体静脈．小脳と上錐体静脈洞の間にある静脈
PFO (patent foramen ovale)	ピーエフオー	卵円孔開存
PH (past history)	ピーエイチ	既往歴
PICA (posterior inferior cerebellar artery)	パイカ	後下小脳動脈
prehospital	プレホスピタル	救急隊など病院に到着する前に行うものごと
progressing	プログレッシング	脳梗塞などが進行性の経過をたどっていること
PT (physical therapy [therapist])	ピーティー	理学療法，あるいは理学療法士

	略語・英語	読み	日本語・意味
P	pterional approach	テリオナル アプローチ	脳外科の基本的手術のアプローチ方法の1つ
	PT-INR (prothrombin time-international normalized ratio)	ピーティーアイエヌアール	プロトロンビン時間−国際標準化比. 凝固能の指標. ワーファリン®の効き具合の判定に用いる
	PWI (perfusion weighted imaging)	パーフュージョン	MRIによる脳灌流画像
R	RCT (randamized controled trial)	アールシーティー	ランダム化比較試験
	RIND (reversible ischemic neurological deficits)	リンド	可逆性虚血性脳障害. 24時間以上1週間以内に神経症状が改善するもの
	R/o (rule out)	アールオー	除外（が必要）
	rt-PA (recombinant tissue plasminogen activator)	（アール）ティーピーエー	遺伝子組換え組織プラスミノゲンアクティベータ. 血栓溶解療法に用いる
S	SAH (subarachnoid hemorrhage)	エスエーエイチ, ザー, ズバラ	くも膜下出血. ザー, ズバラは俗称
	SAPHIRE (stenting and angioplasty with protection in patients at high risk for endarterectomy)	サファイア	CASの有効性に関する大規模調査
	SCA (superior cerebellar artery)	エスシーエー	上小脳動脈
	SCU (stroke care unit)	エスシーユー	脳卒中専門病棟
	sigmoid sinus	シグモイド サイナス	S状静脈洞
	SIMV (synchronized intermittent mandatory ventilation)	エスアイエムブイ	同期式間欠的強制換気. 人工呼吸器の設定の1つ
	sinus occlusion	サイナス オクルージョン	静脈洞閉塞
	sinus thrombosis	サイナス スロンボーシス	静脈洞血栓症
	smoking	スモーキング	喫煙
	s/o (suspect of)	エスオー	疑い

	略語・英語	読み	日本語・意味
S	SPECT (single photon emission computed tomography)	スペクト	単光子放出断層撮影．脳卒中では主に血流の評価を行う
	SPS (superior petrosal sinus)	エスピーエス	上錐体静脈洞
	ST (speech therapy〔therapist〕)	エスティー	言語療法，あるいは言語聴覚士
	STA (superficial temporal artery)	エスティーエー	浅側頭動脈．頸動脈が話題のときは上甲状腺動脈 (superior thyroid artery)
	STA-MCA 吻合術 (superficial temporal artery-middle cerebral artery anastomosis)	エスティーエーエムシーエー	浅側頭動脈 - 中大脳動脈吻合術．STA-MCA バイパス
	statin	スタチン	HMG-CoA 還元酵素阻害薬．高コレステロール血症に対する代表的な薬剤．一般名はシンバスタチン，プラバスタチンナトリウムなど
	strong statin	ストロングスタチン	前記のスタチンより強力な高コレステロール血症薬．一般名はピタバスタチンカルシウム，ロスバスタチンカルシウムなど
	SU (stroke unit)	エスユー	脳卒中専門病棟
	subtemporal approach	サブテン，サブテンポラル	脳外科の基本的手術のアプローチ方法の1つ
	superior ophthalmic vein	スーペリアーオフサルミックベイン	上眼静脈．硬膜動静脈瘻の際に問題になる
T	TEE (transesophageal echocardiography)	ティーイーイー	経食道心エコー検査
	TIA (transient ischemic attack)	ティーアイエー	一過性脳虚血発作．脳虚血症状が 24 時間以内に回復するもの
	ticlopidine	チクロピジン	代表的な抗血小板薬．パナルジン®などの一般名（チクロピジン塩酸塩）
	transcranial echo	トランスクラニアルエコー	経頭蓋エコー検査．血管攣縮などを調べる

	略語・英語	読み	日本語・意味
T	transverse sinus	トランスバース サイナス	横静脈洞
U	UCAS Japan (unruptured cerebral aneurysm study of Japan)	ユーカス	日本で行われている未破裂脳動脈瘤の前向き研究
	UK (urokinase)	ユーケー，ウロキナーゼ，ウロキ	血栓溶解療法に用いる薬剤の一般名および商品名
	US (ultrasonography)	ユーエス	超音波検査．エコー
V	VA (vertebral artery)	ヴイエー	椎骨動脈
	VBA (vertebrobasilar artery)	ヴイビーエー	椎骨脳底動脈および後方循環全般．VB系
	VBI (ventebrobasilar insufficiency)	ヴイビーアイ	椎骨脳底動脈灌流不全（循環不全）
	venousmalformation	ビーナス マルフォーメーション	静脈奇形
	venous thrombosis	ビーナス スロンボーシス	静脈血栓症
W	Wf (warfarin)	ワーファリン，ワルファリン	抗凝固療法に用いる薬剤の一般名（ワルファリンカリウム）および商品名
	WFNS分類 (world federation of neurosurgical societies)	ダブリューエフエヌエス	くも膜下出血の重症度分類
X	Xenon CT (Xenon / computed tomography)	ゼノンシーティー	キセノンガスを用いた脳循環を調べる検査

■機能評価スケール
NIH 脳卒中スケール
~ modified NIH stroke scale (NIHSS)

1a. 意識水準	☐ 0：完全覚醒 ☐ 1：簡単な刺激で覚醒 ☐ 2：繰り返し刺激，強い刺激で覚醒 ☐ 3：完全に無反応
1b. 意識障害−質問 （今月の月名及び年齢）	☐ 0：両方正解　　☐ 1：片方正解 ☐ 2：両方不正解
1c. 意識障害−従命 （開閉眼，「手を握る・開く」）	☐ 0：両方正解　　☐ 1：片方正解 ☐ 2：両方不可能
2. 最良の注視	☐ 0：正常　　☐ 1：部分的注視視野 ☐ 2：完全注視麻痺
3. 視野	☐ 0：視野欠損なし　　☐ 1：部分的半盲 ☐ 2：完全半盲　　☐ 3：両側性半盲
4. 顔面麻痺	☐ 0：正常　　☐ 1：軽度の麻痺 ☐ 2：部分的麻痺　　☐ 3：完全麻痺
5. 上肢の運動（右） *仰臥位のときは 45 度右上肢 ☐ 9：切断，関節癒合	☐ 0：90 度*を 10 秒保持可能（下垂なし） ☐ 1：90 度*を保持できるが 10 秒以内に下垂 ☐ 2：90 度*の挙上または保持ができない ☐ 3：重力に抗して動かない ☐ 4：全く動きがみられない
上肢の運動（左） *仰臥位のときは 45 度左上肢 ☐ 9：切断，関節癒合	☐ 0：90 度*を 10 秒保持可能（下垂なし） ☐ 1：90 度*を保持できるが 10 秒以内に下垂 ☐ 2：90 度*の挙上または保持ができない ☐ 3：重力に抗して動かない ☐ 4：全く動きがみられない
6. 下肢の運動（右） ☐ 9：切断，関節癒合	☐ 0：30 度を 5 秒間保持できる（下垂なし） ☐ 1：30 度を保持できるが 5 秒以内に下垂 ☐ 2：重力に抗して動きがみられる ☐ 3：重力に抗して動かない ☐ 4：全く動きがみられない
下肢の運動（左） ☐ 9：切断，関節癒合	☐ 0：30 度を 5 秒間保持できる（下垂なし） ☐ 1：30 度を保持できるが 5 秒以内に下垂 ☐ 2：重力に抗して動きがみられる ☐ 3：重力に抗して動かない ☐ 4：全く動きがみられない
7. 運動失調 ☐ 9：切断，関節癒合	☐ 0：なし　　☐ 1：1 肢 ☐ 2：2 肢
8. 感覚	☐ 0：障害なし　　☐ 1：軽度から中等度 ☐ 2：重度から完全
9. 最良の言語	☐ 0：失語なし　　☐ 1：軽度から中等度 ☐ 2：重度の失語　　☐ 3：無言，全失語
10. 構音障害 ☐ 9：挿管または身体的障壁	☐ 0：正常　　☐ 1：軽度から中等度 ☐ 2：重度
11. 消去現象と注意障害	☐ 0：異常なし ☐ 1：視覚，触覚，聴覚，視空間，または自己 　　身体に対する不注意，あるいは 1 つの感 　　覚様式で 2 点同時刺激に対する消去現象 ☐ 2：重度の半側不注意，あるいは 2 つ以上の 　　感覚様式に対する半側不注意

■機能評価スケール
ミニメンタルステート法
~ mini-mental state examination (MMSE)

見当識	
今年は何年ですか	0 1
今の季節は	0 1
今日は何月	0 1
何日ですか	0 1
今何時ですか	0 1
ここはなに地方ですか	0 1
なに県ですか	0 1
なに市ですか	0 1
何病院ですか	0 1
何階ですか	0 1
記銘	
3つの言葉 (関連のないもの 〈例〉桜 猫 電車) ● 1つにつき1秒の速さで提示 ● 3つ言った後でたずねる 「桜 猫 電車」	0 1 2 3
計算	
100から7を順番に引いてください(5回まで) 93 86 79 72 65	0 1 2 3 4 5
再生	
先ほど覚えていただいた言葉をもう一度言ってください 「桜 猫 電車」	0 1 2 3
言語	
これはなんですか 〈例〉鉛筆 時計	0 1 2
復唱「みんなで力を合わせて綱を引きます」	0 1
従命:一度に3つの命令を出し,その後,実行してもらう 「①右手で紙を取り,②半分に折って,③机の上に置く」	0 1 2 3
文読:次の文章を被検者に読んでもらい,その指示に従ってもらう 「眼を閉じなさい」	0 1
文章 「なんでも結構ですので,なにか文章を書いてください」	0 1
構成	
図形模写 (以下の5角形の模写) 「次の図形を書いてください」	0 1

【合計:30点】
　27〜30点……正常値
　22〜26点……軽度認知障害の疑いがある
　21点以下　……認知症などの認知障害がある可能性が高い

(Folstein MF, et al. "Mini-mental state": A practical method for grading the cognitive state of patients for the clinician. J Psychiatr Res 1975;12 (3):189-198 より)

■機能評価スケール
改訂長谷川式簡易知能評価スケール
～ HDS-R

- 被験者への口頭による質問により，短期記憶や見当識（時・場所・時間の感覚など），記名力などを比較的容易に点数化し，評価できる．
- 合計点数30点満点中 **20点以下**が「認知症疑い」と判定される．

1	お歳はいくつですか？（2年までの誤差は正解）		0 1
2	今日は何年の何月何日ですか？ 何曜日ですか？ （年，月，日，曜日が正解でそれぞれ1点ずつ）	年 月 日 曜日	0 1 0 1 0 1 0 1
3	今いるところはどこですか？ （自発的にできれば2点，5秒おいて，家ですか？ 病院ですか？ 施設ですか？ の中から正しい選択をすれば1点）		0 1 2
4	これから言う3つの言葉を言ってみてください．あとでまた聞きますので，よく覚えておいてください． （以下の系列のいずれか1つで，採用した系列に○印をつけておく） 1：ⓐ桜 ⓑ猫 ⓒ電車　2：ⓐ梅 ⓑ犬 ⓒ自転車		0 1 0 1 0 1
5	100から7を順番に引いてください． （「100引く7は？ それからまた7を引くと？」と質問する．最初の答えが不正解の場合は打ち切る）	（93） （86）	0 1 0 1
6	私がこれから言う数字を逆から言ってください． （6-8-2, 3-5-2-9を逆に言ってもらう．3桁逆唱に失敗したら打ち切る）	2-8-6 9-2-5-3	0 1 0 1
7	先ほど覚えてもらった言葉をもう一度言ってみてください． （自発的に回答があれば各2点，もし回答がない場合は以下のヒントを与え，正解であれば1点） ⓐ植物 ⓑ動物 ⓒ乗り物		ⓐ 0 1 2 ⓑ 0 1 2 ⓒ 0 1 2
8	これから5つの品物を見せます．それを隠しますので何があったか言ってください． （時計，鍵，タバコ，ペン，硬貨など，必ず相互に無関係なもの）		0 1 2 3 4 5
9	知っている野菜の名前をできるだけ多く言ってください． （答えた野菜の名前を記入する．途中でつまり，約10秒間待っても出ない場合にはそこで打ち切る） 0〜5個＝0点　6個＝1点　7個＝2点 8個＝3点　9個＝4点 10個＝5点		0 1 2 3 4 5

（加藤伸司ほか．改訂長谷川式簡易知能評価スケール(HDS-R)の作成．老年精神医学雑誌 1991；2(11)：1339-47 より）

■機能評価スケール
FIM
~ functional independence measure(機能的自立度評価表)

- ADL評価法の1つ.運動ADL13項目,認知ADL 5項目の18項目,1項目が1～7点,合計126点で評価.
- 特に介護負担度の評価が可能.**1週間に10点以上の低下がみられた際は「急性増悪」とみなす**.

運動ADL	セルフケア	42点	①食事(箸,スプーン)	1～7
			②整容	1～7
			③清拭	1～7
			④更衣(上半身)	1～7
			⑤更衣(下半身)	1～7
			⑥トイレ	1～7
	排泄	14点	⑦排尿コントロール	1～7
			⑧排便コントロール	1～7
	移乗	21点	⑨ベッド,椅子,車椅子	1～7
			⑩トイレ	1～7
			⑪浴槽,シャワー	1～7
	移動	14点	⑫歩行,車椅子	1～7
			⑬階段	1～7
認知ADL	コミュニケーション	14点	①理解(視覚,聴覚)	1～7
			②表出(音声,非音声)	1～7
	社会的認知	21点	③社会的交流	1～7
			④問題解決	1～7
			⑤記憶	1～7
合計126点				18～126

【採点基準】

自立度		点数	概要
自立	完全自立	7	安全面において終日完全自立
	修正自立	6	補助具を用いて自立
部分介助	監視・準備	5	監視が必要
介助あり	最小介助	4	自分で75%以上している
	中等度介助	3	自分で50～74%している
完全介助	最大介助	2	自分で25～49%している
	全介助	1	自分で25%未満しかしていない

＊上記表は,千野直一監訳,FIM:医学的リハビリテーションのための統一データセット利用の手引き(FIM version 3.0日本語版).慶應義塾大学医学部リハビリテーション科,1991をもとに作成.

■機能評価スケール

Barthel Index

- 現在, 最も広く使われている, 脳卒中後遺症の ADL 評価法の１つ. バーセルインデックスと呼ぶ.
- 100 点満点. 以下の 10 項目にわたり得点を加算.
  - 100 点→完全自立
  - 65 点以上→基本動作は自立. 85 点では 65% 以上が歩行自立
  - 40 点以下→基本動作（食事・排泄・整容）が全介助か部分介助
  - 0 点→自立度なし

項目	得点	摘要
食事	10	自立. 自助具などの装着可. 標準時間内に食べ終える
	5	部分介助（たとえば, おかずを細かくしてもらう）
	0	全介助
車椅子からベッドへの移乗	15	自立. ブレーキ, フットレストの操作ができる. 歩行自立を含む
	10	軽度の部分介助, あるいは監視を要する
	5	座ることは可能だが, ほぼ全介助
	0	全介助あるいは不可能
整容	5	自立：洗面・整髪・歯磨き・髭剃り
	0	部分介助あるいは全介助
トイレ動作	10	自立. 衣服の操作, 後始末を含む. ポータブル便器を使用している場合は, その洗浄も含む
	5	部分介助. 身体を支える, 衣服・後始末に介助を要する
	0	全介助あるいは不可能
入浴	10	自立
	0	部分介助あるいは全介助
歩行	15	45 m 以上歩行可. その際, 補装具（車椅子, 歩行器は除外）の使用の有無は問わない（注：歩行器は杖のことではない）
	10	45 m 以上の介助歩行可. 歩行器使用を含む
	5	歩行不能の場合. 車椅子で 45 m 以上の操作可能
	0	上記以外
階段昇降	10	自立. てすりなどの使用の有無は問わない
	5	介助あるいは監視を要する
	0	不能
着替え	10	自立. 靴・ジッパー・装具の着脱を含む
	5	部分介助. 半分は可能
	0	上記以外
排便コントロール	10	失禁なし. 浣腸・座薬の取り扱いも可能
	5	ときに失禁あり. 浣腸・座薬の取り扱いに介助を要する者も含む
	0	上記以外
排尿コントロール	10	失禁なし. 収尿器の取り扱い可能
	5	ときに失禁あり. 収尿器の取り扱いに介助を要する者も含む
	0	上記以外

(Mahoney FI, Barthel DW. Functional evaluation; the Barthel index. Md Med State J 1965；14：61-65 より)

■機能評価スケール

その他の詳細な知能テストの概略と特徴

WAIS-R（Wechsler Adult Intelligence Scale-Revised）ウェクスラー成人知能検査改訂版

- Wechslerにより考案された知能検査法で，16歳以上の成人に用いる．
- 当初のWAIS（初版）は標準化の最高年齢が65歳で，WAIS-R（改訂版）では74歳まで標準化され，2007年にWAIS-III（第3版）の日本語版ができ，89歳まで標準化されている．現時点で，最も普及しているのはWAIS-Rである．
- 検査は大別して，言語性尺度（言語性IQ：VIQ）による検査と，動作性尺度(動作性IQ：PIQ)による検査があり，これらをまとめて全IQ（FIQ）を算出する．

【言語性尺度】
- ①知識，②数唱（順唱・逆唱），③単語，④算数，⑤理解，⑥類似（共通点・類似点を問う）の6項目

【動作性尺度】
- ①絵画完成，②絵画配列，③積木模様（問題の積木の絵に実際の積木をそろえる），④組合せ，⑤符号の5項目
- 検査結果を年齢較正してVIQ・PIQ・FIQを測定．平均が100，標準偏差が15で，85～115の間に70%弱の人が入る形になっている．

仮名拾いテスト

- 患者の意識の水準や注意力の障害の程度を観察する検査法．「選択的末梢課題」と呼ばれる一群に属する検査法で，2種類ある．

【テストⅠ】
- 無意味仮名文字配列の中から「あ・い・う・え・お」の5文字を，2分間にできるだけたくさん○（マル）をつけるテストで，正解数は全部で60個．
- 結果は，正しく○をつけた数（正解数）を分子（Ⓐ）に，最後に○をつけたところまでに本来あるべき○の数（作業数）を分母（Ⓑ）として記入．誤りとして,拾い落としの数（Ⓑ－Ⓐ）と，

間違えて「あいうえお」以外につけた〇の数（拾い誤り）を記録する．

【テストⅡ】
- 物語文の中から，「あ・い・う・え・お」の5文字を，2分間で文意を読み拾いながら，見落とさないように，できるだけたくさん〇をつけるテストで，正解数は全部で61個．
結果の記載はテストⅠと同様．
- 平均正解数について，202名の正常群における結果は，テストⅠ・Ⅱの順に40歳以下が40・38，41～50歳が37・35，51～60歳が33・27，61～70歳が26・20，71歳以上が22・18で，この結果を利用して判定する．

三宅式記銘力検査

- 有関係対語と無関係対語という2つの検査がある．

【有関係対語】
- 意味の関連のある1組の言葉（「タバコーマッチ」など）を10組覚える検査．

【無関係対語】
- 意味の関連のない1組の言葉（「地球－問題」など）を10組覚える検査．
- それぞれ3回ずつ行う．途中で全問正解になれば，そこで終了．有関係対語から始めて無関係対語を行う．
- 対象は基本的に成人であるが，状況によっては小学校高学年まで可能である．通常，有関係対語は，3回目までにほぼ全問正解になる．無関係対語は，3回目には85％程度の正解になるのが標準である．

WMS-R (Wechsler Memory Scale – Revised) ウェクスラー記憶検査改訂版

- 高次脳機能障害発症時以降の記憶障害（前向性健忘）に関する総合的な検査で国際的に広く用いられる検査で，日本でもWMS-Rで標準化されている．
- 言語と図形を使用した問題で，13の検査がある．それにより，「一般的記憶」として「言語性記憶」「視覚性記憶」の2つの指標と，「注意・集中力」「遅延再生」の指標も求めることができる．
- 対象は16~74歳．被検者の年齢に応じて，平均100，標準偏差15となるように標準化されている．

機能評価スケール

標準失語症検査
(SLTA: Standard Language Test of Aphasia)

- 日本で開発された失語症の検査法.
- ①聞く（4検査），②話す（10検査），③読む（4検査），④書く（7検査），⑤計算（1検査）の計26種.
- 最高6点，最低1点の6段階で評価．5〜6点を正答，1〜4点を誤答として結果をまとめる（プロフィールという）．
- 対象は基本的に成人である．
- 最も使用されている「標準失語症プロフィールA」は，各検査の正答率（％）が検査順に記入され，非失語症者150名の平均と標準偏差（−1SD分）が表示されて，患者の成績と比較ができる．

WAB（Western Aphasia Battery）失語症検査（日本語版）

- Kerteszらが開発した失語症検査法を日本用に改訂したもの．SLTAと同様に失語症状を検出するための検査で，さらに失行・失認・半側無視の検査もある．
- ①自発話（2検査），②話し言葉の理解（3検査），③復唱（1検査），④呼称（4検査），⑤読み（13検査），⑥書字（10検査），⑦行為（1検査），⑧構成（4検査）の計38種．
- ①を20点満点，②〜④をおのおの10点満点とし，合計したものを2倍した値が「失語指数(AQ)」といわれ，最高が100となる．
- さらに，①の検査を2つ(情報の内容・流暢性)に分けて各10点満点とし，②〜④をおのおの10点満点として得点分布を作成すると，対応する全失語・ブローカ失語・ウェルニッケ失語・健忘失語のパターンと比較することができる．
- 対象は基本的に成人である．

機能評価スケール
意識レベルのチェックと表記

- 意識レベルは,覚醒度と認識度で評価するJapan coma scale(JCS, **表1**)と,覚醒度,認識度,および運動(脳幹障害度)をあわせたGlasgow coma scale(GCS, **図1**)で評価される.
- どの程度の刺激で目を開けるか,どの程度話のつじつまが合うかが重要なファクターで,これにGCSでは手・上肢の合目的動作,または脳幹障害の程度を示す除皮質・除脳肢位の評価が加わる.
- **覚醒度をチェック**:何もしないで起きているか,声・ゆり動かしで起きるか,痛みで起きるか・起きないか,など
- **言語機能のチェック**:ちゃんと話せる,日時などがおかしい,わけのわからない言葉をしゃべる,うーんなどのうめき声のみ,なしなど
- **運動機能のチェック**:従命,痛みを払う,逃げる動作,除皮質運動(上肢屈曲),除脳硬直(上肢・下肢伸展),運動なしなど

■表1 JCS(Japan coma scale)

Ⅰ 覚醒している	1:だいたい清明だが,いまひとつはっきりしない 2:見当識(時,場所,人)障害がある 3:名前,生年月日が言えない
Ⅱ 刺激で 覚醒する	10:普通の呼びかけで容易に開眼する 20:大きな声または体をゆさぶることにより開眼する 30:痛み刺激を加えつつ呼びかけを繰り返すと,かろうじて開眼する
Ⅲ 刺激しても 覚醒しない	100:痛み刺激を払いのける動作をする 200:痛み刺激で手足を少し動かしたり,顔をしかめる 300:痛み刺激にまったく反応しない

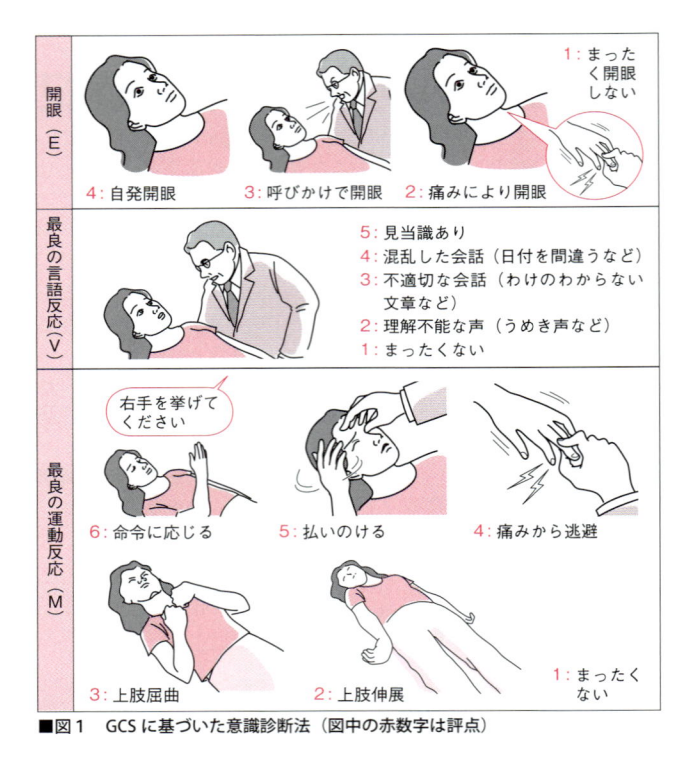

開眼（E）	4：自発開眼　3：呼びかけで開眼　2：痛みにより開眼	1：まったく開眼しない
最良の言語反応（V）	5：見当識あり 4：混乱した会話（日付を間違うなど） 3：不適切な会話（わけのわからない文章など） 2：理解不能な声（うめき声など） 1：まったくない	
最良の運動反応（M）	6：命令に応じる（右手を挙げてください）　5：払いのける　4：痛みから逃避 3：上肢屈曲　2：上肢伸展	1：まったくない

■図1　GCSに基づいた意識診断法（図中の赤数字は評点）

索 引

■あ
アイスマッサージ ………… 179
青汁 ………………………… 88, 103
アスピリン … 66, 87, 91, 95, 99, 111, 125, 232
アテローム血栓性脳梗塞 … 2, 90, 92, 146, 232
アナフィラキシーショック …… 29
アムロジン®OD ……………… 232
アルガトロバン … 91, 95, 113, 125
アルテプラーゼ ……… 91, 113, 114
アンギナール® ……………… 66
胃潰瘍 ……………………… 130
息こらえ嚥下 ……………… 179
意識障害 ………… 12, 86, 186, 187
意識レベル ………………… 128, 251
移乗 ………………………… 191
胃瘻 ………………………… 182, 185
ウィリス輪 …………………… 5, 6
ウェクスラー記憶検査改訂版 … 249
ウェクスラー成人知能検査改訂版 …………………………… 248
ウェルニッケ領域 ……………… 6
ウロキナーゼ ………………… 125
運動失調 ………… 55, 94, 159, 162
運動障害 …………………… 14
運動麻痺 …………………… 55, 94
運動療法 …………………… 161
栄養 ………………………… 149
栄養摂取量 ………………… 150
エコー検査 ……………… 46, 49
エダラボン ………… 91, 95, 113
エリル® ……………………… 118
嚥下 ………………………… 174
嚥下障害 …………… 174, 176, 181
嚥下内視鏡検査 …………… 177
延髄 ………………………… 5
オザグレルナトリウム … 91, 95, 113
悪心・嘔吐 ………………… 130, 132

■か
外減圧 ……………………… 122
外言語化 …………………… 171
介護保険 …………………… 229, 230
階段昇降 …………………… 157
改訂長谷川式簡易知能評価スケール ………………………… 245
家屋評価 …………………… 199
過灌流 ……………………… 118, 121
下肢静脈エコー ……………… 48
下肢静脈血栓 ……………… 98
カタクロット® … 91, 95, 113, 118
肩手症候群 ………………… 206
片麻痺 ……………… 86, 152, 158
カテコラミン ………………… 102
ガドリニウム造影剤 ………… 30
仮名拾いテスト ……………… 248
カフ圧 ……………………… 213
感覚障害 ……………… 14, 55, 94
眼球運動 ……………………… 51, 54
間欠的陽圧換気 …………… 216
看護サマリー ……………… 224
関節可動域運動 …………… 155
間脳 ………………………… 5, 6
顔面麻痺 …………………… 164
奇異性脳塞栓症 ……… 2, 98, 100
記憶障害 …………………… 172
気管カニューレ …………… 212
気管切開 …………………… 212
危険因子 …………………… 90
キサントクロミー ……………… 68
キサンボン® ………………… 113
基礎エネルギー消費量 ……… 151
喫煙 ………………………… 90, 231
基底核 ……………………… 5, 6
気道管理 …………………… 212
気脳症 ……………………… 83
機能的自立度評価表 …… 188, 246
急性心筋梗塞 ……………… 58
橋 …………………………… 5, 146
凝固 ………………………… 63
狭心症 ……………………… 58
共同運動 …………………… 152
共同偏視 ……………… 13, 51, 86
起立性低血圧 ……………… 205
起立動作 …………………… 156
くも膜下出血 …… 2, 10, 27, 68, 70, 131, 136
倉敷病院前脳卒中スケール … 20, 22
グリセオール® … 77, 91, 102, 113
クリッピング術 ……………… 118

グルトパ®	91, 113, 117
車椅子	192, 195
クレアチニン	64
クロピドグレル	66, 91, 95, 111, 232
クロレラ	88, 103
経胸壁心エコー	46
痙縮	153
経食道心エコー	47, 99
頸動脈エコー	46
頸動脈洞反射	127
痙攣	138, 139
痙攣発作	128
血管造影検査	35, 38
血小板数	64
血清総蛋白	64
血糖	65
血糖コントロール	105
ゲルストマン症候群	6, 167
ケルニッヒ徴候	55
減圧開頭	122
コイル塞栓術	124
更衣	189
構音障害	51, 55, 94, 163
抗凝固療法	87
口腔カンジダ症	211
口腔ケア	149, 210, 211
高血圧	74, 90, 136, 231
抗血小板療法	87, 91
抗血栓療法	91, 110
後交通動脈	9
高次脳機能障害	169, 173
拘縮	202, 206, 208
巧緻運動障害	94
後頭葉	6
硬膜外・皮下ドレーン	140
硬膜下ドレーン	140
誤嚥性肺炎	149, 181, 210
呼吸療法	214
固縮	153
語想起障害	166

■さ

座位	156
在宅療養	228
錯語	166
散瞳	51, 137
ジアゼパム	138
脂質異常症	90, 231
視床	6, 19, 146
自助具	192, 196, 197
姿勢反射	153
持続的気道陽圧法	217
持続的陽圧換気	216
自宅復帰	198
膝下高	151
失語(症)	15, 51, 55, 86, 166, 168, 169, 186
失行	55, 172, 173
失神	13
失認	55
自動介助運動	155
ジピリダモール	66
社会復帰	198
視野障害	54
住宅改修	199
手回内回外試験	54
縮瞳	51, 137
出血傾向	113
上肢機能訓練	156
上室性期外収縮	60
小児用バファリン®	111
小脳	5, 7, 54, 76, 146
小脳性失調症	159
静脈	11
食事	189
褥瘡	204
書字	167
除脳硬直	13, 50
除皮質硬直	13, 50
ジルチアゼム	77
シロスタゾール	66, 91, 95, 111, 125, 232
心筋虚血	102
心筋梗塞	103
神経因性膀胱	136
神経学的検査	50
心原性脳塞栓症	2, 86, 88, 146, 232
人工呼吸器管理	214, 216
心室細動	57
心室性期外収縮	60
心室頻拍	57
シンシナティ病院前脳卒中スケール	20
身体計測	150
身体障害者手帳	230
身長推定	151

心電図検査 …… 56, 62
深部感覚性失調症 …… 160
深部静脈血栓症 …… 205
心房細動 …… 59, 103
遂行機能障害 …… 170, 173
錐体路 …… 6
水頭症 …… 131
髄膜炎 …… 131
髄膜刺激症状 …… 55
スタチン …… 91, 232
頭痛 …… 13, 130, 132
スロンノン® …… 91, 113
整容 …… 189
脊髄性失調症 …… 160
ゼリーテスト …… 180
遷延性意識障害 …… 187
前交通動脈 …… 9
前大脳動脈 …… 9
穿通枝 …… 9, 94
前頭葉 …… 5
前脈絡叢動脈 …… 9
せん妄 …… 18
線溶 …… 63
装具 …… 192, 193
総コレステロール …… 64
ソーシャルワーカー …… 225, 228
総ビリルビン …… 64
側頭葉 …… 6

■た
第 5 指徴候 …… 154
ダイアモックス® …… 39
体位ドレナージ …… 215
退院支援 …… 225, 228
退院調整看護師 …… 225, 228
大脳 …… 5
たこつぼ型心筋症 …… 61
脱水 …… 102
淡蒼球 …… 6
チクロピジン …… 66, 111
注意障害 …… 170
中心静脈圧 …… 102
中枢神経系 …… 5
中性脂肪 …… 64
中大脳動脈 …… 9
中脳 …… 5, 146
超音波検査 …… 46, 49
椎骨動脈 …… 9
ツルゴール反応 …… 150

低栄養指標 …… 150
ディオバン® …… 232
デイケア …… 229
低血圧 …… 136
低血糖症状 …… 104
低分子デキストラン® …… 91, 113
電解質異常 …… 102
頭位変換眼球反射 …… 52
頭蓋内圧亢進 …… 122, 130
動眼神経 …… 137
同期式間欠的強制換気 …… 216
瞳孔不同 …… 13, 137, 139
頭頂葉 …… 6
洞停止 …… 60
糖尿病 …… 90, 104, 231
洞頻脈 …… 61
頭部外傷 …… 82
動脈 …… 8
動脈解離 …… 131, 146
動脈硬化 …… 74, 94
動脈瘤 …… 27
閉じ込め症候群 …… 186
ドレーン管理 …… 140
ドロップテスト …… 53, 154

■な
内頸動脈 …… 9, 36, 40
内頸動脈ステント留置術 …… 126
内頸動脈内膜剥離術 …… 119, 126
内減圧 …… 122
納豆 …… 88, 103
ニカルジピン …… 77
ニトログリセリン …… 77
入浴 …… 191
尿酸 …… 64
尿素窒素 …… 64
尿道留置カテーテル …… 218
認知症 …… 18
脳幹 …… 5, 7, 76
脳幹網様体 …… 7
脳灌流圧 …… 44
脳血液量 …… 44
脳血管撮影 …… 68, 75, 120
脳血管攣縮 …… 69, 118
脳血流（量） …… 44, 48, 120
脳血流 SPECT 検査 …… 39, 41
脳梗塞 …… 2, 10, 27, 32, 119, 130, 134, 145, 146
―― の危険因子 …… 2, 231

脳酸素摂取率	44
脳酸素代謝量	44
脳実質内出血	2
脳室ドレーン	140
脳出血	2, 10, 26, 32, 74, 78, 130, 134, 145, 146
──の危険因子	2, 232
脳腫瘍	74, 75
脳槽潅流	118
脳槽ドレーン	140
脳卒中	2, 4, 12, 147
──の再発予防	231
脳卒中リハビリテーション	144
脳底動脈	9
脳動静脈奇形	28, 33, 74, 75
脳動脈瘤	36, 75
ノバスタン®	91, 95, 113

■は

バイアスピリン®	66, 91, 95, 111, 232
排泄（ケア）	190, 218
バイタルサインの変動	134
廃用症候群	202
発語失行	166
ハッチンスキーの虚血スコア	19
発話	165, 166
鼻指鼻試験	54, 160
パナルジン®	66, 111
バルサルバ負荷	98
バレー徴候	20, 52, 153
反射性交感神経性ジストロフィー	206
半側空間無視	169, 171, 173
半盲	15, 86
被殻	6, 146
膝踵試験	54
尾状核	6, 19
ビタミンK	88, 103
病院（棟）看護師	149, 223
標準失語症検査	249
フィブリノゲン	63
フィブリン血栓	114
フェニトイン	138
複合性局所疼痛症候群	206
不顕性誤嚥	210
不整脈	102
プラーク	46, 47
プラスミノゲン	114
プラビックス®	66, 87, 91, 95, 111, 232
プレタール®	66, 91, 95, 111, 232
プレホスピタルケア	23
プレホスピタルストロークスケール	20
ブローカ領域	6
プロタミン	125
噴水様嘔吐	130, 131
ヘッドアップ肢位	209
ペナンブラ	134
ヘパリン	87, 99, 112, 113, 125
ヘパリン起因性血小板減少症	113
ベルサンチン®	66
ペルジピン®	77, 117
ヘルベッサー®	77
便秘	130
訪問看護師	224, 229
訪問リハビリテーション	229
歩行	157
歩行補助具	192, 194, 195
ポジショニング	155, 202, 208
ホットライン	23
ホルター心電図	62

■ま

麻痺	14
慢性硬膜下血腫	82, 84
慢性腎臓病	90
右左シャント	48
ミニメンタルステート法	244
三宅式記銘力検査	249
ミリスロール®	77
ミンガッチーニ徴候	52
メイヨークリニックの分類	186
めまい	14
メンデルゾーン手技	180
モニター心電図	56
もやもや病	28, 33, 37, 40, 43, 74, 75

■や

薬物療法	110
優位半球	5
用手的呼吸介助	215
腰椎穿刺	68
腰椎ドレーン	140

ら

- ラクナ梗塞 …… 2, 94, 96, 146, 232
- ラジカット® ………… 91, 95, 113
- 卵円孔 ………………………… 98
- 立位保持 …………………… 156
- リハビリテーションスタッフ …… 147, 149
- レーブン色彩マトリックス検査 … 170
- 連携パス …………………… 222
- 連合運動 …………………… 152
- ロンベルグ試験 ……………… 160

わ

- ワルファリン（ワーファリン®） …… 66, 87, 91, 99, 103, 111, 232

記号・数字・欧文

- 1日水分量 …………………… 151
- Ⅲ度房室ブロック ……………… 59
- 12誘導心電図 …………… 57, 62
- ADL ……………………… 157, 188
- APTT ………………………… 63
- AT Ⅲ ………………………… 63
- Barthel Index（BI） …… 188, 247
- BEE ………………………… 151
- Brunnstrom test ……… 152, 153
- CAS ……………………… 118, 126
- CBF ………………………… 44
- CBV ………………………… 44
- CEA ……………………… 119, 126
- $CHADS_2$ スコア ……………… 87
- $CMRO_2$ ……………………… 44
- CPAP ……………………… 217
- CPP ………………………… 44
- CPPV ……………………… 216
- CRPS ……………………… 206
- CTA ……………………… 69, 120
- CT検査 ……………………… 26
- Dダイマー ……………… 63, 99
- D-マンニトール ………… 77, 102
- FDG検査 ………………… 44, 45
- FDP ………………………… 63
- FIM ……………………… 188, 246
- GCS ………………………… 252
- HbA1c ……………………… 65, 104
- HDS-R …………………… 170, 245
- HIT ………………………… 64, 113
- IPPV ……………………… 216
- JCS ………………………… 251
- LDL ………………………… 64
- MMSE …………………… 170, 244
- MMT ……………………… 52, 153
- MRA ……………………… 30, 69, 120
- MRI検査 …………………… 30
- NIHSS ……………………… 243
- O-15標識ガス吸入法 …… 42, 45
- OEF ………………………… 44
- PEG ………………………… 182
- PEM ……………………… 150
- PET ……………………… 42, 45
- PT ………………………… 63
- PT-INR ……………………… 63
- P波 ………………………… 56
- QRS波 ……………………… 56
- RCPM ……………………… 170
- ROM ……………………… 155, 202, 203
- RSD ………………………… 206
- rt-PA静注療法 ………… 114, 115
- SIMV ……………………… 216
- SLTA ……………………… 250
- STA-MCA吻合術 …………… 120
- ST上昇, ST低下 …………… 58
- TAT ………………………… 63
- T波 ………………………… 56
- U波 ………………………… 56
- WAB失語症検査 …………… 250
- WAIS-Ⅲ, WAIS-R ……… 170, 248
- WMS-R …………………… 249

中山書店の出版物に関する情報は，小社サポートページを御覧ください．
https://www.nakayamashoten.jp/support.html

脳卒中看護ポケットナビ

2009 年 9 月 10 日　初版第 1 刷発行 ©
2009 年 10 月 20 日　初版第 2 刷発行
2012 年 2 月 10 日　初版第 3 刷発行
2014 年 3 月 31 日　初版第 4 刷発行
2016 年 8 月 5 日　初版第 5 刷発行

編　集　森田明夫・磯田礼子・市川靖充・稲川利光
発行者　平田　直
発行所　株式会社 中山書店
　　　　〒112-0006　東京都文京区小日向 4-2-6
　　　　電話　03-3813-1100（代表）
　　　　振替　00130-5-196565

https://www.nakayamashoten.jp/

編集協力　有限会社 編集工房あゆい
印刷・製本　図書印刷株式会社

Published by Nakayama Shoten Co., Ltd. Printed in Japan
ISBN　978-4-521-73154-4

- 本書の複製権・上映権・譲渡権・公衆送信権（送信可能化権を含む）は株式会社中山書店が保有します．
- JCOPY ＜(社) 出版者著作権管理機構　委託出版物＞
本書の無断複写は著作権法上での例外を除き禁じられています．複写される場合は，そのつど事前に，(社) 出版者著作権管理機構（電話 03-3513-6969，FAX 03-3513-6979，e-mail：info@jcopy.or.jp）の許諾を得てください．
- 本書をスキャン・デジタルデータ化するなどの複製を無許諾で行う行為は，著作権法上での限られた例外（「私的使用のための複製」など）を除き著作権法違反となります．なお，大学・病院・企業などにおいて，内部的に業務上使用する目的で上記の行為を行うことは，私的使用には該当せず違法です．また私的使用のためであっても，代行業者等の第三者に依頼して使用する本人以外の者が上記の行為を行うことは違法です．